9 CRITICAL TRIANGLES OF IMMEDIATE
IMPLANT PLACEMENT IN THE AESTHETIC ZONE

美学区即刻种植9个关键三角

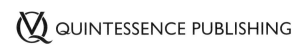

QUINTESSENCE PUBLISHING

Berlin | Chicago | Tokyo
Barcelona | London | Milan | Mexico City | Paris | Prague | Seoul | Warsaw
Beijing | Istanbul | Sao Paulo | Zagreb

9 CRITICAL TRIANGLES
OF IMMEDIATE IMPLANT PLACEMENT
IN THE AESTHETIC ZONE

美学区即刻种植
9个关键三角

主 审 陈 江

主 编 撒 悦

副主编 史 也 杨静文 陈 惠 季 超

北方联合出版传媒（集团）股份有限公司

辽宁科学技术出版社

沈 阳

图文编辑

刘 菲 刘 娜 康 鹤 肖 艳 王静雅 纪凤薇 刘玉卿 张 浩 曹 勇 杨 洋

图书在版编目（CIP）数据

美学区即刻种植9个关键三角 / 撒悦主编. —沈阳：辽宁
科学技术出版社，2023.6
ISBN 978-7-5591-2983-3

Ⅰ. ①美…　Ⅱ. ①撒…　Ⅲ. ①种植牙－口腔外科
学　Ⅳ. ①R782.12

中国国家版本馆CIP数据核字（2023）第066120号

出版发行：辽宁科学技术出版社
　　　　　（地址：沈阳市和平区十一纬路25号　邮编：110003）
印 刷 者：凸版艺彩（东莞）印刷有限公司
经 销 者：各地新华书店
幅面尺寸：210mm×285mm
印　　张：20.5
插　　页：4
字　　数：400千字
出版时间：2023年6月第1版
印刷时间：2023年6月第1次印刷
策划编辑：陈　刚
责任编辑：殷　欣　苏　阳　金　烁　杨晓宇　张丹婷
封面设计：周　洁
版式设计：周　洁
责任校对：张　晨

书　　号：ISBN 978-7-5591-2983-3
定　　价：298.00元

投稿热线：024-23280336
邮购热线：024-23280336
E-mail:cyclonechen@126.com
http://www.lnkj.com.cn

PROLOGUE
主审寄语

　　美学区的即刻种植涉及软硬组织的重建和种植体三维位置，具有一定的难度。撒悦教授主编的《美学区即刻种植9个关键三角》一书，视角独特，内容丰富，为临床医生开展即刻种植提供了理论参考，有助于提高即刻种植的成功率，具有较好的临床指导意义。

　　近年来，国内口腔种植领域活跃着一批中青年医疗骨干，为口腔种植专业的发展注入了新的活力。本书的编写出版，体现了撒悦主编团队对临床问题的多角度思考，以及扎实的理论基础和写作能力。我相信并期待国内口腔种植青年骨干能有更多的临床专著出版，更好的规范应用临床新技术，进一步提高我国的口腔种植临床水平。

2023年5月

REVIEWER
主审简介

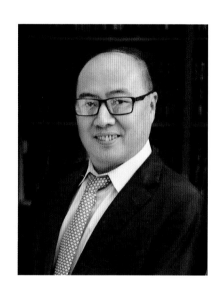

陈 江

博士，教授，主任医师，博士研究生导师

中华口腔医学会常务理事

中华口腔医学会口腔美学专业委员会主任委员

中华口腔医学会口腔种植专业委员会候任主任委员

国际牙医师学院（ICD）院士

国务院政府特殊津贴专家

全国优秀科技工作者

全国"白求恩式好医生"

国家自然科学基金项目评审专家

《Journal of Oral Maxillofacial Implant》中文版主编，《Clin Oral Implant Research》审稿专家，《中华口腔医学杂志》编委，《口腔医学研究》杂志副主编。全国住院医师规范化培训统编教材《口腔修复学》副主编，全国口腔专业本科统编教材《口腔种植学》编委。福建医科大学附属口腔医院学术委员会主任。

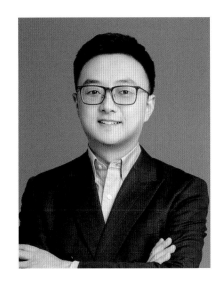

撒　悦

DDS，MD，PhD，副教授，副主任医师，硕士研究生导师

荷兰拉德堡德大学和武汉大学双博士

武汉大学口腔医院修复科

中华口腔医学会口腔修复学专业委员会委员

中华口腔医学会口腔美学专业委员会委员及全国青年讲师

全国卫生产业企业管理协会数字化口腔产业分会专家委员会常务委员

湖北省口腔医学会口腔美学专业委员会常务委员

国际口腔种植学会（ITI）专家组成员

武汉市中青年医学骨干人才

中华口腔医学会推荐的FDI继续教育英语讲师

经典文献微信公众号"Dr.悦读"创办人及主理人

师从著名修复专家、中华口腔医学会口腔修复学专业委员会前任主任委员王贻宁教授和国际著名生物医学组织工程及种植专家John Jansen教授。曾受国际口腔种植学会奖学金（ITI Scholar）资助，在美国印第安纳大学种植中心进行种植和修复的高级研修；也曾多次赴美国、欧洲等地牙学院学习。主编《美学区单颗牙种植修复ABCD原则》。主持多项国家级、省部级基金项目，以第一或通讯作者发表SCI文章24篇，其余SCI和中文文章20余篇。曾多次在全国各类病例大赛中获奖，并荣获口腔医学青年教师授课技能大赛全国一等奖、全国修复学会最佳论文奖等多项荣誉。

ASSOCIATE EDITORS
副主编简介

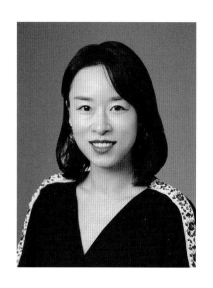

史 也

DDS，MS

纽约大学种植牙周科临床助理教授

美国牙周病学会认证牙周专科医生

国际种植牙专科医师学会（ICOI）院士

美东地区牙周医师学会理事

美国骨结合临床创新以及全球口腔教育委员会委员

本科毕业于南京医科大学，硕士毕业于北京协和医学院（口腔修复学）。2014—2017年，于纽约大学进行种植临床培训；2017—2020年，于纽约大学进行牙周专科培训。经常受邀参加国内和国际的讲座，并发表多篇SCI文章。

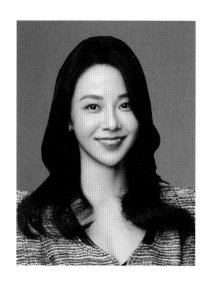

杨静文

DDS，PhD，副教授，副主任医师，硕士研究生导师

北京大学口腔医院修复科

中华口腔医学会口腔种植专业委员会青年委员

白求恩精神研究会口腔医学分会理事

北京口腔医学会数字化口腔医学专业委员会委员

欧洲骨结合学会（EAO）中国区代表

2012年，毕业于北京大学口腔医学院，获博士学位；在北京大学口腔医院修复科工作至今。曾多次参加国内、国际病例比赛。发表科研论文10余篇。获得国家发明专利4项。

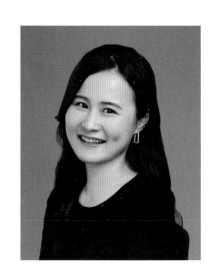

陈 惠

BDS，MDS，DClinDent，PhD，MRACDS，博士研究生导师

香港大学牙学院临床助理教授（口腔修复）、助理院长（分管本科生教育）

澳洲皇家牙外科学院（RACDS）认证修复专科医生

2013年，毕业于上海交通大学口腔医学院，获硕士学位。2018年，毕业于悉尼大学，获牙科理学博士学位。2017—2020年，继续于悉尼大学攻读临床修复专科。至今发表SCI文章8篇，单篇最高引用率220+，于多个国际会议发表汇报。

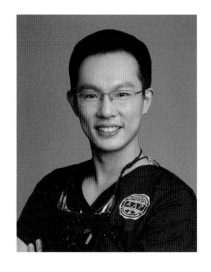

季 超

BDS，MS

香港执业牙科医生

美国牙周病学会认证牙周及种植专科医生

国际牙医师学院（ICD）院士

国际口腔重建科学委员会（FOR）中国区理事会成员

2012年，荣誉毕业于香港大学牙学院。2014—2017年，于美国马里兰大学攻读牙周专科，获生物医学科学硕士、牙周专科证书。2017年，获美国牙周病学会Richard J. Lazzara种植外科奖。2018年，获"十大杰出新香港青年"称号。

EDITORS
编者简介

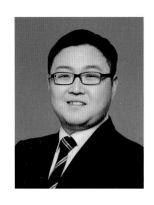

史俊宇

硕士研究生导师

上海交通大学医学院附属第九人民医院口腔种植科副研究员

全国卫生产业企业管理协会数字化口腔产业分会专家委员会委员

国际骨再生基金（Osteology Foundation）中国区执行委员会执行委员

国际口腔重建科学委员会（FOR）中国区委员

上海市曙光学者

上海市青年科技启明星

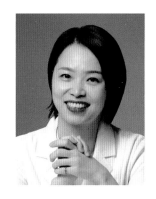

伍颖颖

副教授，硕士研究生导师

四川大学华西口腔医学院种植科党支部书记、副主任

全国卫生产业企业管理协会数字化口腔产业分会专家委员会委员

四川省口腔医学会口腔种植专业委员会常务委员

四川省口腔医学会口腔种植专业委员会青年委员会主任委员

第十四批四川省卫生健康委学术技术带头人后备人选

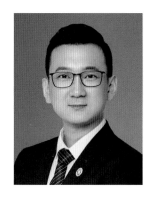

任　斌

北京瑞城口腔医院数字化中心主任

北京口腔种植培训中心（BITC）讲师

白求恩精神研究会口腔医学分会常务理事

全球牙科教育中心（CoDE）讲师

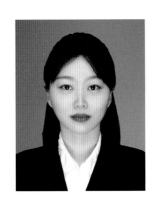

刘 艳

主治医师

空军军医大学口腔医院种植科

中华口腔医学会口腔激光专业委员会青年委员

中国整形美容协会牙颌颜面医疗美容分会理事

陕西省口腔医学会口腔种植专业委员会青年委员

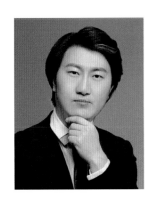

刘 琦

瑞泰口腔医务总监

中华口腔医学会口腔种植专业委员会青年委员

北京口腔医学会口腔管理分会常务委员

北京口腔医学会口腔全科专业委员会青年委员

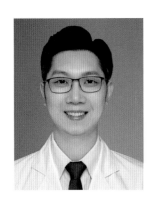

李少冰

主任医师，博士研究生导师

南方医科大学口腔医院种植中心

中华口腔医学会口腔种植专业委员会青年委员

广东省口腔医学会口腔种植专业委员会委员

国际种植牙专科医师学会（ICOI）中国专家委员会副主任委员

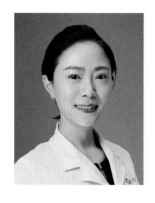

宋 珂

副教授，副主任医师，硕士研究生导师

华中科技大学同济医学院附属同济医院口腔医学中心副主任

华中科技大学同济医学院口腔医学院修复种植学系副主任

中华口腔医学会口腔修复学专业委员会委员

中华口腔医学会口腔种植专业委员会委员

白求恩精神研究会口腔医学分会理事

湖北省口腔医学会常务理事

国际口腔种植学会（ITI）专家组成员

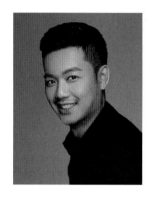

林弘恺

中华口腔医学会口腔美学专业委员会委员

中华口腔医学会民营口腔医疗分会青年委员

国际种植牙专科医师学会（ICOI）中国专家委员会委员

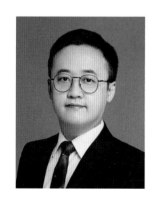

赵 伟

主治医师

福建医科大学附属口腔医院种植一科

中华口腔医学会口腔美学专业委员会青年委员

中华口腔医学会口腔美学专业委员会首届全国青年讲师

福建省口腔医学会口腔美学专业委员会常务委员

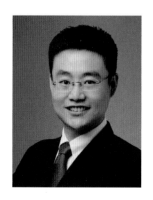

葛严军

副主任医师

北京大学口腔医院修复科

中华口腔医学会口腔种植专业委员会青年委员

国际口腔种植学会（ITI）专家组成员

瑞士苏黎世大学牙医学院访问学者

CONTRIBUTORS
编者名单

主　　审　　陈　江　　福建医科大学附属口腔医院

主　　编　　撒　悦　　武汉大学口腔医院

副 主 编　　史　也　　纽约大学牙学院

　　　　　　杨静文　　北京大学口腔医院

　　　　　　陈　惠　　香港大学牙学院

　　　　　　季　超　　香港私人诊所执业

编　　者　（按姓名首字笔画为序）

　　　　　　史俊宇　　上海交通大学医学院附属第九人民医院

　　　　　　伍颖颖　　四川大学华西口腔医院

　　　　　　任　斌　　北京瑞城口腔医院

　　　　　　刘　艳　　空军军医大学口腔医院

　　　　　　刘　琦　　瑞泰口腔

　　　　　　李少冰　　南方医科大学口腔医院

　　　　　　宋　珂　　华中科技大学同济医学院附属同济医院

　　　　　　林弘恺　　厦门良德口腔

　　　　　　赵　伟　　福建医科大学附属口腔医院

　　　　　　葛严军　　北京大学口腔医院

主编助理　　贺志肖　　武汉大学口腔医院硕士在读

　　　　　　吴鸿昭　　武汉大学口腔医院硕士在读

　　　　　　高雨童　　武汉大学口腔医院硕士在读

FOREWORD

序一

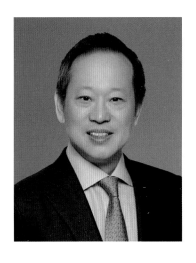

我受到撒悦和季超的邀请为他们的新书写序。收到样本时，我立刻被书名中那9个三角吸引。书的英文标题用了"triangles（三角形）"，三角形有强烈的符号特性。撒悦之前编写的另一本书《美学区单颗牙种植修复ABCD原则》，使用了一串英文字母，也是一种文字符号。从主观上看，我觉得撒悦把书名设定得很时尚；从客观上看，作者使用图形和字母这些符号，应该是希望符号可以给书中描写的事物赋予意义。好的符号引发人们的联想，把不同的事物连接起来，通过符号传递交流，让人更容易把一些艰深的理论记住。

我在想这次三角形会给美学区即刻种植修复加上怎样的解释项？翻看了书的内容，方知书中包括3个主要部分，由诊断阶段的3个三角（牙槽窝三角、颊侧骨板三角、颊侧软组织三角），外科植入阶段的3个三角（种植体三角、牙槽窝根尖区域三角、种植体颊侧间隙三角）和修复阶段的3个三角（临时修复体三角、穿龈轮廓三角、最终修复体三角）组成的9个三角。三角形代表着开始、中间和结束，与口腔种植修复的诊断、外科植入、修复3个阶段不谋而合。每一章里的三角形都象征了多种风险因素，每种因素都有两面，把控好了是成功，相反会导致失败。循证医学的核心思想是一个医疗决策的三角形，通过把科学证据、临床经验和患者实际情况及意愿综合在一起考虑，解决临床问题。本书作者能从现有的科学证据中展现新观点，在纷繁的资料中找到逻辑，层层递进、抽丝剥茧、萃取精华，做到深入浅出。这是一本易读的书，图文并茂，言简意赅，作者的风格鲜明，把内容演绎得生动，让人手不释卷。

撒悦、史也、杨静文、陈惠和季超都是中国口腔界年轻一辈的后起之秀，他们分别在内地和香港接受口腔本科教育，毕业后也分别负笈海外，到德国、美国、澳大利亚等国家攻读研究生。他们除了博学、上进，还有国际视野。本书内容包含国外一些先进种植系统的资料，当中有些系统还没有在内地上市，这一点正好反映了作者们的敏锐触觉与广阔眼界。当看毕全书，深深体会到作者们的学历背景、治学态度和临床能力正是这本书获得成功的坚强铁三角。

我深信最好的还能更好，所以在这篇序言的结尾，我先提出我对本书未来第二版的期望。今天口腔行业正经历深刻的数字化转型过程，数字化对口腔种植的影响无远弗届，当然也牵涉即刻种植修复的范畴，希望撒悦和其他作者们再接再厉，把三角形虚拟化！

周国辉

香港大学牙医学院名誉副教授
上海交通大学口腔医学院客座教授
英国皇家外科学院牙科院士

FOREWORD

序二

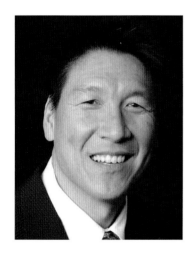

Education is the key to enhancing knowledge and self-improvement in one's professional life. Over the past decade, I have had the pleasure and opportunity to have one of the co-author Dr. Ye Shi as one of our brightest students and faculties at New York University College of Dentistry in the Departments of Periodontics and Implantology. She has learned that biologic principles dictate final clinical and aesthetic outcomes, especially with immediate implant therapy in the aesthetic zone. I am trilled that she had the opportunity to connect with other like-minded young clinicians and they decided to put their collective thoughts and ideas into writing by authoring this book.

This book is divided into three key sections that will guide the reader to reach the elusive truths in implant dentistry. Based on the authors' clinical experiences and research findings, this textbook is comprehensive and engaging. Written by clinicians for clinicians, the flow and language are clear and to the point.

The book begins and walks the reader through the various socket types that can be encountered in the maxillary anterior region of the mouth with various indications and limitations. The chapters progressively address the diagnostic, surgical, and restorative phases of implants in the aesthetic zone in a systematic way and are divided into nine triangles. Implant design, spatial placement within the extraction socket, provisional restoration, types of prosthetic connections, and restorative contour are all covered thoroughly in this textbook.

This fresh and insightful publication will inspire the reader to keep learning and growing in the ever-changing world of dental knowledge. Increase your clinical predictability, enhance your problem-solving capabilities, and watch your practice grow with new knowledge and confidence. Let the beacon of learning keep shining.

教育对于一个人在职业生涯中的专业知识提升和自我成长至关重要。在过去的10年里，我有幸见证了本书的主创之一——史也博士从纽约大学牙学院种植学和牙周病学系里的一名出类拔萃的学生，最终成长为优秀的教书育人的老师。她深知在对患者进行种植，尤其是在美学区行即刻种植时，遵循生物学原则对于获得最终满意的临床和美学效果的重要性。我非常开心地看到，她与同样具有热情和创造力的年轻医生们组成了本书的主创团队。团队的所有成员都认可教育、分享的理念并最终将他们的想法付梓成书。

本书基于主创团队的学习研究成果和临床经验，将种植学领域的一些重要知识点巧妙地归纳为3个主要部分，循序渐进地引领读者了解和学习。本书由临床医生为临床医生而编写，语言通俗易懂，内容丰富且引人入胜，令人爱不释手。

本书首先介绍了在上颌前牙美学区行即刻种植时可能遇到的各种牙槽窝类型，详细阐述了不同类型的适应证和局限性。接下来的章节有序展开，逐步对美学区即刻种植的诊断、外科植入和修复过程，用9个三角进行详细阐述。种植体的设计和选择、种植体在牙槽窝内的位置关系、临时修复、不同修复体的连接类型以及修复体的穿龈轮廓等美学区即刻种植的关键知识点均在这本书中得到了详尽的描述。

我相信，这本新颖且富有见地的书将激发读者在日益更新的牙科知识领域中保持学习和进步的热情。它能帮助读者提高临床预测能力并增强解决问题的能力。相信随着我们不断获取新知识，不断增强专业信心，我们的职业生涯也一定会得到更好的发展。让我们时刻保有热情、保持进步！让学习的光芒永远照耀在我们心中！

Stephen J. Chu

DMD，MSD，CDT
纽约大学牙学院前临床客座教授

PREFACE
前言

自Brånemark教授提出骨结合理论以来，口腔种植学获得了快速发展。尤其是近年来，伴随着种植相关技术、材料、理念、设备的飞速发展和人们物质生活水平的提高，种植修复已然成为了牙缺失患者恢复美观和功能的首选方案。在众多种植的术式中，美学区即刻种植由于无需对患者进行拔牙窝愈合后的二次手术侵入，且能有效减少患者复诊次数，帮助其快速重获美观、恢复信心，近年来受到众多医生和患者的青睐与关注。

然而，我们也应该清醒意识到，即刻种植对于患者解剖条件的要求高。由于在操作过程中，即刻种植不好控制钻头及种植体位置，经验浅的医生不容易获得种植体的初期稳定性，术后不容易关闭创口；如果患者有术前根尖的感染，即刻种植不好彻底控制感染。因此，即刻种植失败率往往较早期种植和延期种植失败率更高。

近年来，笔者和众多同行有过交流，发现很多医生对即刻种植的适应证把握及操作流程细节等存有疑虑。因此，笔者决定尝试编写一本美学区即刻种植的书，来和大家讨论如何做好即刻种植。所幸，该想法得到了众多好友的支持，大家纷纷出谋划策，交流讨论。最终，本书提出了**"美学区即刻种植9个关键三角"**。通过全流程把控即刻种植，将其细致拆分为"诊断+外科植入+修复"3个阶段，并在每一阶段提出3个三角：

- 诊断阶段的3个三角：牙槽窝三角、颊侧骨板三角、颊侧软组织三角
- 外科植入阶段的3个三角：种植体三角、牙槽窝根尖区域三角、种植体颊侧间隙三角
- 修复阶段的3个三角：临时修复体三角、穿龈轮廓三角和最终修复体三角

通过用几何图形和关键因素的类比，帮助大家梳理美学区即刻种植的经典理论，构建临床实际操作的底层逻辑——**"用数学去思考，用生物学去计划，用医学去实践"**。

本书是主创团队继《美学区单颗牙种植修复ABCD原则》一书后的姊妹篇，沿用之前大家认可的经典文献循证回顾+临床病例相结合的方式进行呈现，让临床操作都有据可循。希望我们微小的努力，能够为大家提供更好的临床解决方案。

在我们成长过程中，有幸得到众多师长、学者的引路、教导和无私帮助，我们心怀感激。希望我们能以他们为榜样，在学习求索的路上，为众多的口腔同行贡献自己的绵薄之力。同时，十分感谢精萃出版集团中国分公司和辽宁科学技术

出版社为我们提供的宝贵机会，感谢编辑团队的辛勤付出和努力，让我们可以对经典知识和临床工作进行归纳整理并分享给更多的口腔医生，与大家多多交流、共同进步！

作为年轻医生，在编写本书过程中，难免有些地方考虑不周，收录的临床病例也还需要更长的随访时间，希望大家多提宝贵意见，督促我们不断进步！

2023年4月

CONTENTS
目录

第1章　美学区即刻种植诊断阶段的"3个三角" 　　　　　1

　　1.1　简介 　　2

　　1.2　牙槽窝三角 　　4

　　1.3　颊侧骨板三角 　　7

　　1.4　颊侧软组织三角 　　18

第2章　美学区即刻种植外科植入阶段的"3个三角" 　　31

　　2.1　种植体三角 　　32

　　2.2　牙槽窝根尖区域三角 　　39

　　2.3　种植体颊侧间隙三角 　　44

第3章　美学区即刻种植修复阶段的"3个三角" 　　51

　　3.1　临时修复体三角 　　52

　　3.2　穿龈轮廓三角 　　62

　　3.3　最终修复体三角 　　68

第4章　美学区即刻种植临床病例解析——自由手 　　79

　　4.1　唇侧骨板完整-无软组织移植 　　80

　　　　病例1　美学区单颗前牙即拔即种、即刻修复一例 　　80

　　　　病例2　美学区单颗牙外伤后即拔即种、即刻修复一例 　　91

病例3　美学区单颗前牙即拔即种、即刻修复一例　100

病例4　美学区单颗前牙即刻种植、即刻修复一例　107

病例5　新颖种植体设计在美学区单颗前牙即拔即种、即刻修复一例　116

病例6　上颌前牙外伤后即刻种植病例　123

4.2　唇侧骨板完整–软组织移植–同期　133

病例1　美学区单颗前牙即拔即种、即刻修复一例　133

病例2　美学区单颗前牙即拔即种、即刻修复一例——软组织增量术在
　　　即刻种植中应用　146

病例3　美学区单颗前牙内吸收后即刻种植、即刻修复一例　153

病例4　美学区前牙即拔即种、即刻修复一例　163

4.3　唇侧骨板完整–软组织移植–延期　170

病例1　美学区单颗前牙即拔即种、即刻修复一例　170

病例2　美学区单颗前牙即拔即种、即刻修复一例　176

4.4　唇侧骨板完整–根盾术　184

病例1　美学区连续前牙即拔即种、即刻修复一例　184

病例2　美学区即拔即种、即刻修复恢复连续前牙牙体缺损一例　194

病例3　美学区单颗前牙即拔即种、即刻修复一例　202

4.5　唇侧骨板不完整–"蛋筒冰淇淋"技术　209

病例1　美学区单颗前牙即拔即种、即刻修复一例——"蛋筒冰淇淋"
　　　技术的应用　209

4.6　唇侧骨板不完整–IDR技术　　216
　　病例1　美学区单颗前牙即拔即种、即刻修复一例　　216

第5章　美学区即刻种植临床病例解析——数字化　　223

5.1　唇侧骨板完整–无软组织移植　　224
　　病例1　美学区单颗前牙即拔即种、即刻修复一例　　224
　　病例2　美学区诊断蜡型引导下单颗前牙即刻种植、即刻修复一例　　233
　　病例3　数字化导板引导美学区即刻种植、即刻修复一例　　242
　　病例4　静态导板辅助下左上前牙即刻种植、即刻修复一例　　252
　　病例5　美学区单颗前牙即拔即种、即刻修复一例　　261

5.2　唇侧骨板完整–软组织移植–同期　　267
　　病例1　美学区多颗前牙导板引导下即拔即种、即刻修复一例　　267

5.3　唇侧骨板完整–软组织移植–延期　　276
　　病例1　美学区多颗前牙即拔即种、即刻修复，延期软组织增量病例一例　　276

5.4　唇侧骨板不完整　　286
　　病例1　美学区连续前牙即拔即种、即刻修复一例　　286

5.5　导航　　295
　　病例1　美学区单颗前牙导航引导下即拔即种、即刻修复一例　　295

美学区种植修复之路，
　　与君一起，即刻启程！

第1章

美学区即刻种植诊断阶段的"3个三角"

The "three triangles" in the diagnostic stage of immediate implant placement in the aesthetic zone

要获得美学区即刻种植最终良好的修复效果，对患者的诊断非常关键。医生应对患者的解剖条件做详细分析，从而帮助确定即刻种植的适应证和禁忌证，即确定医生在临床操作时的"边界"。本章将对"牙槽窝三角""颊侧骨板三角""颊侧软组织三角"，这3个三角区域进行详细分析，以期为即刻种植的临床操作奠定基础。

1.1 简介

随着口腔种植的发展，临床医生和患者的主要关注点不再是骨结合和种植体成功率，而是快速、微创的手术方式以及更好的美学效果。近年来，学者们对牙槽窝周围组织的改建和变化理解更加深入，诸多手术方式也逐渐成熟。随着手术方式的增多，什么时机进行种植成为大家热烈讨论的首要话题。因此，不同种植时机的特点和相应的定义规范就显得尤为重要。

Chen和Buser[1]在2008年出版的"国际口腔种植学会（ITI）口腔种植临床指南"系列丛书（以下简称ITI口腔种植临床指南）的第三卷中，基于充分的循证依据，统一了不同种植时机的命名方式：拔牙后当天进行种植，称为即刻种植；拔牙后4~8周进行种植，称为软组织愈合的早期种植；拔牙后12~16周进行种植，称为部分骨愈合的早期种植；拔牙后6个月及以后进行种植，称为延期种植。

其中即刻种植由于疗程短，无需拔牙窝愈合后的二次手术侵入，近年来尤其受到众多医生和患者的青睐与关注。Weigl和Strangio[2]最近发表的文献综述对626颗上颌前牙即刻种植和单冠即刻修复进行了评估。数据显示这些种植体的成功率为97.96%，留存率为98.25%。另一篇由Del Fabbro等[3]发表的系统综述也报道了相近的数据——修复1年后的种植体留存率为97.62%。这些数据表明，即刻种植可以取得令人满意的成功率。但同时，我们也应清醒地认识到，相较于早期种植和延期种植，美学区即刻种植修复仍然是一种技术敏感性高的治疗方式[4-5]。如果对患者行即刻种植时，不在术前诊断过程中对适应证做出把控，而只是一味地追求所谓尽量少的手术干预和尽量短的治疗周期，那么就会适得其反，造成更高的美学风险和更多的美学并发症，患者自然也无法获得长期稳定的美学效果。由此可见，我们在对患者的治疗方案做出正确的决策时，应首先认真评估患者拔牙前的临床条件[6]。

根据国际口腔种植学会（以下简称ITI）的专家共识，最理想的可以进行即刻种植的临床条件包括：

- 完整的唇侧骨板，厚壁型（骨板厚度＞1mm）
- 完整的软组织，厚龈生物型
- 拔牙时没有急性炎症
- 根尖及腭侧有足够量的骨，可以在种植体正确的三维位置下保证其初期稳定性[7-8]

然而，仔细分析上述条件不难发现，由于绝大多数患者在前牙美学区的唇侧骨壁都属于薄壁型，同时牙龈生物型也不一定都满足厚龈生物型的要求，因此真正临床上天然能满足此条件的患者只有5%～10%[7]。那么，是不是美学区即刻种植是只属于少数幸运人的奢侈品呢？笔者认为未必，如果我们以现有患者的解剖条件为基础，在合适的时候做适当变通，并在手术和修复过程中注意操作细节，也可能达到令患者满意的美学效果。因此，本章提出了术前诊断阶段的"3个三角"，重点描述即刻种植前天然牙牙根相对于牙槽骨的三维位置关系、牙根周围硬组织和软组织形态的分类、临床评估以及其对即刻种植治疗的影响。

1.2 牙槽窝三角

牙齿拔除后会形成开放的拔牙窝，这天然地变成了即刻种植时种植体植入的入口，虽然未来种植的方向未必和牙根原来的方向一致，但由于拔牙时牙槽窝唇侧的软组织和骨组织还未出现塌陷，如果此时患者满足即刻种植的适应证，可对其采用微创不翻瓣的方式植入种植体并用适当的软硬组织增量技术和即刻修复技术，这样可以最大限度地去维持原有软硬组织轮廓，这也是即刻种植的美妙之处[9]。在种植治疗中，往往"维持"与"重建"更容易实现。

要获得成功的即刻种植和即刻修复，需仔细分析术前天然牙与下方牙槽骨的相对位置关系、牙槽窝的大小等内源性因素并把控好种植体植入的三维位置和角度、基台穿出角度等外源性因素。综合考虑内源性和外源性因素，才能在以修复为导向的前提下，获得良好的种植体的初期稳定性并最终实现种植体的长期成功。

获得良好的种植体初期稳定性是即刻种植治疗中的第一步。有研究表明，种植体的根尖要越过拔牙后新鲜牙槽窝的底部并深入到剩余牙槽骨内至少4～5mm才能获得种植体良好的初期稳定性[10-12]。因此，术者术前应通过CBCT仔细认真地评估患者的基础解剖条件。天然牙牙槽窝本身的体积大小，以及牙根相对于牙槽骨的位置关系，都会对种植体最终初期稳定性有直接的影响。

牙槽窝体积大小的影响不难理解。牙根越长、直径越粗，拔除牙根后牙槽窝体积就越大、剩余的牙槽骨就越少，种植体就越难获得初期稳定性。反之，牙根越短、直径越小，拔除牙根后牙槽窝体积就越小、剩余的牙槽骨就越多，种植体就越容易获得初期稳定性。

就牙槽窝和牙槽骨的相对位置关系而言，笔者认为最著名的且对临床指导意义最大的研究是Joseph Y. K. Kan教授[13]在2011年做的一项美学区前牙牙根在矢状位（颊舌向）与牙槽骨的相对位置关系的研究。

表1-1　上颌前牙区牙根与牙槽骨在矢状位相对位置关系的分型（百分比/数量）

分型	中切牙	侧切牙	尖牙	总和
Ⅰ型	86.5/173	76/152	81/162	81.1/487
Ⅱ型	5/10	8.5/17	6/12	6.5/39
Ⅲ型	0.5/1	1.5/3	0/0	0.7/4
Ⅳ型	8/16	14/28	13/26	11.7/70
总和	100/200	100/200	100/200	100/600

　　该项研究纳入了100名患者（40名男性，60名女性，平均年龄53.1岁），研究者通过CBCT对纳入患者的双侧中切牙、侧切牙以及尖牙的矢状位进行测量（总计600个牙位），在对测量结果总结分析后，研究者认为上颌美学区的前牙相对于牙槽骨有4种不同的位置关系（表1-1）：

• Ⅰ型：牙根紧贴唇侧皮质骨壁

• Ⅱ型：牙根位于牙槽骨的中间部分，根尖1/3的部分既没有进入唇侧，也没有进入舌侧的皮质骨壁

• Ⅲ型：牙根紧贴腭侧皮质骨壁

• Ⅳ型：至少有2/3的牙根同时进入唇侧和腭侧皮质骨壁

　　这4种牙根的位置关系代表了4种牙槽窝相对于牙槽骨的位置关系。进一步对上述4种位置关系的解剖条件进行深入分析，可知Ⅰ型解剖条件下，剩余牙槽骨主要集中在余留牙根尖和腭侧。若此时对患者行即刻种植，想要获得种植体更好的初期稳定性，种植体的根部需要更多地进入腭侧剩余牙槽骨当中。术者此时不会因选择较长的种植体而影响患者唇侧骨壁的完整性，进而造成美学的风险，是一种比较理想的即刻种植的分型。反观Ⅲ型，该型和Ⅰ型解剖特征正好相反，剩余牙槽骨主要集中在余留牙根尖和唇侧。若此时对患者行即刻种植，想要获得种植体更好的初期稳定性，种植体的根部需要更多地进入唇侧剩余牙槽骨当中。那么如果此时为了保证初期稳定性选择了更长的种植体，那么种植体根尖有从靠近前庭沟的唇侧骨壁穿通出的风险，对于术者而言，技术敏感性较高（图1-1）。

　　Ⅱ型解剖条件在整个人群中分布较少，余留牙位于牙槽骨中间部分，剩余骨量主要集中在狭长的根尖部，并未偏向唇侧或腭侧。由于Ⅱ型通常剩余骨量要少于Ⅰ型和Ⅲ型，因此要想在即刻种植中获得种植体的初期稳定性，需要术前仔细在CBCT上测量患者的解剖条件，对于术者而言，同样技术敏感性较高（图1-1）。

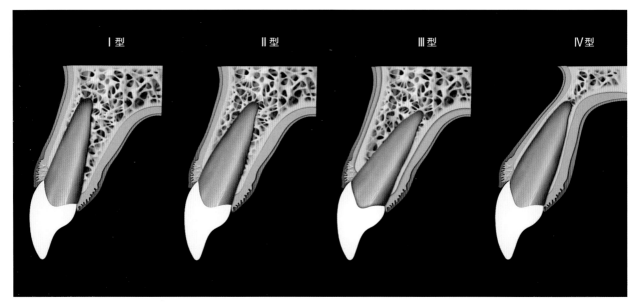

图1-1　上颌美学区前牙相对于牙槽骨的4种不同位置关系

　　Ⅳ型解剖条件有至少2/3的牙根同时进入唇侧和腭侧皮质骨壁，这意味着即便患者此时唇侧骨壁完整，但当余留牙拔掉时依然有可能出现唇侧或腭侧骨壁的缺损。即便用极其微创的手段不破坏骨壁，余留牙拔出后剩余牙槽骨是不可能有足够的骨量来满足种植体的植入并保持初期稳定性。因此，对于术者而言，Ⅳ型属于即刻种植的禁忌证（图1-1）。

　　但需指出的是，如果单纯从保持唇侧骨板完整同时获得种植体的初期稳定性而言，Ⅰ型解剖条件较Ⅲ型更有利。但从修复体的最终固位形式而言，由于Ⅲ型的种植体要获得初期稳定性，需要将种植体的根尖偏向唇侧剩余牙槽骨，那么种植体的颈部自然偏向腭侧，未来修复体则更大概率实现螺丝固位，方便日后维护。反之，如果Ⅰ型的种植体要获得更好的初期稳定性，需要将种植体的根尖更加偏向腭侧剩余牙槽骨，那么种植体的颈部会自然偏向唇侧，未来修复体则更大概率为粘接固位。若要实现种植体良好的初期稳定性并同时实现最终螺丝固位，Ⅰ型解剖条件下需要在术前更多借助于数字化的导板或导航做出准确的分析和计划，并在术中做出精准种植。或者在最终修复时采用特殊的、具有角度螺丝通道的基台，在25°的转角范围内，将粘接固位改为螺丝固位，方便日后维护。

　　综上所述，术者应在术前认真分析患者牙槽窝三角区域的解剖条件及分类，综合考虑种植体初期稳定性和未来的修复体固位形式，做出合理的治疗方案，这也是即刻种植成功的第一步。

1.3　颊侧骨板三角

　　在诊断过程中，除了牙槽窝相对于牙槽骨的位置关系，牙槽窝的形态也是我们制订美学区治疗方式的主要考虑因素之一。而在描述牙槽窝解剖形态和特征时，颊侧骨板这一结构被多次提及。近20年来，众多学者从颊侧骨板是否缺损出发，对牙槽窝分类有着深入的研究分析，至今已有多个针对牙槽窝的分类系统。

基于颊侧骨板的多种牙槽窝分类

第1种分类：Caplanis

　　Caplanis等[14]在2005年提出的牙槽窝分类，应该算是最早的牙槽窝分类之一。该分类中的评价指标包含牙槽窝骨壁、牙龈生物型、颊侧骨开裂和软组织退缩（表1-2）。

表1-2　EDS牙槽窝缺损探查分类（Caplanis等[14]）

缺损类型	评估	骨壁缺损数量	牙龈生物型	硬组织	距离参照点
EDS-1型	无缺损	0	厚龈型	0	0~3mm
EDS-2型	轻度缺损	0~1	薄或厚龈型	0~2mm	3~5mm
EDS-3型	中度缺损	1~2	薄或厚龈型	3~5mm	6~8mm
EDS-4型	重度缺损	2~3	薄或厚龈型	>5mm	>8mm

注：EDS，extraction defect sounding classification，牙槽窝缺损探查分类

EDS-1型（图1-2）

此类拔牙窝的特点是厚龈生物型、无骨缺损的单根牙槽窝。EDS-1型有4个完整的骨壁，其中颊侧骨板厚度需≥1mm。若以理想修复体的颊侧边缘作为参考点，拔牙窝的软组织龈缘应与参考点齐平或者位于冠方，颊侧骨板高度到参考点的距离不超过3mm。

EDS-2型（图1-3）

此类拔牙窝的特点是单根牙槽窝伴有轻度的骨缺损或邻间组织缺损，薄龈或厚龈生物型，颊侧骨板厚度<1mm，或以上任意情况组合，但有且仅有一侧牙槽窝骨壁有缺损。2型包括根尖炎症造成的颊侧骨开窗等；另一种情况与1型相似，但其生物型为薄龈生物型。若以理想修复体的颊侧边缘作为参考点，拔牙窝的软组织龈缘到参考点的距离不超过2mm，颊侧骨板高度到参考点的距离为3~5mm。

EDS-3型（图1-4）

此类拔牙窝的定义较广泛，通常以局部组织的中度缺损为特征，包括垂直向或水平向的硬组织和/或软组织缺损、一个或两个受损的牙槽窝骨壁、厚龈或薄龈生物型，或以上情况任意组合。若以理想修复体的颊侧边缘作为参考点，拔牙窝的软组织龈缘到参考点的距离为3~5mm，颊侧骨板高度到参考点的距离为6~8mm。

EDS-4型（图1-5）

此类拔牙窝的特点是有严重的牙槽骨缺损，软硬组织的垂直向或水平向缺损>5mm，两个或以上牙槽窝骨壁缺损，薄龈或厚龈生物型，或以上情况任意组合。若以理想修复体的颊侧边缘作为参考点，拔牙窝的软组织龈缘到参考点的距离超过5mm以上，颊侧骨板高度到参考点的距离超过8mm以上。

第2种分类：Juodzbalys

Juodzbalys等[15]于2008年提出了另一种牙槽窝分类。该分类详细将软组织和硬组织变量划分为14个指标，每个指标都分为充足、有缺损或不足3个等级（表1-3）：

- 软组织轮廓变化
- 软组织垂直向缺损
- 牙槽窝颊侧正中的角化龈（KG）宽度
- 近远中龈乳头外形
- 软组织质量
- 牙龈生物型
- 牙槽嵴高度
- 根尖区可用骨量
- 颊侧骨板距龈缘垂直距离
- 颊侧骨板厚度
- 是否伴有牙槽窝感染
- 邻间骨高度
- 邻牙之间的近远中距离
- 是否需要偏腭侧种植

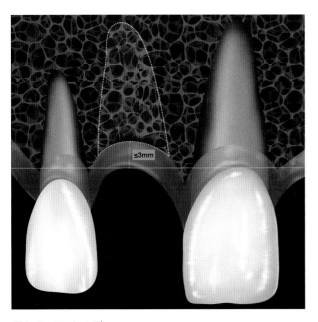

图1-2 EDS-1型

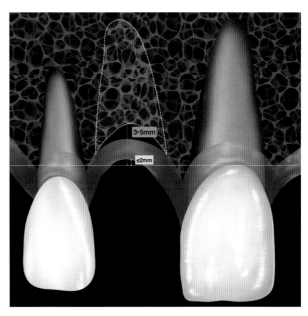

图1-3 EDS-2型

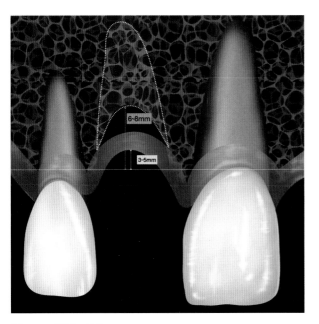

图1-4 EDS-3型

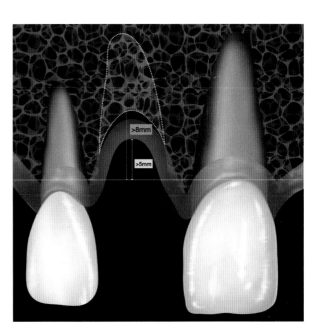

图1-5 EDS-4型

表1-3　牙槽窝软硬组织评估（Juodzbalys等[15]）

	评估	牙槽窝分类		
		充足	缺损	不足
软组织	测量			
	软组织轮廓变化	否	< 2mm	≥ 2mm
	软组织垂直向缺损	否	1 ~ 2mm	≥ 2mm
	角化龈宽度（mm）	> 2	1 ~ 2	< 1
	近远中龈乳头外形	Ⅰ	Ⅱ	Ⅲ
	质地			
	软组织颜色；质地；外形	粉色，坚韧，外形良好	浅红色，松软，近远中高度不一致	红色/淡蓝色，肿胀，呈火山口样
	生物型			
	牙龈生物型	厚龈生物型（2）	中厚龈生物型（1~2）	薄龈生物型< 1
硬组织	牙槽嵴高度（mm）	> 10	8 ~ 10	≤ 8
	根尖区可用骨量（mm）	≥ 4	3 ~ 4	< 3
	颊侧骨板距龈缘垂直距离（mm）	≤ 3	3 ~ 7	≥ 7
	颊侧骨板厚度（mm）	≥ 2	1 ~ 2	≤ 1
	是否存在骨壁缺损	否	是	是
	近远中邻间骨高度（mm）	3 ~ 4	1 ~ 3	< 1
	近远中宽度（mm）	≥ 7	5 ~ 7	≤ 5
	腭侧偏角（°）	< 5	5 ~ 30	> 30

　　基于对所有14个指标的评估，牙槽窝被进一步分类为：

- Ⅰ型：所有指标都在充足的类别中
- Ⅱ型：至少1个指标被评为缺损
- Ⅲ型：多个指标被评为不足

　　与之前一种分类相比，这一分类包含的指标更多，也描述得更详细。这些指标对于实现最佳种植美学效果至关重要，但由于指标太多过于复杂，临床应用比较困难。因此，这些指标对于临床医生实现可预测的美学效果的作用并不显著。

第3种分类：El Chaar

　　El Chaar等[16]于2016年提出新的牙槽窝分类。在该分类中，软组织、颊侧骨板、根尖形态和邻间骨均被列为评估指标。与前两种分类相比，这一分类增加了对邻间和根尖组织的评估。

Ⅰ级牙槽窝（图1-6）

- 颊侧骨板缺损＜25%
- 无邻间骨缺损
- 足够的根尖区可用骨量

Ⅱ级牙槽窝（图1-7）

- 颊侧骨板缺损为25%～50%
- 无邻间骨缺损
- 足够的根尖区可用骨量

Ⅲ级牙槽窝（图1-8）

- 颊侧骨板缺损＞50%
- 邻间骨缺损
- 根尖区可用骨量不足

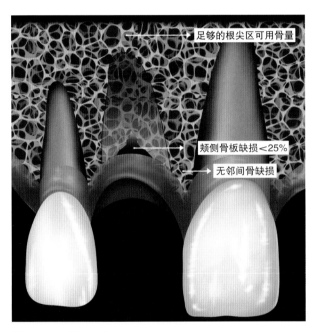

图1-6　Ⅰ级牙槽窝

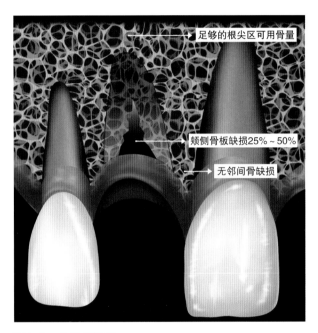

图1-7　Ⅱ级牙槽窝

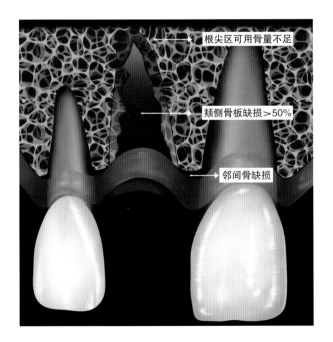

图1-8　Ⅲ级牙槽窝

11

为了便于临床应用，作者并未将软组织生物型纳入分类指标。但作者强调了软组织生物型的重要性，因此他将软组织指标纳入了治疗决策（图1-9）。在Ⅱ级牙槽窝中，如果软组织为厚龈生物型，即使伴有部分颊侧骨板缺失，仍可考虑即刻种植。但是如果软组织为薄龈生物型时，远期颊侧牙龈退缩的风险较高，所以不符合即刻种植适应证，作者建议术者应考虑在行牙槽窝位点保存术时结合带蒂结缔组织瓣移植以达到硬组织和软组织的同期增量。

从以上的3个不同分类系统中可以看出，虽然每个系统都有自己的评价指标，但共同点是决定拔牙窝的关键因素都是颊侧的硬组织和软组织。这3个分类非常详细，但对于临床应用都相对过于复杂。因此，考虑到临床实用性、简便性，Elian等[17]于2007年提出的简易牙槽窝分类法一直是临床和科研上广泛引用的一个分类系统。该分类系统基于颊侧骨板及颊侧软组织的存在与否将牙槽窝分成3类：

Ⅰ型牙槽窝（图1-10a）

颊侧软组织和颊侧骨板相对于拔牙前牙齿的釉牙骨质界处于正常水平，拔牙后保持完整。

Ⅱ型牙槽窝（图1-10b）

颊侧软组织存在，但在拔牙后颊侧骨板将呈现缺损。

Ⅲ型牙槽窝（图1-10c）

拔牙后颊侧软组织和颊侧骨板均呈现缺损状态。

第4种分类：Elian

Elian等[17]提出的牙槽窝分类虽然简便，但有其局限性。许多重要指标没有包含在该系统中。每种类型的牙槽窝均有广泛的定义，不够准确详细。对于临床医生而言，该分类较易应用，尤其是对于较少接触前牙病例的医生。但术者仍应谨慎选择相应的治疗方案。

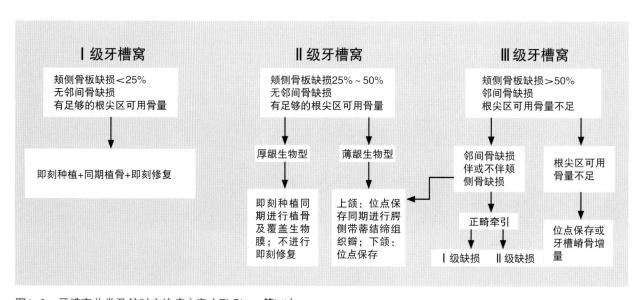

图1-9　牙槽窝分类及其对应治疗方案（El Chaar等[16]）

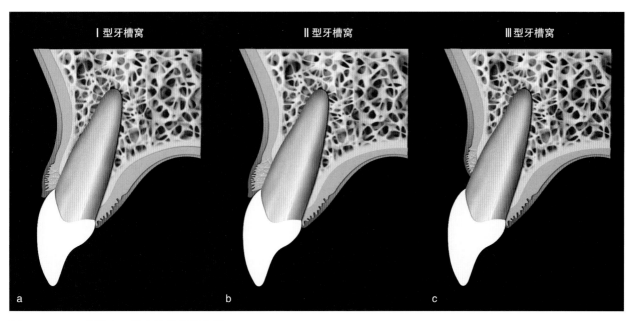

图1-10　Elian等学者[17]提出的分类示意图

总结以上所提及的所有分类，基于颊侧骨板情况牙槽窝主要分为3种类型：

- Ⅰ类型/级：完整的颊侧骨板
- Ⅱ类型/级：部分缺损的颊侧骨板
- Ⅲ类型/级：完全缺失的颊侧骨板

颊侧骨板厚度

在上述Ⅰ型牙槽窝中，虽然颊侧骨板是完整的，但骨板厚度的不同对治疗决策和长期稳定性也有着显著的影响。众所周知，在拔牙后的第一年，牙槽嵴宽度减少可高达50%，其中在拔牙后的前3个月内牙槽窝的变化最为明显[18]。不同学者的文献所报道的水平向和垂直向骨改变的数据各不相同。Schropp等[18]的临床研究拔牙后一年内，牙槽骨水平向吸收明显，大约有5.9mm，而垂直向吸收仅0.7mm左右。而Chappuis等[19]

在2013年的临床研究显示拔牙后垂直向骨吸收显著高于水平向吸收，可高达7.5mm。Van der Weijden等[20]的系统综述显示，牙槽嵴宽度平均减少了3.87mm，颊侧正中骨高度平均降低了1.67mm。不论各个学者的报道的数据值如何，导致三维的牙槽骨量变化的原因是相同的，即束状骨（buddle bone）的吸收。束状骨是牙槽窝内紧邻牙齿的骨结构，由厚度为0.2～0.4mm的皮质骨组成。当牙齿存在时，束状骨紧邻牙周韧带，牙周膜中的沙比纤维渗入其表面，与牙周韧带紧密连接（图1-11）。

当颊侧骨板极薄，仅为无血管及松质骨的皮质骨时，随着拔牙后束状骨结构的溶解吸收，颊侧骨板会出现不同程度的水平向和垂直向丧失。Chappuis等[19]在2013年的临床研究中表明，并非所有主要由束状骨组成的颊侧骨板在拔除后都

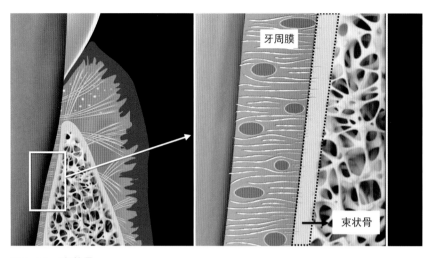

图1-11 束状骨

会立即发生吸收。该研究中的CBCT结果显示，当颊侧骨板厚度≤1mm时，由于束状骨占整个颊侧骨板的比例大，颊侧骨板会在拔牙后8周完全吸收。相反，当颊侧骨板厚度＞1mm时，由于束状骨占整个颊侧骨板的比例小，虽然存在束状骨吸收，但其在拔牙后8周仍有颊侧骨板存在。由此作者得出结论，颊侧骨板厚度≤1mm是预测骨吸收程度的关键指标（图1-12）。该研究同时指出由于薄型生物型中的颊侧骨板大多都≤1mm，所以薄型生物型更容易在颊侧出现明显的骨吸收，其垂直向的吸收是厚壁生物型的3.5倍[19]。

因此，拔牙时无论翻瓣还是不翻瓣，这种主要由无血供的皮质骨组成的颊侧骨板/束状骨都会发生吸收。其厚度的不同决定其吸收的快慢。如果颊侧骨板有一定的厚度能够保证松质骨予以其血供，则可避免或减少其吸收。然而，许多研究文献表明，上颌前牙颊侧骨板的平均宽度仅为0.8mm[21]。在前牙区，50%～60%的颊侧骨板厚度＜0.5mm，90%的颊侧骨板厚度＜1mm，很少有超过1mm厚的颊侧骨板[22]（图1-13）。术前CBCT评估可以同时评估颊侧骨板的厚度以及牙龈厚度（生物型）。大多数关于颊侧骨板厚度的文献都是通过CBCT评估完成的。在CBCT的帮助下，临床医生不仅可以判断颊侧骨板是否存在，是否有缺损，缺损大小，还可以判断牙龈属于薄壁型（＜1mm）还是厚壁型（≥1mm）。

总而言之，判断牙槽窝颊侧骨板是否存在以及其厚度的测量对于预测种植术后风险非常重要。颊侧骨板的厚度已成为牙槽窝分类和治疗决策过程中的重要指标。Steigmann等[23]在2022年最新发布的牙槽窝分类中，其将具有完整颊侧骨板的Ⅰ型牙槽窝细分为A型（≥1mm）和B型

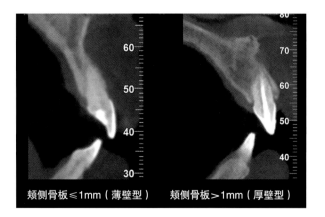

颊侧骨板≤1mm（薄壁型）　　颊侧骨板＞1mm（厚壁型）

图1-12 薄壁型和厚壁型颊侧骨板典型CBCT截图

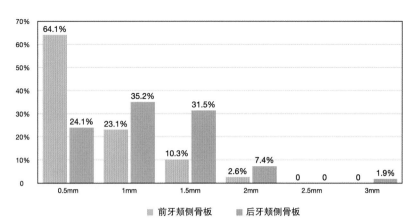

图1-13 前后牙不同厚度颊侧骨板的分类

（＜1mm）。根据最近发表的ITI共识研究中[8]，颊侧骨板的厚度是能否行即刻种植的指标之一。由于薄壁型（＜1mm）存在远期种植体周围软组织退缩的风险，所以薄壁型应被视为即刻种植的高风险因素。

颊侧骨缺损

Elian等[17]在2007年提出的分类中仅对Ⅰ型和Ⅲ型牙槽窝进行了详尽描述。一些学者认为，对于Ⅱ型牙槽窝——即牙龈软组织完整，伴有部分或完全的颊侧骨板吸收，也需要更详尽的软组织和颊侧骨板缺损程度的描述。他们认为颊侧骨板缺损的大小、范围和形状都会影响术式的决策和的美学效果。

Chu等[24]2015年时在Elian分类的基础上增加了Ⅱ型牙槽窝的子分类，以进一步描述颊侧骨开裂的大小和程度（图1-14和图1-15）：

- Ⅱ-A型：牙槽窝颊侧骨板的冠方1/3缺损，距游离龈缘（FGM）5～6mm
- Ⅱ-B型：牙槽窝颊侧骨板的中部至冠方2/3缺

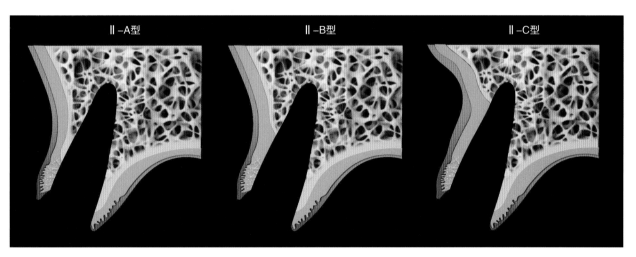

图1-14 Ⅱ型牙槽窝的子分类示意图

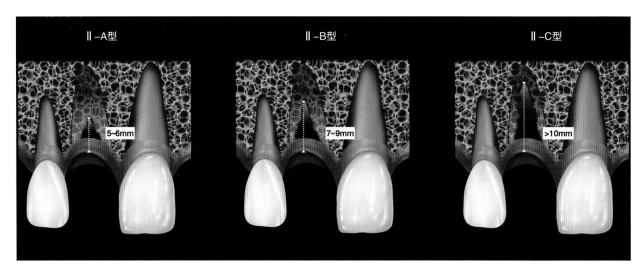

图1-15　Ⅱ型牙槽窝子分类不同颊侧骨板缺损程度

损，距FGM 7～9mm

- Ⅱ-C型：牙槽窝颊侧骨板的根尖1/3缺损，距FGM 10mm或以上

在Steigmann等[23]于2022最新发表的分类中，颊侧骨开裂被归类为2型牙槽窝（ST2）。同时描述了颊侧骨开裂的程度，并将之用于划分2型牙槽窝子分类（图1-16）：

- ST2-A型：骨开裂≤1/3颊侧骨高度
- ST2-B型：骨开裂为颊侧骨高度的1/3～2/3
- ST2-C型：骨开裂≥2/3颊侧骨高度

无论是Chu[24]、Elian等[17]的分类，还是Steigmann等[23]的分类，颊侧骨板缺损范围越大，即刻种植术后牙龈退缩的风险就会越高。

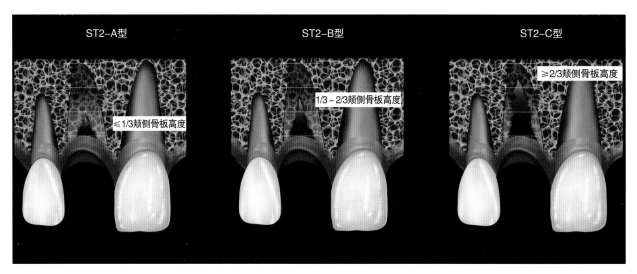

图1-16　ST2型不同颊侧骨开裂程度示意图

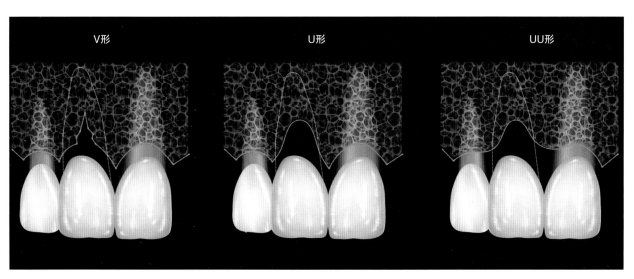

图1-17　V形、U形和UU形颊侧骨缺损

除了颊侧骨板缺损范围，颊侧骨缺损的形态在诊断和治疗计划期间同样重要。Kan等[13]将颊侧骨板的缺损形态描述为V形、U形和UU形（图1-17）。V形为狭长型的颊侧骨板缺损，类似邻间骨；U形和V形相比，颊侧骨板缺损更宽，但仍未累及邻间骨。V形和U形骨缺损在临床中都较为常见。UU形则可以理解为两个U形的叠加，颊侧骨板缺损已累及邻间骨，且十分宽阔，多见于由于外伤、根折、牙根吸收或者由于牙体、牙周等疾病迁延不愈而进一步导致的局部炎症组织破坏[25]。

Kan等[25]在2007年的研究中，对前牙有颊侧骨缺损的病例都进行了即刻种植修复和同期植骨。在1年后随访中他发现，3种骨缺损类型相比，V形缺损患者颊侧牙龈退缩的发生率和颊侧组织吸收程度最低，而UU形缺损患者最高。如果从骨再生的机理上来分析，这样的结果并不难理解。由于UU形缺损的面积更大，需要进行再生的骨的面积和体积自然也更大，那么术后新生骨保持稳定的难度自然也就更大。

综上，临床医生在对患者实施美学区即刻种植前，应对患者的颊侧骨板进行详细的检查评估，这对于即刻种植术后美学效果的预测具有非常重要的意义。

1.4 颊侧软组织三角

在前述各种牙槽窝分型的制订时，不难发现，除了颊侧骨板这一硬组织外，颊侧软组织也是非常重要的考虑因素。而在即刻种植术后，最终修复体颊侧软组织的长期稳定性也是众多学者关心的问题。因此，在术前对患者进行软组织的评估，也是医生制订手术计划、降低术后风险的重要考量。

软组织对种植体的影响

众所周知，天然牙中的薄龈生物型比厚龈生物型更容易发生牙龈退缩。这就导致薄龈生物型患者在进行正畸、种植和修复治疗时可能面临更大的风险。厚龈生物型存在诸多优点：首先，厚龈生物型患者的创口可以实现良好的初期关闭，这为种植体周围的血管及组织再生提供了良好的环境；其次，厚龈生物型更能抵抗黏膜退缩或机械刺激；最后，厚龈生物型可以在修复体周围形成足够的软组织屏障从而防止细菌和菌斑的入侵。Sanz-Martín等[26]于2022年最新发表的系统综述中指出，较薄的颊侧骨板与颊侧种植体

软组织的退缩并没有明显联系，但薄龈生物型和种植体植入位置偏颊侧与颊侧组织退缩明显相关。

Fu等[27]于2011年总结了几项研究，发现种植体周围软组织生物型与种植体周围骨吸收、种植体周围软组织退缩和龈乳头丧失显著相关。从现有文献中可以推断，软组织生物型的确在种植体修复体的远期美学效果中起着至关重要的作用。

在前面提到的牙槽窝分类中，Elian分类比较简单，适用于临床。但它不包括软组织生物型相关指标。其他的如Juodzbalys和El Chaar等[15-16]在所提出的分类中都认为软组织生物型是确定牙槽窝类型的一个重要因素。Juodzbalys等[15]将 ≥2mm厚的组织视为足量软组织，而 <1mm厚度视为不足。El Chaar等[16]虽然没有将软组织纳入分类标准，但是提出了以软组织为导向的不同的治疗方式。

表1-4 薄龈生物型和厚龈生物型的特点

特点	薄龈生物型	厚龈生物型
轮廓	薄扇形生物型和相对较薄的牙槽骨	厚扇形生物型和相对较厚的牙槽骨
软组织质地	松薄脆弱	致密坚韧
角化龈和附着龈宽度	窄	宽
骨厚度	薄龈生物型伴随骨开裂或骨开窗	薄
侵犯后牙龈反应	容易发生牙龈退缩	不容易发生牙龈退缩；容易造成牙周袋和垂直向骨缺损

软组织生物型的定义及诊断

传统上，牙龈生物型分为两种类型：薄龈生物型和厚龈生物型。每种类型在临床特征、软组织质地、角化龈组织宽度等方面都具有相应的特点（表1-4）[27]。

根据2017年世界牙周研讨会发布的最新诊断标准[28]，牙龈生物型分为3类（图1-18～图1-20）：

• 薄扇形生物型：细长的三角形牙冠、轻微的颈部凸度、邻间接触位于靠近切缘的位置、狭窄的角化龈区、清晰而薄的牙龈和相对较薄的牙槽骨

• 厚扁平生物型：偏方形的牙冠、明显的颈部凸度、大面积的邻间接触位于更根尖方、宽阔的角化龈区域、厚的纤维化牙龈以及相对较厚的牙槽骨

• 厚扇形生物型：厚纤维化牙龈、细长的牙冠形态、狭窄的角化龈区域和明显的牙龈形态

目前临床上，常用确定牙龈生物型/厚度的方法如下：

• 目测测量：这是确定生物型最快和最简单的方

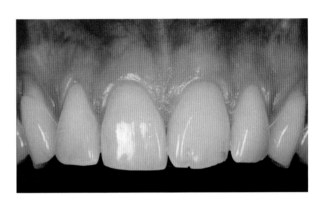

图1-18 薄扇形生物型

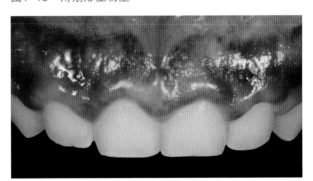

图1-19 厚扁平生物型

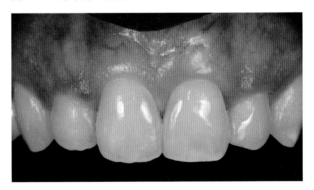

图1-20 厚扇形生物型

法。当牙龈边缘呈高扇形，牙冠呈三角形或椭圆形，通常表明其属薄龈生物型。而当牙龈边缘较平坦，牙冠呈方形，通常表明其属厚龈生物型。角化组织宽度可以通过点彩的存在和膜龈联合处的位置来确定其宽窄

- 探针透视测量：将牙周探针置于颊侧龈沟后，通过可观察到的透过牙龈的牙周探针的明显程度来判断其为薄龈生物型（≤1.0mm）还是厚龈生物型（>1mm）（图1-21）。De Rouck等[29]在2009年发现这种方法具有很高的可重复性，显示出85%的检查者之间具有重复性

Rasperini等[30]在2015年同时发明了一种颜色编码的探针来确定牙龈生物型。根据透出的颜色类型（白色、绿色、蓝色），将牙龈类型分为薄、中、厚和非常厚（图1-22）。

- 牙龈垂直探诊（transgingival probing）：局

麻后，将牙周探针或针垂直刺入黏膜表面，直到感觉到骨阻力。同时可以将硅橡胶盘放置在与黏膜接触的位置以便测量，可精确至0.5mm[31]

- 超声测量：许多研究者已经开始使用超声技术进行牙龈厚度测量。Eger等[32]报告了基于超声波脉冲回波原理的牙龈厚度测量。黏膜的厚度通过对接收到的回波进行计时来确定的，分辨率达0.1mm

- CBCT测量：Januário等[33]报告了使用CBCT技术，在CBCT切片中进行了牙龈边缘、釉牙骨质界、颊侧骨板以及颊侧骨板厚度和软组织厚度之间关系的可视化和测量。为了显示软组织信息，患者在进行检查之前需要佩戴一个塑料的口唇牵开器，并将舌压向口底。将嘴唇、脸颊和舌这些软组织牵拉开牙龈的颊腭面后，在面部和舌/腭软组织之间形成了一个黑暗的、充满空气的空间，因而使得各部分软组织的分辨

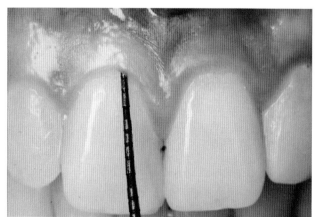

薄龈生物型

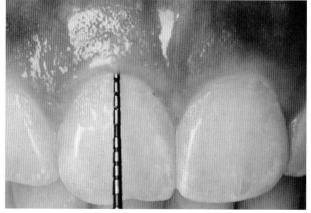

厚龈生物型

图1-21　牙周探针透视测量不同牙龈生物型

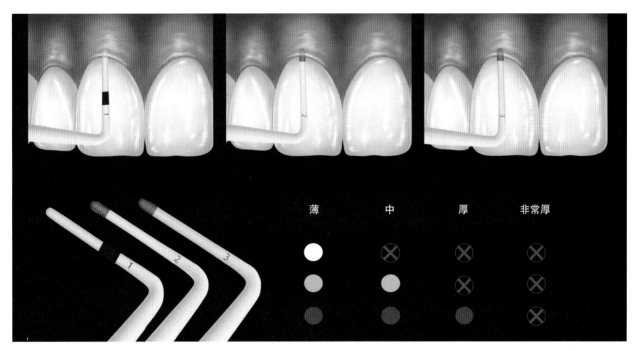

图1-22 不同颜色探针与不同牙龈生物型的对应关系

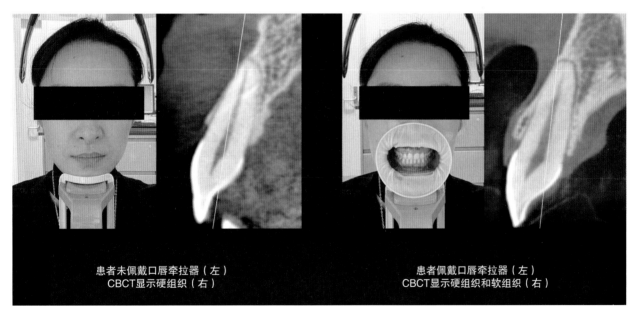

患者未佩戴口唇牵拉器（左）
CBCT显示硬组织（右）

患者佩戴口唇牵拉器（左）
CBCT显示硬组织和软组织（右）

图1-23 口唇牵拉器对CBCT结果的影响

变得可行。这种方法可以把牙周组织和牙龈附着结构清晰地显示，并能测量其尺寸以及分析它们之间的关系（图1-23）

上面提到的所有方法都各有优缺点，临床医生也应该基于现有的技术选择合适的方法来确定软组织生物型（表1-5）。

表1-5　不同软组织厚度测量技术之间的比较

技术	优点	缺点
目测测量	简单，直接，非侵入性，廉价	主观性及差异性较大
探针透视测量	简单，直接，廉价	主观性及侵入性
牙龈垂直探诊	简单，直接，廉价	侵入性；需要局麻；容易受到探针探查角度、力量，直径以及牙龈变形的影响
超声测量	简单，直接，非侵入性	产生额外收费。较大的探针不易探入，且容易受到唾液影响
CBCT测量	非侵入性。能够从多层面测量软组织和硬组织的厚度	昂贵且需要专业人员操作。相较于普通影像学测量辐射量较大

天然牙周围的软组织 vs 种植体周围的软组织

2017年世界牙周研讨会将"天然牙周表现型"定义为牙龈和牙槽骨表现型的组合[34]，主要由3个部分构成（图1-24）：

- A1：角化龈宽度（keratinized tissue width，KTW）
- A2：牙龈厚度（gingival thickness，GT）
- B1：牙槽骨厚度（alveolar bone thickness，ABT）

随后Avila-Ortiz等[35]在2020年发表文献，将"种植体周围表现型"定义为种植体周围组织的临床呈现形态和尺寸特征。我们知道天然牙和种植体周围的软组织及硬组织成分是非常相似的，种植体周围表型由4个部分构成（图1-25）：

- A1：种植体周围角化黏膜宽度（keratinized mucosa width，KMW）
- A2：种植体周围黏膜厚度（mucosa thickness，MT）
- A3：牙槽嵴顶上方软组织高度（supra-crestal tissue height，STH）

- B1：种植体周围骨壁厚度（peri-implant bone thickness，PBT）

作者还建议对种植体周围的每个指标进行以下分类，以用于科学研究和临床应用：

- 种植体周围角化黏膜宽度：不足（<2mm）和足量（≥2mm）
- 种植体周围黏膜厚度：薄（<2mm）和厚（≥2mm）
- 牙槽嵴顶上方软组织高度：低（<3mm）和高（≥3mm）
- 种植体周围骨壁厚度：薄（<2mm）和厚（≥2mm）

天然牙周围软组织的尺寸测定与种植体周围软组织尺寸测定截然不同。在种植体植入之前，天然牙周围的软组织厚度（A2）应被视为决定治疗决策的重要因素。厚度<1mm为薄龈生物型，而厚度≥1mm为厚龈生物型。植入种植体后，应将评估系统切换到种植体周围生物型，厚度<2mm属薄型生物型，≥2mm属厚型生物型。虽然数字不同，但每当遇到薄龈生物型时，应考虑软组织移植手术。

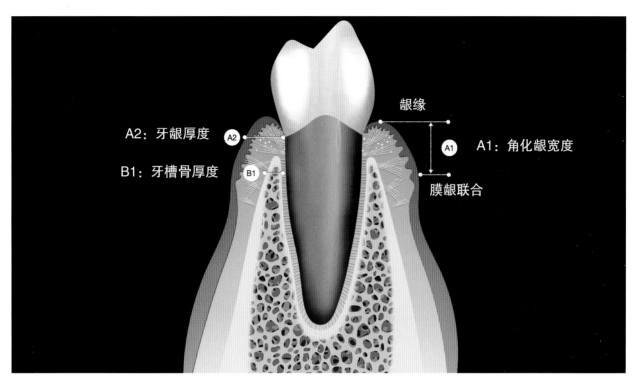

图1-24　天然牙周表现型

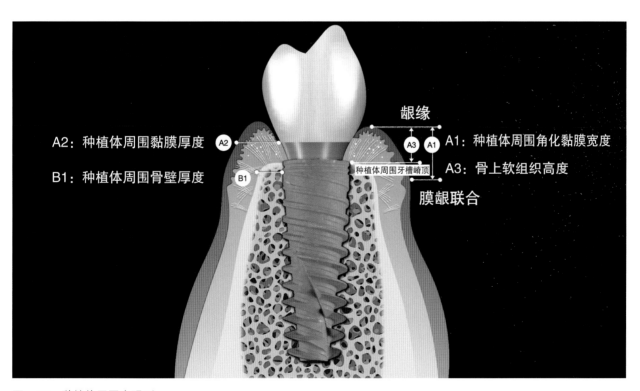

图1-25　种植体周围表现型

通过手术改变软组织生物型

多项研究表明，临床上可以通过软组织移植到种植体周围来改变薄龈生物型[36-37]。美国牙周病学会最近的一项系统综述认可了通过手术方式来改变牙周生物型的效果，作者总结出通过适当的软组织移植的方法可获得大约1mm的软组织厚度增量[38]。增加种植体周围软组织厚度会给临床病例带来诸多好处，例如减少软组织变色，防止或者改善薄龈生物型患者牙龈透出种植体金属颜色的情况，以及为修复医生提供更多的组织以达到更理想的牙冠外形，这为修复效果在美学和生物学上带来了优势。

就美学区即刻种植而言，软组织移植也有非常重要的意义。Rungcharassaeng等学者[39]在2012年曾比较过美学区即刻种植中软组织移植的重要性，结果表明：在即刻种植后同样接受即刻修复的患者中，同期行软组织移植会更好遮盖下方修复材料的颜色，有更好的美学效果。

Seyssens等[40]在最近发表的一篇高级别循证等级的系统综述中表明：软组织移植对于即刻种植中改善龈缘高度具有明显效果，不做软组织移植的患者唇侧龈缘退缩1mm以上的概率是做了软组织移植患者的12倍。同时，软组织移植似乎能减少探诊出血的趋势。由此可见，软组织移植能够有效解决以及预防美学区即刻种植中潜在的美学和生物学相关并发症，并达到美学中粉色（软组织）美学与白色（修复体）美学的协调关系，从而达到理想且稳定的效果。

软组织增量可以与种植手术同时进行和/或在二期手术期间进行（图1-26）。例如，Yoshino等[41]在2014年展示了即刻种植同期进行上皮下结缔组织移植，手术可以减少牙龈退缩和达到更好的美学效果。同时还提出了多项二期手术行种植体周围软组织增量的技术。如果想尽量减少二期手术的创伤，避免增加手术创口，可以考虑使用带蒂结缔组织瓣的移植，代替额外的结缔组织瓣，以获得种植体周围的软组织增量[42-43]。

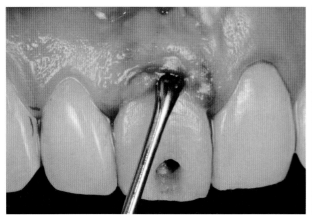

软组织移植+即刻种植、即刻修复

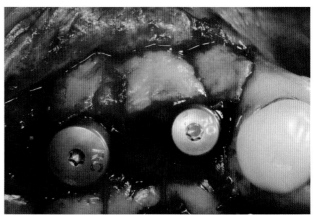

二期手术+软组织移植

图1-26　不同种植时期的软组织增量手术

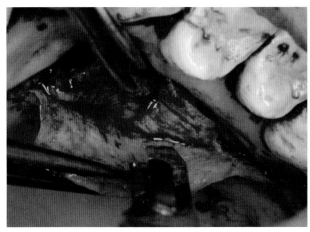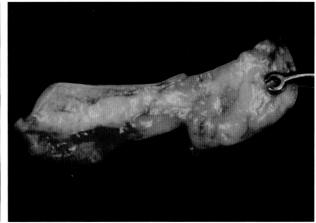

图1-27　上皮下结缔组织移植手术示意图

尽管软组织移植手术的时机不太会影响结果，但越早进行干预，临床医生就越能够更好地控制结果。例如，在牙槽嵴明显萎缩的情况下，一期手术同时进行软组织增量将允许足够的愈合时间以在二期手术期时正确评估该部位，并可以在暴露种植体的同时进行额外的软组织增量，以获得更理想的效果。

临床上常见的软组织移植方法有以下几种：

上皮下结缔组织移植（subepithelial connective tissue grafts，SCTG）

SCTG自1980年概念提出以来已经广泛被使用[44]，这是一种常用的技术（图1-27）。在天然牙中可用于改善牙龈美观、获得根面覆盖和改正不协调的牙龈边缘。在种植体周围，SCTG可用于美学区增加牙龈宽度并改变生物型以覆盖种植部位的金属显露。从腭部获取上皮下结缔组织的方法有很多，植入颊侧术区的时机也不同。SCTG手术可以在即刻种植体植入同时进行，也可以在二期基台放置时进行，甚至可以在最终修复后进行。SCTG还可用于治疗种植体周围软组织退缩。

去上皮游离龈移植（de-epithelialized free gingival graft，DFGG）

正如之前所说，从腭部获取上皮下结缔组织的方法有很多。但不管用哪种方法，对腭部供区的解剖评估至关重要，包括其厚度、可用范围以及重要神经血管的位置。在某些情况下，如果供区的组织不够厚，那供区坏死的风险则会增加，而且由于结缔组织物过薄并含合并的脂肪组织和腺组织，那么手术效果也会大受影响。为了避免由于供区的解剖结构的限制，Zucchelli等[45]表示，如果腭部供区软组织厚度不够，则不推荐使用传统的上皮下结缔组织移植。在这种情况下，建议使用去上皮游离龈移植（DFGG）技术。此技术类似于游离龈移植术，不同的是在游离龈获取之后，需要在口外去除游离龈表面的上皮细胞层，以保证移植组织仅含有致密结缔组织，再移植到受区（图1-28）。作者比较了CTG与DFGG治疗牙龈退缩的效果，并观察到接受DFGG治疗的患者颊侧牙龈厚度增加更显著。作者解释，最接近上皮的那部分结缔组织相比接近骨面的结缔组织更为致密，又称作固有层。这层结缔组织更致密、更坚固、更稳定，并且可能更适合根部覆盖。因此，DFGG是一种旨在获取最靠近上皮层的结缔组织并将黏膜下层的深层部分和骨膜排除的结缔组织获取术式。

替代组织的移植

尽管以上提到的自体移植（SCTG、DFGG）在临床上有着理想的效果，但最大的问题在于需要在口内寻找供区，因此患者的术后疼痛感也相对较明显。为了避免口内第二术区，非自体移植物也逐渐成替代自体移植的选择。现今有多种非自体移植物的产品可替代从腭部取得的自体软组织移植物，以避免第二术区的创伤。例如，同种异体脱细胞真皮基质（accelular dermal matrix，ADM）和异种异体猪胶原基质（xenogeneic porcine collagen matrix）（图1-29和图1-30），已被广泛使用于大然牙和种植体周围软组织。采用这些非自体组织避免了第二术区带来的不适，并消除了供区的术后并发症，如伤口愈合延迟、坏死、组织脱落、出血、软组织囊肿的形成和感觉的改变等[46]。

近几十年来，脱细胞真皮基质作为自体移植物的替代物已被引入牙周手术当中。这种同种异体移植物是一种冷冻干燥的真皮基质，其中细胞成分已被去除，其作用机制是充当细胞（如成纤维细胞、上皮细胞和内皮细胞）迁移的活性支架，同时可有预测地整合到宿主组织中。使用该产品的明显优势是避免了开发获取移植物的二次术区、"无限"供应移植物材料、易于修剪并保

证有合适的均匀厚度、可减少术后疼痛和术后并发症。

Linkevicius等[47]提出了垂直软组织厚度对种植体周围骨吸收有重要影响。他的研究小组发表了分别使用SCTG和ADM来增加垂直向软组织厚度的文章。研究结果显示，使用SCTG进行垂直向软组织增量与埋入式嵴下种植同时进行，预计平均增量为2.08mm[48]；而使用ADM可以获得平均2.34mm的增量[49]。可以看出，无论是自体结缔组织还是异体ADM，都有着良好的临床整合性以及其与周围健康黏膜组织的极高相似性。最近的一项临床研究也得出相似结论——在种植体手术中使用ADM可以有效地增厚种植体周围垂直向软组织。ADM移植后3个月的软组织厚度在临床上与对照组相当。该研究还表明，在植入手术后3个月，ADM组的组织学和免疫组化结果与对照组相同[50]。

Geistlich公司近年来发布了最新的异种异体移植物——多孔可吸收猪胶原蛋白基质移植物，称为Fibro-Gide。Pabst等[51]在2014年的一项研究中发现猪胶原蛋白基质没有细胞毒性作用，随后在皮下植入后证明其胶原结构内有显著的血运重建。Thoma等[52]在2016年的一项随机对照试验中表明，使用三维稳定的胶原蛋白基质和SCTG在植入部位进行软组织增量，软组织体积获得了类似的增益。胶原蛋白基质和SCTG都可以有效、安全地用于植入部位的软组织增量，从而增加软组织体积。组织学分析显示，两组移植物均整合良好，无异物反应。研究显示，异种异体胶原蛋白基质的移植可发生重塑过程，并能增强移植基质内新生结缔组织的形成。

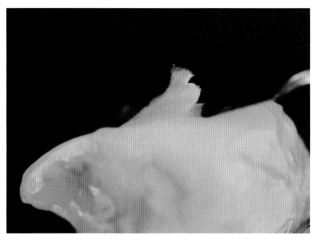
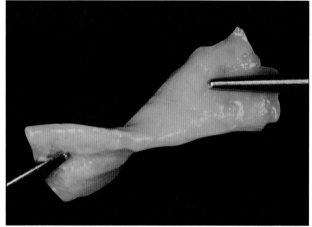

图1-28 去上皮游离龈手术示意图

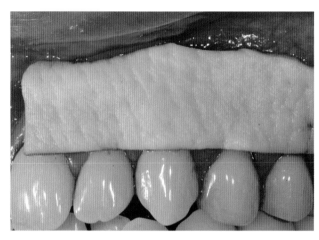
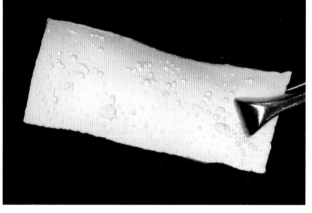

图1-29 同种异体脱细胞真皮基质用于软组织增量

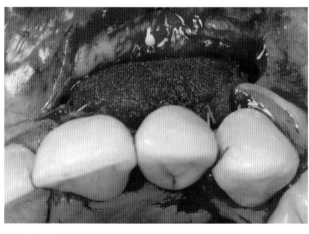
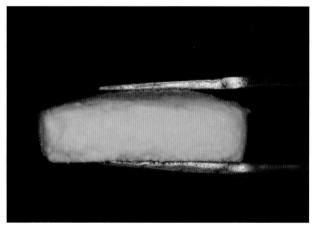

图1-30 异种异体猪胶原基质用于软组织增量

参考文献

[1] Chen S, Buser D. ITI Treament Guide. Volume 3. Implant Placement in Post-Extraction Sites-Treatment Options[M]. Berlin:Quintessence Publishing, 2008.

[2] Weigl P, Strangio A. The impact of immediately placed and restored single-tooth implants on hard and soft tissues in the anterior maxilla[J]. Eur J Oral Implantol, 2016, 9(Suppl 1):S89-S106.

[3] Del Fabbro M, Ceresoli V, Taschieri S, et al. Immediate loading of postextraction implants in the esthetic area: systematic review of the literature[J]. Clin Implant Dent Relat Res, 2015, 17:52-70.

[4] Cosyn J, De Lat L, Seyssens L, et al. The effectiveness of immediate implant placement for single tooth replacement compared to delayed implant placement: A systematic review and meta-analysis[J]. J Clin Periodontol, 2019, 46(Suppl 21):224-241.

[5] Ghahroudi AAR, Rokn AR, Shamshiri AR, et al. Does timing of implant placement affect esthetic results in single-tooth implants? A cohort evaluation based on mPES[J]. J Esthet Restor Dent, 2020, 32:715-725.

[6] Levine RA, Ganeles J, Gonzaga L, et al. 10 Keys for Successful Esthetic-Zone Single Immediate Implants[J]. Compend Contin Educ Dent, 2017, 38:248-260.

[7] Buser D, Chappuis V, Belser UC, et al. Implant placement post extraction in esthetic single tooth sites: when immediate, when early, when late?[J]. Periodontol 2000, 2017:73.

[8] Morton D, Chen ST, Martin WC, et al. Consensus statements and recommended clinical procedures regarding optimizing esthetic outcomes in implant dentistry[J]. Int J Oral Maxillofac Implants, 2014, 29(Suppl):216-220.

[9] Bhola M, Neely AL, Kolhatkar S. Immediate implant placement: clinical decisions, advantages, and disadvantages[J]. J Prosthodont, 2008, 17:576-581.

[10] Garber DA, Salama MA, Salama H. Immediate total tooth replacement[J]. Compend Contin Educ Dent, 2001, 22:210-216, 218.

[11] Kan JY, Rungcharassaeng K. Immediate placement and provisionalization of maxillary anterior single implants: a surgical and prosthodontic rationale[J]. Pract Periodont Aesthet Dent, 2000, 12:817-824; quiz 826.

[12] Kois JC, Kan JY. Predictable peri-implant gingival aesthetics: surgical and prosthodontic rationales[J]. Pract Proced Aesthet Dent, 2001, 13:691-698; quiz 700, 721-692.

[13] Kan JY, Roe P, Rungcharassaeng K, et al. Classification of sagittal root position in relation to the anterior maxillary osseous housing for immediate implant placement: a cone beam computed tomography study[J]. Int J Oral Maxillofac Implants, 2011, 26:873-876.

[14] Caplanis N, Lozada JL, Kan JY. Extraction defect assessment, classification, and management[J]. J Calif Dent Assoc, 2005,

33:853-863.

[15] Juodzbalys G, Sakavicius D, Wang HL. Classification of extraction sockets based upon soft and hard tissue components[J]. J Periodontol, 2008, 79:413-424.

[16] El Chaar E, Oshman S, Fallah Abed P. Single-Rooted Extraction Sockets: Classification and Treatment Protocol[J]. Compend Contin Educ Dent, 2016, 37:537-541;quiz542.

[17] Elian N, Cho SC, Froum S, et al. A simplified socket classification and repair technique[J]. Pract Proced Aesthet Dent, 2007, 19:99-104; quiz 106.

[18] Schropp L, Wenzel A, Kostopoulos L, et al. Bone healing and soft tissue contour changes following single-tooth extraction: a clinical and radiographic 12-month prospective study[J]. Int J Periodont Restorat Dent, 2003, 23:313-323.

[19] Chappuis V, Engel O, Reyes M, et al. Ridge alterations post-extraction in the esthetic zone: a 3D analysis with CBCT[J]. J Dent Res, 2013, 92:195s-201s.

[20] Van der Weijden F, Dell'Acqua F, Slot DE. Alveolar bone dimensional changes of post-extraction sockets in humans: a systematic review[J]. J Clin Periodontol, 2009, 36:1048-1058.

[21] Huynh-Ba G, Pjetursson BE, Sanz M, et al. Analysis of the socket bone wall dimensions in the upper maxilla in relation to immediate implant placement[J]. Clin Oral Implants Res, 2010, 21:37-42.

[22] Braut V, Bornstein MM, Belser U, et al. Thickness of the anterior maxillary facial bone wall-a retrospective radiographic study using cone beam computed tomography[J]. Int J Periodont Restorat Dent, 2011, 31:125-131.

[23] Steigmann L, Di Gianfilippo R, Steigmann M, et al. Classification Based on Extraction Socket Buccal Bone Morphology and Related Treatment Decision Tree[J]. Materials, 2022:15.

[24] Chu SJ, Sarnachiaro GO, Hochman MN, et al. Subclassification and Clinical Management of Extraction Sockets with Labial Dentoalveolar Dehiscence Defects[J]. Compend Contin Educ Dent, 2015, 36:516, 518-520, 522 passim.

[25] Kan JY, Rungcharassaeng K, Sclar A, et al. Effects of the facial osseous defect morphology on gingival dynamics after immediate tooth replacement and guided bone regeneration: 1-year results[J]. J Oral Maxillofac Surg, 2007, 65:13-19.

[26] Sanz-Martín I, Regidor E, Cosyn J, et al. Buccal soft tissue dehiscence defects at dental implants-associated factors and frequency of occurrence: A systematic review and meta-analysis[J]. Clin Oral Implants Res, 2022, 33(Suppl 23):109-124.

[27] Fu JH, Lee A, Wang HL. Influence of tissue biotype on implant esthetics[J]. Int J Oral Maxillofac Implants, 2011, 26:499-508.

[28] Zweers J, Thomas RZ, Slot DE, et al. Characteristics of periodontal biotype, its dimensions, associations and prevalence: a systematic review[J]. J Clin Periodontol, 2014, 41:958-971.

[29] De Rouck T, Eghbali R, Collys K, et al. The gingival biotype revisited: transparency of the periodontal probe through the gingival margin as a method to discriminate thin from thick gingiva[J]. J Clin Periodontol, 2009, 36:428-433.

[30] Rasperini G, Acunzo R, Cannalire P, et al. Influence of Periodontal Biotype on Root Surface Exposure During Orthodontic Treatment: A Preliminary Study[J]. Int J Periodont Restorat Dent, 2015, 35:665-674.

[31] Studer SP, Allen EP, Rees TC, et al. The thickness of masticatory mucosa in the human hard palate and tuberosity as potential donor sites for ridge augmentation procedures[J]. J Periodontol, 1997, 68:145-151.

[32] Eger T, Müller HP, Heinecke A. Ultrasonic determination of gingival thickness. Subject variation and influence of tooth type and clinical features[J]. J Clin Periodontol, 1996, 23:839-845.

[33] Januário AL, Barriviera M, Duarte WR. Soft tissue cone-beam computed tomography: a novel method for the measurement of gingival tissue and the dimensions of the dentogingival unit[J]. J Esthet Restorat Dent, 2008, 20:366-373; discussion 374.

[34] Jepsen S, Caton JG, Albandar JM, et al. Periodontal manifestations of systemic diseases and developmental and acquired conditions: Consensus report of workgroup 3 of the 2017 World Workshop on the Classification of Periodontal and Peri-Implant Diseases and Conditions[J]. J Periodontol, 2018, 89(Suppl 1):S237-S248.

[35] Avila-Ortiz G, Gonzalez-Martin O, Couso-Queiruga E, et al. The peri-implant phenotype[J]. J Periodontol, 2020, 91:283-288.

[36] Kan JY, Rungcharassaeng K, Morimoto T, et al. Facial gingival tissue stability after connective tissue graft with single immediate tooth replacement in the esthetic zone: consecutive case report[J]. J Oral Maxillofac Surg, 2009, 67:40-48.

[37] Zuiderveld EG, Meijer HJA, den Hartog L, et al. Effect of connective tissue grafting on peri-implant tissue in single immediate implant sites: A RCT[J]. J Clin Periodontol, 2018, 45:253-264.

[38] Lin GH, Curtis DA, Kapila Y, et al. The significance of surgically modifying soft tissue phenotype around fixed dental prostheses: An American Academy of Periodontology best evidence review[J]. J Periodontol, 2020, 91:339-351.

[39] Rungcharassaeng K, Kan JY, Yoshino S, et al. Immediate implant placement and provisionalization with and without a connective tissue graft: an analysis of facial gingival tissue thickness[J]. Int J Periodont Restorat Dent, 2012, 32:657-663.

[40] Seyssens L, De Lat L, Cosyn J. Immediate implant placement with or without connective tissue graft: A systematic review and meta-analysis[J]. J Clin Periodontol, 2021, 48:284-301.

[41] Yoshino S, Kan JY, Rungcharassaeng K, et al. Effects of connective tissue grafting on the facial gingival level following single immediate implant placement and provisionalization in the esthetic zone: a 1-year randomized controlled prospective study[J]. Int J Oral Maxillofac Implants, 2014, 29:432-440.

[42] Park SH, Wang HL. Pouch roll technique for implant soft tissue augmentation: a variation of the modified roll technique[J]. Int J Periodont Restorat Dent, 2012, 32:e116-121.

[43] Scharf DR, Tarnow DP. Modified roll technique for localized alveolar ridge augmentation[J]. Int J Periodont Restorat Dent, 1992, 12:415-425.

[44] Langer B, Langer L. Subepithelial connective tissue graft technique for root coverage[J]. J Periodontol, 1985, 56:715-720.

[45] Zucchelli G, Mele M, Stefanini M, et al. Patient morbidity and root coverage outcome after subepithelial connective tissue and de-epithelialized grafts: a comparative randomized-controlled clinical trial[J]. J Clin Periodontol, 2010, 37:728-738.

[46] Griffin TJ, Cheung WS, Zavras AI, et al. Postoperative complications following gingival augmentation procedures[J]. J Periodontol, 2006, 77:2070-2079.

[47] Linkevicius T, Apse P, Grybauskas S, et al. The influence of soft tissue thickness on crestal bone changes around implants: a 1-year prospective controlled clinical trial[J]. Int J Oral Maxillofac Implants, 2009, 24:712-719.

[48] Puisys A, Vindasiute E, Linkeviciene L, et al. The use of acellular dermal matrix membrane for vertical soft tissue augmentation during submerged implant placement: a case series[J]. Clin Oral Implants Res, 2015, 26:465-470.

[49] Vatėnas I, Linkevičius T. The use of the connective tissue graft from the palate for vertical soft tissue augmentation during submerged dental implant placement: A case series[J]. Clin Exp Dent Res, 2022, 8:1103-1108.

[50] Zang J, Su L, Luan Q, et al. Clinical and histological evaluation of the use of acellular dermal matrix (ADM) membrane in peri-implant vertical soft tissue augmentation: A controlled clinical trial[J]. Clin Oral Implants Res, 2022, 33:586-597.

[51] Pabst AM, Happe A, Callaway A, et al. In vitro and in vivo characterization of porcine acellular dermal matrix for gingival augmentation procedures[J]. J Periodont Res, 2014, 49:371-381.

[52] Thoma DS, Zeltner M, Hilbe M, et al. Randomized controlled clinical study evaluating effectiveness and safety of a volume-stable collagen matrix compared to autogenous connective tissue grafts for soft tissue augmentation at implant sites[J]. J Clin Periodontol, 2016, 43:874-885.

第2章

美学区即刻种植外科植入阶段的"3个三角"

The "three triangles" in the surgical stage of immediate implant placement in the aesthetic zone

众所周知，美学区即刻种植技术敏感性高。临床医生除了需要在术前诊断过程中准确把握适应证，分析即刻种植的"边界"，在种植外科植入过程中的精细操作也同样非常重要。例如，选择什么样的种植体？如何获得初期稳定性？种植体的直径、长度有什么讲究？即刻种植中要不要植骨盖膜等这些问题都和最终种植体的成功以及美学效果息息相关。因此，本章将对美学区即刻种植外科植入阶段的"3个三角"做逐一的分析。

2.1 种植体三角

如今的种植系统纷繁复杂，本节就前牙美学区即刻种植治疗中种植体的种植体形态设计、自攻性、长度及直径等因素进行探讨。

传统种植体形态

目前市场上常见的种植体可分为一段式及两段式种植体。由于一段式种植体中种植体与基台通常为一体，因此对于种植体的植入角度要求非常高，且修复方式通常为粘接固位（图2-1）。由于是预成的基台设计，在粘接修复体时，去除粘接剂的难度较高，有可能导致粘接剂残留，这种植体设计在前牙美学区就显得非常不便，因此甚少考虑。

两段式的种植体，分为软组织水平种植体以及骨水平种植体。软组织水平种植体带有不同高度的光滑颈圈设计（图2-2），植入种植体时，光滑颈圈部分在骨水平以上。由于在前牙美学区，骨上的光滑颈圈容易造成金属色的透出，同时光滑颈圈会预先牺牲掉一部分修复空间，并不利于穿龈部分的塑造，因此软组织水平种植体并不是美学区即刻种植的首选种植体。骨水平种植体可以选择的基台非常多样，修复设计的灵活度高，既可做成螺丝固位，也可做成粘接固位，是如今种植体设计的主流，也是前牙美学区的首选种植体。

骨水平种植体的形态主要分为柱形种植体以及锥形种植体（图2-3），其横截面通常都是正圆形。由于在美学区即刻种植的治疗中，种植体的初期稳定性非常重要，是随后即刻修复的基础，因此如何获得种植体的初期稳定性需要在术前种植体的选择上认真考量。

在骨量充足的情况下，柱形与锥形种植体均能够取得良好的初期稳定性，但是它们取得的方法是不同的。如前文所述，当牙齿拔除后，能够提供给种植体初期稳定性的骨量通常存在于拔牙窝的根部及腭侧[1]，因此柱形种植体更多是依靠种植体中部及根部增加与骨的接触面积来获得稳定性。锥形种植体是依靠种植体根部与牙槽骨，

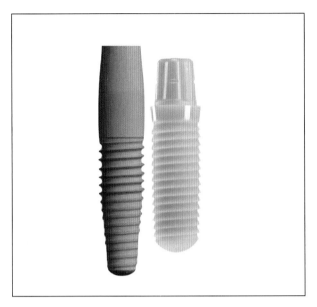

图2-1　一段式种植体示意图

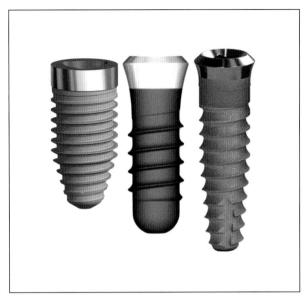

图2-2　软组织水平种植体

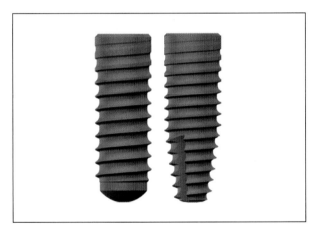

图2-3　柱形和锥形骨水平种植体

可以适当减少备洞大小，如果最后的备洞直径小于种植体直径0.5mm或以上，增大种植体直径和末级钻的级差，锥形种植体也可以取得很好的初期稳定性。同时，和柱形种植体相比，锥形种植体根部直径减小，这样能够有效降低根部骨开窗的概率，减少植骨的需要（图2-4和图2-5）。

综上，在天然牙拔除后，考虑到更充分地利用剩余骨量来获得初期稳定性，锥形种植体是美学区即刻种植的首选。

美学区即刻种植种植体形态的新进展

就横截面来讲，目前市场上绝大多数的种植体均为如前所述的正圆形的种植体设计。除此之外，最新型种植体的截面设计还包括三角椭圆形的设计（tri-oval）。Nobel Biocare N1种植体就是横截面为三角椭圆形的锥形种植体，体外实验显示，在愈合的牙槽嵴中，经植入扭矩测定的

特别是皮质骨的结合所取得[2]。在骨量较局限的情况下，锥形种植体通常比柱形种植体更容易获得初期稳定性，这是由于锥形种植体可以在级差备洞的情况下，通过利用自身的自攻性从一个较小的孔"挤"进去，从而实现种植体良好的初期稳定性。Kan等学者[3]建议如果使用锥形种植体，

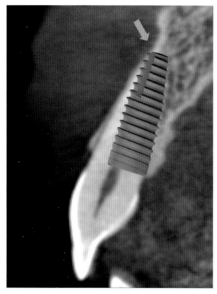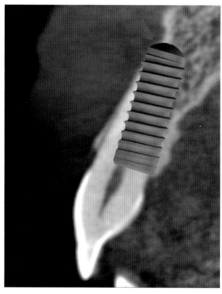

图2-4　即刻种植牙槽窝中锥形种植体比柱形种植体根部骨开窗概率低

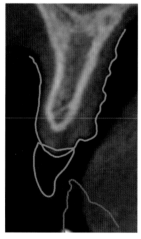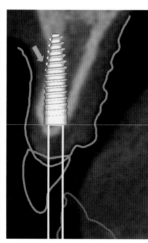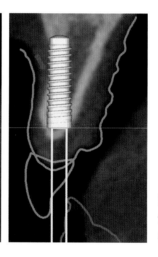

图2-5　导板设计软件中模拟种植体植入显示锥形种植体比柱形种植体根部骨开窗概率低

初期稳定性明显大于横截面为圆形的锥形种植体NobelReplace；在模拟拔牙窝的即刻植入位点，经植入扭矩测定的初期稳定性与横截面为圆形的锥形种植体NobelActive不相伯仲，而其侧方的微动度以及倾斜度均显著小于NobelActive种植体（图2-6和图2-7）。这表示横截面为三角椭圆形的锥形种植体的植入稳定性高，更重要的是该稳定性体现在侧方微动度及倾斜度的减小，这对于即刻种植、即刻修复来说尤其重要[4]。在Yin团队的大鼠实验中，通过有限元分析，证实N1种植体的高稳定性是由于三角椭圆形的3个角能更深入地插入备洞周围的牙槽骨内，增加了骨与种植体的接触率以及种植体的初期稳定性[5]。

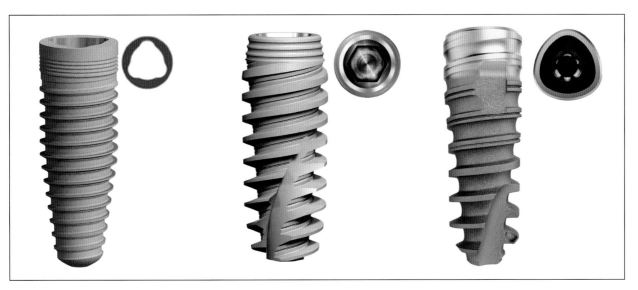

图2-6　NobelReplace、NobelActive和Nobel Biocare N1种植体及其横截面示意图对比

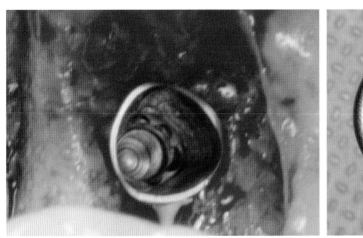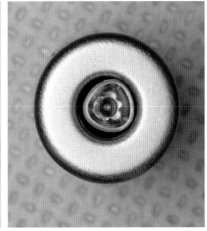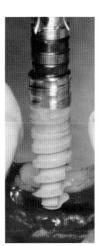

图2-7　三角椭圆形Nobel Biocare N1种植体的植入

　　另一款专为前牙区即刻种植所设计的种植体Southern Inverta，其横截面为传统的圆形，但是其外形呈两头尖、中间宽的倒锥形，该形态完全符合前牙区即刻种植的需要（图2-8）：

• 根方的锥形设计，能够从拔牙窝根方牙槽骨区域取得更好的初期稳定性

• 冠方的窄型颈部设计，尽可能为种植体的颊侧及近远中提供更多植骨以及软组织的空间，取得更好的美学及长期种植体健康。同时，倒锥形设计能够尽可能令种植体远离邻牙，使龈乳头更容易生长[6]。在即刻种植治疗中，由于拔牙窝的冠方不能够为种植体提供有效的牙槽骨及其相应的初期稳定性，因此这种倒锥形设计并不会影响种植体植入的稳定性

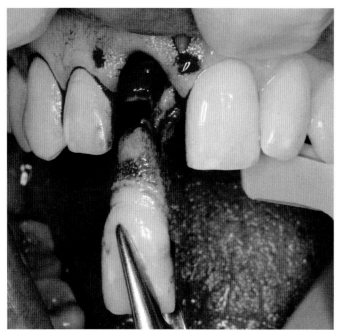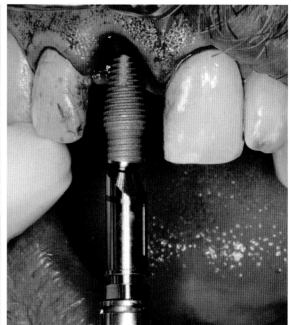

图2-8　Southern Inverta种植体用于即刻种植

- 此种植体旗下的Co-axis系列，在种植体颈部加入了转角的元素，这也被许多学者称作骨下转角[7]。其内锥形连接自带12°的转角，而外六角连接更是提供12°、24°以及36°的转角选择，极大地增加了修复体螺丝固位的可能性[8]

- Chu等学者[9]在2020年的回顾性研究中发现，在前牙即刻种植治疗中，倒锥形的种植体相较锥形种植体，能够取得明显更高的初期稳定性，在种植手术后1年的CBCT检查中，倒锥形种植体的牙槽嵴顶颊侧骨板厚度达到2.84mm，远高出锥形种植体的1.18mm；粉色美学评分也明显高于锥形种植体

种植体自攻性

种植体的初期稳定性在前牙美学区即刻种植与即刻修复的治疗中，是至关重要的。该稳定性可以通过增加种植体与骨的接触面积获得，接触面积越大，种植体的初期稳定性越高。比如通过增大种植体根部的螺纹凹槽深度，使种植体在植入过程中能更深地嵌入牙槽骨中，就能获得更多种植体与骨的接触面积，提高种植体的初期稳定性（图2-9）。除此之外，赋予种植体自攻性，也是获得种植体初期稳定性的重要方法。在锥形种植体的最根方，通过将种植体内径变小和自攻型螺纹设计，让种植体在植入过程中对牙槽骨进行骨

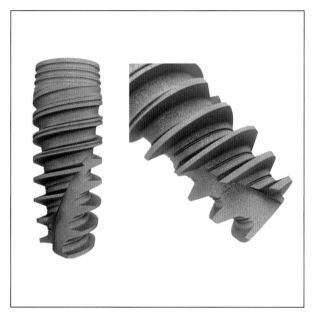

图2-9　深螺纹凹槽设计有利于种植体在即刻种植时获得良好的初期稳定性

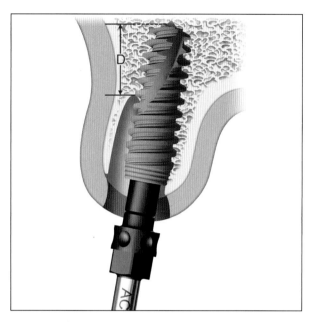

图2-10　种植体深入牙槽骨的距离D至少需要4～5mm

挤压，利用种植体前进过程中的自攻性来增加种植体的初期稳定性[2]。如果带有自攻性的种植体在根方1/3部分增加垂直的切削螺纹[10]，就会让种植体在植入牙槽骨的过程中带出更多的骨屑，而增加的垂直向凹槽可以容纳切削过程中所产生的骨屑，从而减少植入过程中因过大的旋转扭矩而产生的热量[11]。

种植体长度及直径

　　种植体的长度及直径是其取得初期稳定性的另一关键所在。在保护重要解剖结构的前提下，种植体长度越长，能够进入拔牙后牙槽窝根方骨的深度就越深，就越容易获得种植体的初期稳定性。Kan等学者[1]建议在前牙进行即刻种植时，如果牙槽窝完整，剩余牙槽骨内没有炎症组织的破坏，种植体至少需要深入牙槽骨4～5mm，才能够有效地取得高的初期稳定性（图2-10）。

　　种植体的直径选择方面，理论上直径越大的种植体与骨的接触面积越大，初期稳定性就越高，但是大直径的种植体在前牙即刻种植中也有明显的局限性。第一，市面上绝大多数种植体的形态设计，种植体直径越大，其颈部直径也越大，锥形种植体更甚。而大直径种植体会使种植体颊侧和牙槽窝的间隙减小，导致术后颊侧植骨

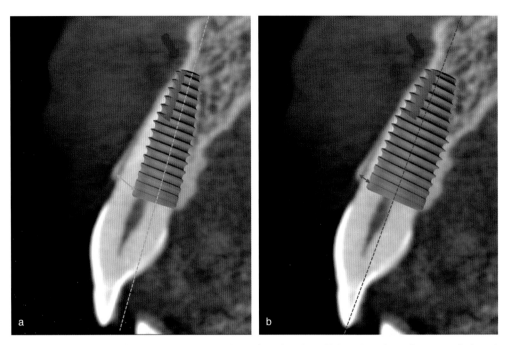

图2-11　不同直径种植体在即刻种植中的比较：a. 窄直径种植体距离牙槽窝唇侧骨板距离更大，未来更容易从腭侧穿出，实现螺丝固位；b. 宽直径种植体距离牙槽窝唇侧骨板距离更小，未来不易从腭侧穿出，不易实现螺丝固位

量不足，并最终造成种植体颊侧骨板厚度不足、与邻牙距离不足等问题，进而影响日后的美学效果[6]。第二，拔牙窝根方的牙槽骨量有限，在拔牙后种植体颊侧骨不足的情况下，医生如果想实现直接螺丝固位，越大直径的种植体越难做到[8,12]（图2-11）。

因此，Kan、Rosa及Levine等学者[8,13-14]提出，前牙美学区即刻种植，应当选用尽可能窄的种植体，为种植体颊侧骨移植、颊侧软组织提供足够的生长空间，同时远离邻牙，避免龈乳头的萎缩[6]。Rosa等[13]更是建议，在术前CBCT中，测量患牙的颊舌向的宽度，将其减去3mm，便能够得到应该选择种植体的直径。这表示植入即刻种植后的跳跃间隙达到3mm，加上骨移植物后，如果术后恢复正常，种植体颊侧骨板的厚度能够有效地大于2mm，从而有效地取得良好的美学效果。

2.2　牙槽窝根尖区域三角

如前所述，种植体根部与其初期稳定性密切相关，而这一部分恰恰是原天然牙牙槽骨根尖部分的区域。因此，这部分的骨质、剩余骨量和种植体即刻种植的成功密切相关。

ITI口腔种植临床指南曾对前牙美学区即刻种植、即刻修复的理想适应证建议如下[15-16]：
- 拔牙后牙槽窝四壁完整
- 颊侧骨壁厚度至少为1mm
- 厚龈生物型
- 术区无急性感染
- 有足够的根方及腭侧骨为种植体提供初期稳定性
- 初期稳定性达到植入扭矩25~40Ncm，或者ISQ值达到70以上
- 咬合关系允许种植体支持式即刻固定修复
- 患者有良好的依从性

然而，临床治疗中完全满足上述条件的机会非常少。以第2、第3条为例，颊侧骨壁厚度超过1mm的情况仅为10%[17]，再加上厚龈生物型，能够满足上述全部条件的情况就是凤毛麟角了。因此，在ITI口腔种植临床指南大方向的指导下，笔者建议应在治疗中结合患者的要求、术者的经验以及实际临床情况进行详细术前检查和分析，以决定种植牙植入和修复的时机。

根尖感染控制

根尖感染是牙齿拔除的常见原因之一，通常是由于牙源性的根尖病变，判断是否适合做即刻种植，可以从以下几点诊断：

如ITI口腔种植临床指南所述，若患者拟种植位点伴有急性感染（例如局部根尖的脓肿），则需要及时处理感染，此时进行即刻种植、即刻修复的风险是很高的。但如果患者拟种植位点为慢性感染（例如无症状的根尖病变、根尖瘘管等），只要拔牙后能够做到彻底清创，完全去除肉芽组织，是可以考虑即刻植入种植体的。

1990—2013年这一阶段，为即刻种植的试错

期，此阶段还未明确提出即刻种植的禁忌证。在此期间，许多学者尝试在不同位点条件下进行即刻种植，于是不断有学者记录到即刻种植美学并发症及其风险因素，故在2013年举办的ITI第五次共识研讨会上，专家组认为拟种植位点伴有急性感染，应为即刻种植禁忌证，此时应选择拔牙后早期种植或延期种植而非即刻种植[18]。近年来，为满足随机临床试验的可行性及为符合试验伦理要求，试验纳入急性感染位点的研究较少，Blus等学者[19-20]通过试验也发现急性感染组的成功率较未感染组及慢性感染组更低。故笔者认为，对于种植位点伴有急性感染的情况，如感染位点出现疼痛、脓肿等，则需要及时处理感染，避免选择即刻种植治疗。

而对于拟种植位点的慢性感染，截至目前，不断有学者进行临床试验，从而验证在慢性感染位点行即刻种植术的种植成功率及其美学效果。Zuffetti等学者[21-24]通过一系列试验证明在慢性感染位点行即刻种植能取得与未感染位点相似的种植成功率。同时Chen等学者[25]也通过研究发现美学区感染位点即刻种植的成功率与未感染位点相似，并且其骨水平变化、牙龈水平变化均无统计学差异，在慢性感染位点行即刻种植也能取得较好的美学效果。故笔者认为，在伴有慢性感染的位点行即刻种植术是一种可预期的治疗方式。

如果没有根尖感染，或者根尖感染没有影响到颊侧骨壁的完整性，那拔牙窝依然属于前文所提到的Elian等学者提出的Ⅰ型牙槽窝，彻底清创后是可以考虑进行即刻种植。如果根尖感染只是破坏了根尖部的颊侧骨壁，即便有穿通黏膜的瘘管存在，笔者认为只要能够完整地清创，并且保证颊侧绝大部分冠方骨壁的完整，依然可以考虑即刻种植。在实施手术时，为了更好清创并保证更好的美观效果，可以只在根尖部翻U形全厚瓣，暴露骨面并进行清创处理（图2-12）。

如果根尖感染已经破坏了整个颊侧骨壁，常见的有垂直向根折伴随颊侧很深的探诊深度，那拔牙窝则属于前文所提到的Elian等学者提出的Ⅱ型甚至Ⅲ型牙槽窝，这种情况和前述情况相比，更容易发生术后牙龈退缩。如果不是患者特殊情况下的急迫美观要求，一般不建议行即刻种植，而是建议彻底去除根尖感染的肉芽组织，根据剩余骨量行早期种植，甚至延期种植，并根据剩余牙龈的质与量考虑是否需要进行软组织增量。这背后的考量是因为和即刻种植相比，早期种植和延期种植无论是骨质条件或者软组织条件，都比即刻种植时要更好，术后的美学风险也自然会更低[18]。

如果患者执意要通过即刻种植恢复美观，假如种植体植入后初期稳定性良好，那么在这种颊侧骨板受损，尤其是冠方颊侧骨壁不完整的情况下，临床医生可以尝试采用"蛋筒冰淇淋"技术（ice cream cone，ICC）或即刻牙槽嵴修复术（immediate dentoalveolar restoration，IDR）来实施手术。笔者将会在下文中进行详细术式介绍。

种植体的植入深度

如前所述，前牙区即刻种植的初期稳定性获得主要来自拔牙窝根方的牙槽骨。通常情况下，选取具有良好自攻性的种植体，深入拔牙窝根方4～5mm的牙槽骨内，都可以取得良好的初期稳定性。在上颌前牙区骨密度不佳的情况下，鼻底的皮质骨也能够提供良好的初期稳定性[2]。

理论上，种植体进入拔牙窝根方越深，获得的初期稳定性就会越好。但在实际即刻种植的临床过程中，医生也不能只为了满足对种植体初期稳定性的要求，将种植体植入太深，这样有可能会导致美学的并发症。

反之，如果种植体获得了良好的初期稳定性，但其最终植入的位置过浅也不行，这会给之后的固定修复带来很多麻烦。种植体位置过浅会影响种植体的穿龈轮廓，而穿龈轮廓是修复体取得长期稳定美学修复效果的关键因素之一。过浅的穿龈轮廓会造成种植体过大的穿龈角度，一旦骨水平的种植体穿龈角度超过30°，就会明显增加种植体边缘骨吸收等生物学并发症的风险[19,26]。此外，种植体位置过浅，还会造成未来修复体牙冠颊侧出现明显的悬突，这个悬突甚至有时会盖住颊侧牙槽嵴的凹陷轮廓，不利于未来修复体的自洁，进而影响即刻种植的最终美学效果（图2-13）。

那么在前牙美学区即刻种植中，到底将种植体植入多深是比较合适呢？目前广为接受的，是Rojas-Vizcaya[27]提出的简明扼要的前牙美学区种植3A-2B原则。3A-2B原则的全称是"3mm Apical and 2mm Buccal"。它建议了前牙美学区的种植体植入深度和颊舌向位置，即种植体植入的合适深度为未来理想修复体龈缘的根向3mm左右处，植入的颊舌向位点需要保证种植体植入后颊侧未来骨量至少有2mm厚（图2-14）。

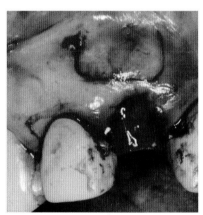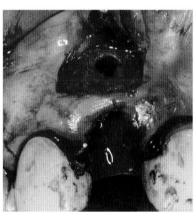

图2-12 根尖感染可以通过不涉及龈乳头的根尖区域翻瓣来完成清创

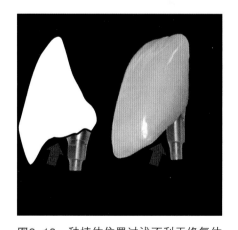

图2-13 种植体位置过浅不利于修复体自洁，红色箭头所示位置容易出现食物残渣堆积

3A-2B原则背后的逻辑其实是由于种植体和天然牙相似，有类似于生物学宽度的结构存在，称为嵴顶软组织高度。它包括种植体周围牙槽嵴顶1~1.5mm的结缔组织以及2mm左右的结合上皮，总共为3~3.5mm[28-30]。如果将种植体植入位置过深，由于结缔组织及结合上皮的宽度总和较为恒定，则可能导致未来种植体对应部位的牙龈往根方移动，造成美学效果与对侧同名牙不协调（图2-15和图2-16）。同时，最终形成种植修复体周围的探诊深度可能也会增加，这样会容易造成龈下的菌斑堆积。Kumar等学者[31]在一项

回顾性研究中发现，对于骨水平种植体，如果植入深度过深（超过龈下6mm），则更容易产生种植体周围炎（OR=8.5）。Chan等学者[32]的团队发现，同样经过种植体周围黏膜炎的治疗，将种植体的颈部植入深度超过龈下3mm时，黏膜炎症的恢复速度慢过颈部植入深度在龈下1mm以内的种植体。并且植入过深的种植体，常常需要通过移除牙冠才能彻底清除龈下菌斑并完全消除黏膜炎的症状（图2-17）。

种植体的直径也是其植入深度的考量因素。为了给穿龈轮廓提供更多的垂直空间，越窄的种植体相对于越宽的种植体就需要植入得更加根方（图2-18），这样才能避免因为垂直空间不足而导致的颊侧及近远中的悬突，以及由此造成的过突的穿龈轮廓，从而影响未来修复体的自洁性。同样，如果是带有平台转移的种植体，植入深度也要比相同直径非平台转移的种植体要更深一些，因为修复基台的直径小，需要更多的垂直空间来创造更顺滑的穿龈轮廓。

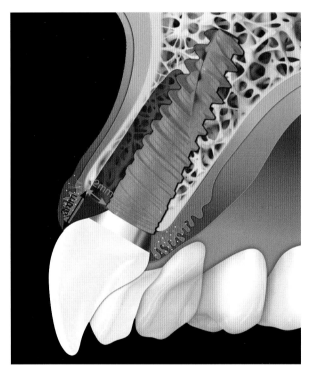

图2-14　前牙美学区3A-2B原则的示意图

因此，美学区种植术前的美学评估非常重要。根据评估，临床医生要预测患牙被拔除后的龈缘位置，以便确定未来即刻种植时种植体的植入深度。如果从美学效果出发，未来龈缘位置相较术前更偏根方，则还需要考虑邻牙的牙冠延长术。反之，如果未来龈缘位置相较术前更偏冠方，则需要考虑在即刻种植的同期或者择期进行软组织增量并进行牙龈软组织的冠向复位。

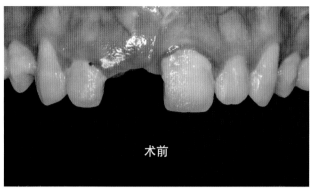
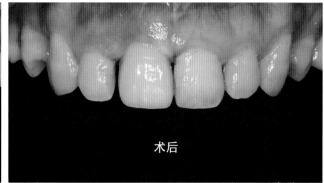

术前

术后

图2-15　11行即刻种植后可见牙龈较同名牙退缩

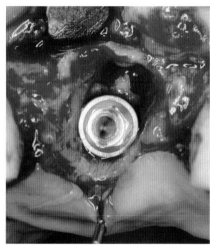
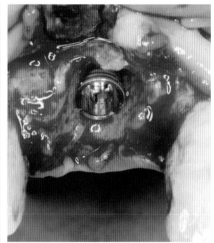

图2-16　从腭侧骨缘可见，术中11种植体植入偏深

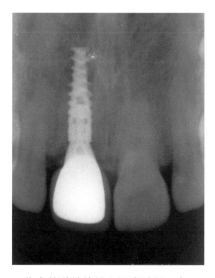
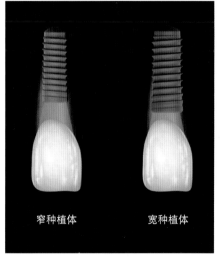

窄种植体　　　宽种植体

图2-17　11位点的种植体植入深度过深，有5～7mm的探诊深度，并且伴随探诊出血，种植体周围可见少量骨吸收

图2-18　要获得穿龈时同样直径的穿龈轮廓，窄直径种植体相对宽直径种植体要植入得更加偏根方

2.3　种植体颊侧间隙三角

即刻种植中种植体颊侧三角间隙的生物学基础

　　要讨论即刻种植时，种植体唇侧与颊侧骨板之间的三角间隙该如何管理？首先要了解该间隙在拔牙后的恢复情况。Akimoto等学者[33]曾通过动物实验指出，该间隙如果大于1.5mm的话，是需要植入骨替代物，否则种植体周围会有纤维组织的包裹。然而，Tarnow教授团队在一例人体临床及组织学的病例中发现，当即刻种植植入种植体后，即便种植体颊侧间隙最宽处有4.25mm，并且在没有放入任何骨移植物的情况下让伤口自行二期愈合，术后3个月CBCT检查时依然发现该患者的种植体颊侧有3.1mm厚度的骨板，同时种植体周围的颊侧软组织已经完全恢复，没有任何探诊深度。在征得患者的同意后，该种植体用环钻去除并进行组织学研究，学者们发现种植体周围有紧密的骨结合，并未被纤维组织包裹影响其骨结合[34]。

　　为什么上述两项研究中，同样是即刻种植，但种植体周围却会有截然不同的组织学结果呢？这需要从最基础的拔牙窝恢复开始理解。拔牙窝愈合时，上表皮之所以不会长入拔牙窝内，是因为上表皮的愈合需要有底层血供才能够完成两端上表皮向中央的迁徙。换句话说，拔牙窝内如果有肉芽组织形成，才可能会产生新的血管并形成上表皮的迁徙。然而由于拔牙窝的愈合从血块凝结开始，血块中并没有新生血管，上表皮自身也没有血供，因此上表皮并不会进入拔牙窝底部。

　　前述Akimoto等学者[33]在即刻种植动物实验中观察到种植体周围纤维化包裹的现象，是由于该动物模型中即刻种植是在翻瓣后进行的，因此最后的缝合是完全封闭的初期愈合。初期愈合令上皮及结缔组织能够先于骨组织快速地占领种植体周围的空间，形成种植体周围的纤维化包裹。因此如果在初期愈合的瓣底下，垫上生物屏障膜阻挡上皮及结缔组织向根方移动的话，种植体周围的骨结合是可预期的。由此可见，即刻种植周围是否能够有骨结合，一个很关键的因素在于即刻种植手术种植体周围是否是初期愈合。二期愈合反而能够促进即刻种植周围的骨结合。

颊侧三角间隙的管理

众多动物和人体研究表明,即刻种植并不会改变拔牙后牙槽嵴的生物学变化,只进行即刻种植而不在间隙进行植骨依然会导致牙槽窝的塌陷[35-37]。而对拔牙窝进行骨移植材料的位点保存能够有效减少拔牙窝水平向及垂直向的吸收程度[38-40]。因此,美学区即刻种植中,在种植体颊侧的三角间隙进行植骨,其最重要的目的不是为了促进种植体的骨结合,而是为了减少颊侧骨板的吸收所带来的轮廓变化,进而确保种植体的长期健康稳定[41-43]。著名的Araújo教授课题组最新研究表明,即便美学区即刻种植时种植体颊侧的三角间隙已然完成植骨,但植骨时不同的间隙大小也与种植体最终长期的美学效果密切相关[44]。该课题组研究了42名患者的51个上颌中切牙位点,在做完即刻种植后,种植体颊侧间隙均填充低替代率的骨替代材料。根据间隙宽度不同,分成两组。宽间隙组:间隙 > 2mm;窄间隙组:间隙 ≤ 2mm。在随访至少1年后,用CBCT检查种植体颊腭侧骨壁厚度、颊腭侧骨高度和种植体长度百分比、颊腭侧种植体到牙槽嵴顶的距离等等。结果表明:与窄间隙组相比,即刻种植术后宽间隙组可促进种植体周围形成较厚的颊侧骨壁、较多的颊侧骨覆盖,并且颊侧牙槽嵴顶的稳定性也更好。这提示我们,在前牙美学区即刻种植的临床过程中,一定要保证2mm以上的颊侧间隙来进行低替代率骨替代材料的填入。换句话说,在牙槽窝固定的尺寸和保证种植体强度的情况下,临床医生应尽量选择窄直径的种植体来创造2mm以上的种植体颊侧三角间隙完成植骨。

美学区即刻种植中,种植体颊侧三角间隙究竟该选择什么样的植骨材料和所选的手术方式及植骨的垂直向位置有关。为了更好的美学效果,美学区的即刻种植通常不做翻瓣处理。在手术中,不论颊侧是否进行软组织增量,如果仅将植骨材料放在平骨缘或骨缘下的颊侧间隙,则应当考虑选择吸收率低的植骨材料,例如矿化的同种异体骨、异种骨或者合成骨材料。如果将植骨材料植入得更靠冠方,在骨和软组织的区域内都进行了植骨,即采用Tarnow教授团队在2012年发表的所谓"双区植骨(dual zone)"技术[45](图2-19)。

骨下的骨材料应选择吸收率低的植骨材料,而牙槽嵴上方软组织位置的则最好选择吸收率较快或较"温和"的植骨材料。这是由于提出"双区植骨"技术的Tarnow教授团队发现,软组织区的移植物长期滞留可能会给软组织带来刺激并导

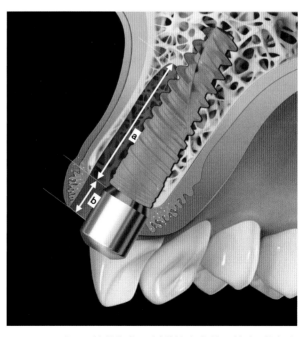

图2-19　"双区植骨"指即刻种植中在骨区域(a段)和软组织区域(b段)同时植骨

致颊侧软组织的异物反应或者局部脓肿[46-47]。因此,"双区植骨"的最佳骨材料为小颗粒的矿化松质同种异体骨,该材料可以增厚嵴顶软组织水平向厚度,同时其较快的吸收率能够避免骨移植物的长期留存而导致对软组织的刺激[47]。但笔者在临床实际操作过程中发现,如果骨移植物品控较好、较稳定,如Bio-Oss骨粉、Bio-Oss Collagen骨胶原等,即便其替代率低,也似乎并没有引起明显的软组织炎症反应。只要植骨时没有将骨移植物的小颗粒嵌入牙龈边缘,未来并不会引起患者龈缘发红,影响美观。

何时植入骨移植物,是另一个临床上的细节问题。即刻种植植入种植体之后,再于颊侧间隙植入小颗粒骨移植物,有时由于根方间隙空间狭小,骨移植物未必能够完全充满根部的空间。但由于种植体根部的牙槽嵴轮廓并不影响整体美学效果,且根方的间隙也终究会被新生物填充,因此,笔者认为,即刻种植时在植入种植体之后再放骨移植物是可行的。当然,临床上医生也可以选择在种植体植入前放置骨粉。即在拔牙清创后,逐级备洞,当备完最后一级扩孔钻时,插入扩孔钻,然后在钻与颊侧骨板之间的空隙放入骨移植物,再抽出扩孔钻植入种植体,这样也不会影响最终颊侧间隙的骨粉植入效果。临床医生可以根据自己的习惯进行相应选择。

即刻种植在植骨过程中是否需要使用生物屏障膜,是另一个临床医生关心的问题。笔者认为,这和拔牙窝的形态以及颊侧骨壁是否完整有关。如果颊侧骨壁完整,只要即刻种植是在不翻瓣的情况下进行,仅需要在颊侧间隙植入适当的骨移植物,或者安装上种植体水平的固定修复体或个性化愈合基台,就可以起到封闭拔牙窝的效

果。这些情况下均无需使用生物屏障膜。如果颊侧骨壁不完整,不论是否翻瓣,都应该在唇侧软组织的内侧放置生物屏障膜以隔绝软组织对植骨区域的干扰,通常首选生物相容性好的可吸收胶原膜,再在种植体与生物屏障膜之间填入植骨材料来维持种植体周围的骨水平稳定。其中,在即刻种植中利用微创不翻瓣形式并采用可吸收胶原膜隔绝软组织对植骨区域骨移植物干扰的术式,因其形态类似于蛋筒冰淇淋,而被命名为"蛋筒冰淇淋"技术(曾在上文中被提及)[47]。

不同情况下即刻种植的建议术式

如前所述,针对患者不同的解剖条件和临床情况,医生应选择不同的术式。笔者尝试结合自身的临床经验给出如下即刻种植的建议术式:

I 型牙槽窝
颊侧软硬组织均完整,无根尖感染,优先考虑选择即刻种植:
- 在保证种植体强度的情况下,尽量选择窄直径、有自攻性的锥形骨水平种植体
- 微创拔除天然牙,尽量保留完整颊侧骨板
- 级差备洞,按3A-2B原则将种植体偏腭侧植入,获得良好初期稳定性并在种植体与唇侧骨板之间留出2mm以上的三角间隙。建议同期用"双区植骨"技术在骨组织区域的三角间隙和软组织区域同期植骨
- 如果患者初始骨壁为大于1mm的厚壁型,则可以不考虑软组织移植;如果患者初始骨壁为小于1mm的薄壁型,或者患者美学要求高,则考虑在即刻种植同期或分期进行软组织增量,减少牙龈退缩的风险

若临床医生在准备拔除患牙时，经检查发现患牙牙根部分完整、健康，则还可考虑采用由Hürzeler等学者[48]在2010年提出的根盾术（socket shield technique，SST），或称为"根膜术""根片屏障术""部分牙根拔除法"的技术。这项技术近年来受到了不少的关注。医生通过在即刻种植手术时保留待拔除牙齿的颊侧根片，来避免患者束状骨的消失和由此带来的牙槽窝颊侧的骨板塌陷。根据目前发表的病例试验和组织学结果，该技术总体能达到令人满意的临床美学结果，但由于至今依然缺乏10年以上的临床随访且该术式本身技术敏感性高，医生应谨慎对待，防止因根片的感染或移动进而引发种植体的失败[49]。

有根尖感染。若感染较局限，且去除颊侧依然有完整颊侧骨壁，且软组织完整、剩余骨量充足，则参照上述即刻种植术式进行。若感染侵犯周围骨组织较多，则建议翻瓣直视下清创；或保留冠方牙龈，仅在根尖区域翻U形瓣清创后评估剩余骨量。若剩余骨量充足，患者美学要求迫切，可参照 I 型牙槽窝的建议术式进行即刻种植。如果剩余骨量不足，选择早期种植或延期种植。

II 型牙槽窝

骨缺损类型为前文所提及的 II –A型、ST2–A型或V形骨缺损，且患者即刻恢复美学要求迫切，可采用"蛋筒冰淇淋"技术。患者美学要求高时，则考虑在即刻种植同期或分期进行软组织增量，减少牙龈退缩的风险。若患者恢复美学要求不迫切，建议首选早期种植或延期种植。

骨缺损范围超过 II –A型、ST2–A型或V形骨缺损，建议拔除患牙后，根据剩余骨量首选早期种植或延期种植。若患者即刻恢复美学要求迫切，可尝试采用由巴西Rosa医生[13]提出的IDR技术，即采用特殊的即刻牙槽嵴修复术来重建颊侧骨板。但医生应知晓，这种术式需要在术中获取上颌结节处的片状骨板，由于中国患者和西方患者相比，张口度更小、上颌结节处骨量更少，因此此种术式的技术敏感性高，需要有经验的医生和符合条件的患者共同配合才可以完成。

III型牙槽窝

建议拔除患牙后，根据剩余骨量，选择早期种植或延期种植。通过增加种植时软组织和硬组织量，来降低患者术后美学风险。

需要指出的是，采用以上术式时，医生可以根据自身经验和所在医疗机构的硬件条件来选择自由手植入种植体，也可以借助近年来兴起的数字化技术，如导板、导航、机器人等辅助植入种植体，以满足不同患者的需要（图2-20）。

48

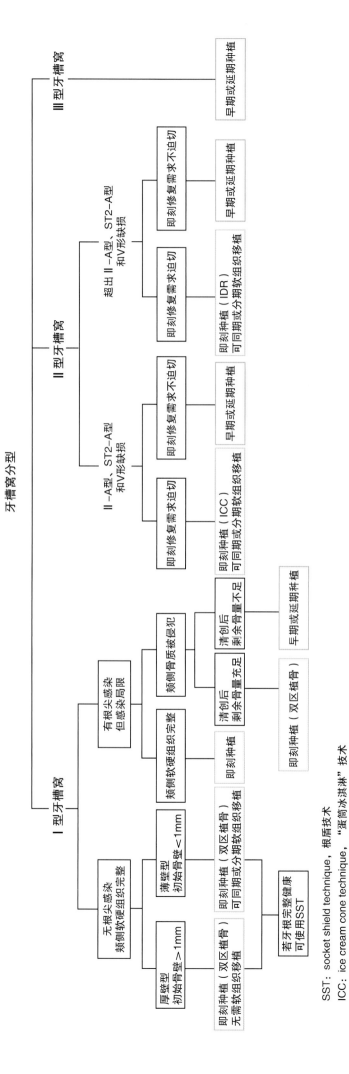

牙槽窝分型

Ⅰ型牙槽窝

无根尖感染
颊侧软硬组织完整

厚壁型
初始骨壁>1mm

即刻种植（双区植骨）
无需软组织移植

薄壁型
初始骨壁<1mm

即刻种植（双区植骨）
可同期或分期软组织移植

若牙根完整健康
可使用SST

有根尖感染
但感染局限

颊侧软硬组织完整

即刻种植

颊侧骨质被侵犯

清创后
剩余骨量充足

即刻种植（双区植骨）

清创后
剩余骨量不足

早期或延期种植

Ⅱ型牙槽窝

Ⅱ-A型、ST2-A型
和V形缺损

即刻修复需求迫切

即刻种植（ICC）
可同期或分期软组织移植

即刻修复需求不迫切

早期或延期种植

超出Ⅱ-A型、ST2-A型
和V形缺损

即刻修复需求迫切

即刻种植（IDR）
可同期或分期软组织移植

即刻修复需求不迫切

早期或延期种植

Ⅲ型牙槽窝

早期或延期种植

SST：socket shield technique，根盾技术

ICC：ice cream cone technique，"蛋筒冰淇淋"技术

IDR：immediate dentoalveolar restoration technique，即刻牙槽嵴修复术

图2-20 根据牙槽窝分型的即刻种植决策树

参考文献

[1] Kan JY, Roe P, Rungcharassaeng K, et al. Classification of sagittal root position in relation to the anterior maxillary osseous housing for immediate implant placement: a cone beam computed tomography study[J]. Int J Oral Maxillofac Implants, 2011, 26:873-876.

[2] Bilhan H, Geckili O, Mumcu E, et al. Influence of surgical technique, implant shape and diameter on the primary stability in cancellous bone[J]. J Oral Rehabil, 2010, 37:900-907.

[3] Kan JY, Roe P, Rungcharassaeng K. Effects of implant morphology on rotational stability during immediate implant placement in the esthetic zone[J]. Int J Oral Maxillofac Implants, 2015, 30:667-670.

[4] Papaspyridakos P, Bedrossian A, De Souza A, et al. Digital Workflow in Implant Treatment Planning For Terminal Dentition Patients[J]. J Prosthodont-Implant Esthet Reconstr Dent, 2022, 31:543-548.

[5] Yin X, Li J, Hoffmann W, et al. Mechanical and Biological Advantages of a Tri-Oval Implant Design[J]. J Clin Med, 2019, 8:427.

[6] Tarnow DP, Cho SC, Wallace SS. The effect of inter-implant distance on the height of inter-implant bone crest[J]. J Periodontol, 2000, 71:546-549.

[7] Howes D. Angled Implant Design to Accommodate Screw-retained Implant-supported Prostheses[J]. Compend Contin Educ Dent, 2017, 38:458-463; quiz 464.

[8] Kan JY, Rungcharassaeng K, Lin GH, et al. Incidence of Straight-Channel Screw-Retained Single Crown Following Immediate Implant Placement and Provisionalization in the Esthetic Zone: A CBCT Study[J]. Int J Oral Maxillofac Implants, 2021, 36:793-798.

[9] Chu SJ, Tan-Chu JHP, Saito H, et al. Tapered Versus Inverted Body-Shift Implants Placed Into Anterior Post-extraction Sockets: A Retrospective Comparative Study[J]. Compend Contin Educ Dent, 2020, 41:e1-e10.

[10] Kim YS, Lim YJ. Primary stability and self-tapping blades: biomechanical assessment of dental implants in medium-density bone[J]. Clin Oral Implants Res, 2011, 22:1179-1184.

[11] Friberg B, Grondahl K, Lekholm U. A new self-tapping Brånemark implant: clinical and radiographic evaluation[J]. Int J Oral Maxillofac Implants, 1992, 7:80-85.

[12] Lau SL, Chow J, Li W, et al. Classification of maxillary central incisors-implications for immediate implant in the esthetic zone[J]. J Oral Maxillofac Surg, 2011, 69:142-153.

[13] Rosa AC, da Rosa JC, Dias Pereira LA, et al. Guidelines for Selecting the Implant Diameter During Immediate Implant Placement of a Fresh Extraction Socket: A Case Series[J]. Int J Periodont Restorat Dent, 2016, 36:401-407.

[14] Levine RA, Ganeles J, Gonzaga L, et al. 10 Keys for Successful Esthetic-Zone Single Immediate Implants[J]. Compend Contin Educ Dent, 2017, 38:248-260.

[15] Gallucci GO, Hamilton A, Zhou W, et al. Implant placement and loading protocols in partially edentulous patients: A systematic review[J]. Clin Oral Implants Res, 2018, 29(Suppl 16):106-134.

[16] Morton D, Gallucci G, Lin WS, et al. Group 2 ITI Consensus Report: Prosthodontics and implant dentistry[J]. Clin Oral Implants Res, 2018, 29(Suppl 16):215-223.

[17] Chappuis V, Araújo MG, Buser D. Clinical relevance of dimensional bone and soft tissue alterations post-extraction in esthetic sites[J]. Periodontol 2000, 2017, 73:73-83.

[18] Buser D, Chappuis V, Belser UC, et al. Implant placement post extraction in esthetic single tooth sites: when immediate, when early, when late?[J]. Periodontol 2000, 2017, 73:84-102.

[19] Katafuchi M, Weinstein BF, Leroux BG, et al. Restoration contour is a risk indicator for peri-implantitis: A cross-sectional radiographic analysis[J]. J Clin Periodontol, 2018, 45:225-232.

[20] Blus C, Szmukler-Moncler S, Khoury P, et al. Immediate implants placed in infected and noninfected sites after atraumatic tooth extraction and placement with ultrasonic bone surgery[J]. Clin Implant Dent Relat Res, 2015, 17(Suppl 1):e287-e297.

[21] Zuffetti F, Capelli M, Galli F, et al. Post-extraction implant placement into infected versus non-infected sites: A multicenter retrospective clinical study[J]. Clin Implant Dent Relat Res, 2017, 19:833-840.

[22] Bell CL, Diehl D, Bell BM, et al. The immediate placement of dental implants into extraction sites with periapical lesions: a retrospective chart review[J]. J Oral Maxillofac Surg, 2011, 69:1623-1627.

[23] Montoya-Salazar V, Castillo-Oyagüe R, Torres-Sánchez C, et al. Outcome of single immediate implants placed in post-extraction infected and non-infected sites, restored with cemented crowns: a 3-year prospective study[J]. J Dent, 2014, 42:645-652.

[24] Hita-Iglesias C, Sánchez-Sánchez FJ, Montero J, et al. Immediate Implants Placed in Fresh Sockets Associated with Periapical Pathology: A Split-Mouth Design and Survival Evaluation after 1-Year Follow-Up[J]. Clin Implant Dent Relat Res, 2016, 18:1075-1083.

[25] Chen H, Zhang G, Weigl P, et al. Immediate placement of dental implants into infected versus noninfected sites in the esthetic zone: A systematic review and meta-analysis[J]. J Prosth Dent, 2018, 120:658-667.

[26] Dixon DR, London RM. Restorative design and associated risks for peri-implant diseases[J]. Periodontol 2000, 2019, 81:167-178.

[27] Rojas-Vizcaya F. Biological aspects as a rule for single implant placement. The 3A-2B rule: a clinical report[J]. J Prosthodont, 2013, 22:575-580.

[28] Berglundh T, Lindhe J, Ericsson I, et al. The soft tissue barrier at implants and teeth[J]. Clin Oral Implants Res, 1991, 2:81-90.

[29] Berglundh T, Lindhe J. Dimension of the periimplant mucosa. Biological width revisited[J]. J Clin Periodontol, 1996, 23:971-973.

[30] Tomasi C, Tessarolo F, Caola I, et al. Morphogenesis of peri-

implant mucosa revisited: an experimental study in humans[J]. Clin Oral Implants Res, 2014, 25:997-1003.

[31] Kumar PS, Dabdoub SM, Hegde R, et al. Site-level risk predictors of peri-implantitis: A retrospective analysis[J]. J Clin Periodontol, 2018, 45:597-604.

[32] Chan D, Pelekos G, Ho D, et al. The depth of the implant mucosal tunnel modifies the development and resolution of experimental peri-implant mucositis: A case-control study[J]. J Clin Periodontol, 2019, 46:248-255.

[33] Akimoto K, Becker W, Persson R, et al. Evaluation of titanium implants placed into simulated extraction sockets: a study in dogs[J]. Int J Oral Maxillofac Implants, 1999, 14:351-360.

[34] Tarnow DP, Chu SJ. Human histologic verification of osseointegration of an immediate implant placed into a fresh extraction socket with excessive gap distance without primary flap closure, graft, or membrane: a case report[J]. Int J Periodont Restorat Dent, 2011, 31:515-521.

[35] Araújo MG, Wennström JL, Lindhe J. Modeling of the buccal and lingual bone walls of fresh extraction sites following implant installation[J]. Clin Oral Implants Res, 2006, 17:606-614.

[36] Botticelli D, Berglundh T, Lindhe J. Hard-tissue alterations following immediate implant placement in extraction sites[J]. J Clin Periodontol, 2004, 31:820-828.

[37] Viña-Almunia J, Candel-Martí ME, Cervera-Ballester J, et al. Buccal bone crest dynamics after immediate implant placement and ridge preservation techniques: review of morphometric studies in animals[J]. Implant Dent, 2013, 22:155-160.

[38] Araújo MG, Liljenberg B, Lindhe J. Dynamics of Bio-Oss Collagen incorporation in fresh extraction wounds: an experimental study in the dog[J]. Clin Oral Implants Res, 2010, 21:55-64.

[39] Araújo MG, da Silva JCC, de Mendonça AF, et al. Ridge alterations following grafting of fresh extraction sockets in man. A randomized clinical trial[J]. Clin Oral Implants Res, 2015, 26:407-412.

[40] Avila-Ortiz G, Elangovan S, Kramer KW, et al. Effect of alveolar ridge preservation after tooth extraction: a systematic review and meta-analysis[J]. J Dent Res, 2014, 93:950-958.

[41] Buser D, Chappuis V, Kuchler U, et al. Long-term stability of early implant placement with contour augmentation[J]. J Dent Res, 2013, 92:176s-182s.

[42] Araújo MG, Linder E, Lindhe J. Bio-Oss collagen in the buccal gap at immediate implants: a 6-month study in the dog[J]. Clin Oral Implants Res, 2011, 22:1-8.

[43] Clementini M, Agostinelli A, Castelluzzo W, et al. The effect of immediate implant placement on alveolar ridge preservation compared to spontaneous healing after tooth extraction: Radiographic results of a randomized controlled clinical trial[J]. J Clin Periodontol, 2019, 46:776-786.

[44] Levine RA, Dias DR, Wang P, et al. Effect of the buccal gap width following immediate implant placement on the buccal bone wall: A retrospective cone-beam computed tomography analysis[J]. Clin Implant Dent Relat Res, 2022, 24:403-413.

[45] Chu SJ, Salama MA, Salama H, et al. The dual-zone therapeutic concept of managing immediate implant placement and provisional restoration in anterior extraction sockets[J]. Compend Contin Educ Dent, 2012, 33:524-532, 534.

[46] Tarnow DP, Chu SJ, Salama MA, et al. Flapless postextraction socket implant placement in the esthetic zone: part 1. The effect of bone grafting and/or provisional restoration on facial-palatal ridge dimensional change-a retrospective cohort study[J]. Int J Periodont Restorat Dent, 2014, 34:323-331.

[47] Tarnow DP, Chu SJ. The Single-Tooth Implant.A Minimally Invasive Approach for Anterior and Posterior Extraction Sockets[M]. Berlin:Quintessence Publishing, 2020.

[48] Hürzeler MB, Zuhr O, Schupbach P, et al. The socket-shield technique: a proof-of-principle report[J]. J Clin Periodontol, 2010, 37:855-862.

[49] Bäumer D, Zuhr O, Rebele S, et al. Socket Shield Technique for immediate implant placement-clinical, radiographic and volumetric data after 5 years[J]. Clin Oral Implants Res, 2017, 28:1450-1458.

第 **3** 章

美学区即刻种植
修复阶段的
"3个三角"

The "three triangles" in the restorative stage of
immediate implant placement
in the aesthetic zone

　　为获得令人满意的美学效果，只有准确的术前决策和精湛的外科技术是不够的。临床医生还应该思考如何制作临时修复体、塑造良好的穿龈轮廓并将美学信息准确传递给最终修复体，以形成美学区即刻种植"诊断–外科植入–修复"的治疗闭环，实现医患均满意的种植修复效果。因此，本章将对美学区即刻种植修复阶段的"3个三角"做逐一的讨论。

3.1 临时修复体三角

改善美观、满足患者的美学诉求是美学种植后制作临时修复体的首要目的。除此以外，在正式修复之前给患者提供一副临时修复体，既能满足患者发音的需求，又能帮助医生对患者进行美学诊断和分析，这对于正式修复体的制作有重要的参考意义。有别于早期和延期种植，在即刻种植以后完成即刻修复还背负着特殊的生理意义，即封闭拔牙窝，以尽可能地维持龈缘形态、减少骨吸收。这也是即刻种植、即刻修复的魅力所在。

即刻种植后的临时修复种类

即刻种植后的临时修复可以分为可摘临时修复体和固定临时修复体两大类。其中固定临时修复体又分为种植体支持式临时修复体和天然牙支持式临时修复体。

常见的可摘临时修复体有可摘局部义齿式临时修复体和殆垫保持器式临时修复体。由于即刻种植的种植体通常无法埋入式愈合，为避免压迫导致的种植体骨结合失败，也为尽力避免组织压迫导致的骨改建和骨吸收，在临床上应避免使用可摘局部义齿作为即刻种植后的临时修复体。如果患者因为经济原因等确需暂时选择可摘临时修复体过渡，修复体在制作时应注意避免桥体区域对于即刻种植区域的压迫。

如果种植体能够穿黏膜愈合，且初期稳定性足够——满足种植体即刻负重的要求，并且与对颌牙无咬合接触，应优先选择种植体固定的临时修复体（图3-1），以便更好地塑造穿龈轮廓。通过与种植体相配套的临时基台或钛基底制作树脂临时修复体，并用螺丝固位在种植体上，可以让患者体验到最大程度的舒适。但同时，医生也应充分告知患者种植后即刻负重的风险并建议其时刻保持警惕，以避免出现由于临时修复体微动造成的种植体骨结合失败。

如果患者条件不满足种植体支持式临时修复体的制作条件，而相邻天然牙健康无松动，那么天然牙支持式固定临时修复体也是不错的选择。天然牙支持式固定临时修复体主要是双端或单端粘接桥的形式，借助于翼板将桥体固定在相邻天然牙上。粘接桥的材料可以选择金属烤瓷（金属翼板）、烤塑（纤维增强型树脂翼板）、全瓷（氧化锆或者二硅酸锂陶瓷）。综合价格、牙体预备量等因素，烤塑和贱金属烤瓷的粘接桥是临时修复体的首选。

种植体支持式临时修复体制作

制作种植体支持式临时修复体需要种植体在即刻种植时初期稳定性达到植入扭矩25～40Ncm，或者ISQ值达到70以上。同时，临时修复体在形态设计方面需要着重关注牙冠的形态和穿出黏膜的形态。本章主要对前者进行讨论，而后者将在下文中以"穿龈轮廓三角"进行专题详细论述。

临时修复体牙冠形态设计原则

为满足医患对临时修复体的美学需求，牙冠形态一般参照对侧同名牙的形态进行设计，但在此之前，临时修复体的形态应首先保证不影响种植体的骨结合形成。为了避免相邻天然牙动度对临时修复体造成侧向力，牙冠的近远中径应当进行减径，避免和天然牙产生邻接触。同样的道理，为避免与对颌牙产生咬合接触，临时修复体的𬌗面也会呈现低𬌗的状态；对于前伸有咬合接触的情况，牙冠的切端应进行调磨，使临床冠明显地短于对侧同名牙（图3-2）。

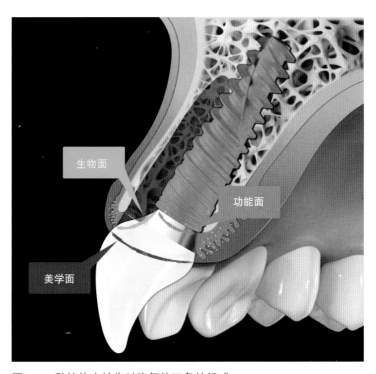

图3-1　种植体支持临时修复体三角的组成

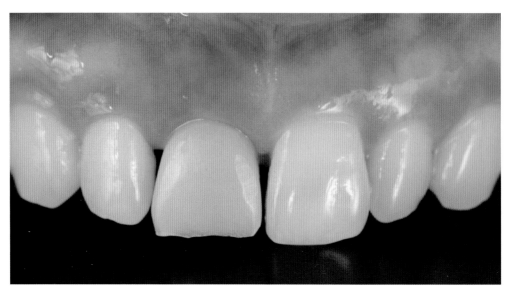

图3-2　11即刻种植后的即刻修复体唇面观

临时修复体材料的选择

　　即刻种植、即刻修复的临时修复体面对的是新鲜的拔牙窝和刚植入的骨替代材料，甚至是移植的结缔组织，因此临时修复体的生物相容性是非常重要的。目前市面上可获得的临时基台都是生物相容性良好的钛基台，或聚醚醚酮（PEEK）材质的基台（图3-3）。钛基台凭借其卓越的力学性能、化学稳定性、可靠的生物安全性在口腔医学领域得到了广泛应用。用于制作临时修复体的钛基台往往是基底的形式，通过固位槽为树脂临时修复体提供固位。PEEK作为临时基台材料使用时，呈现为一种米黄色或白色的有机聚合物和结晶热塑性塑料，具有优良的机械性能、耐腐蚀性能、适宜的弹性模量、良好的表面性能以及抵抗有机物和潮湿环境侵蚀的能力。除了临时基台外，临床上用于临时修复加工的树脂材料也应具有良好的生物相容性，以利于组织愈合和生长。在使用树脂进行个性化临时修复体的制作时，应避免直接将未完全凝固的自凝树脂放入患者口内，以规避对创口的刺激。除此以外，对于已经完成凝固且进行形态修整的修复体，在最终戴入口内之前，要进行充分的抛光和消毒处理，以促进上皮细胞的黏附和迁移，进而促进组织愈合。

即刻修复临时修复体的制作方法

　　种植体支持式临时修复体的制作方法可以分为直接制作法和间接制作法两种。由医生直接在诊室椅旁完成临时修复体制作的方法属于直接制作法。在种植后采集种植体水平印模，再由技师在技工室完成的临时修复体制作属于间接制作法。目前，医生不仅可以借助技师的力量在模型上提前制作出临时修复体的雏形，还可以通过数字化技术，进行虚拟设计和无模

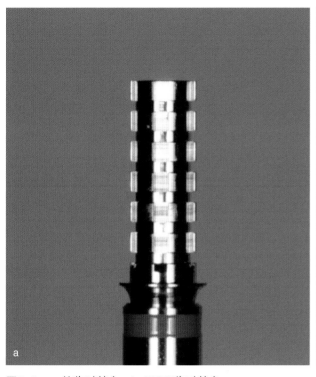 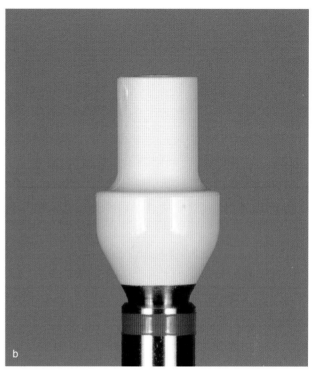

图3-3 a. 钛临时基台；b. PEEK临时基台

型的加工。虽然这两种技术在实现方法上有诸多的不同，但所遵循的原理是完全一致的。

无论是直接制作法还是间接制作法，具体步骤大致包括：放置临时基台、塑造唇侧外形、修整穿龈轮廓3个步骤。不同的是，直接法是根据患者口内种植体的位置来进行制作，而间接法是在口外模型上根据替代体的位置进行制作。接下来，笔者介绍几种种植体支持式临时修复体的制作流程，以及如何分别采用传统和数字化方法进行实现。

传统印模技术间接法制作临时义齿

采用转移杆和硅橡胶获取种植体水平印模并

在口外灌注石膏模型是经典的种植体上部修复体制作方法。在即刻种植、即刻修复的病例中，需要特别注意创口的感染预防和种植体初期稳定性的维持。为了避免对创口区域移植材料的污染，应放置消毒橡皮障布进行简单隔离，避免印模材料进入拔牙窝内。为了避免传统印模取下托盘的脱位力对种植体的初期稳定性造成影响，可选择开窗印模法。在获取了种植体水平印模以后，在技工室灌注石膏模型。由于此模型人工牙龈部分的形态呈现的是创口区的形态，一般需要技师按照修复体黏膜穿出形态的设计原则进行修整，以制作出满足形态要求的修复体。

塑造唇侧外形

临时修复体的唇面形态直接影响了临时修复体的美观。因此，唇面形态尤为重要。理想的临时修复体唇面形态应该与对侧同名牙具有镜面对称的特点。包括：近远中切角、边缘嵴、颈嵴、邻面接触区、切端发育叶等。医生可以通过术前采集患者口内信息，制作诊断蜡型来获得临时修复体的唇面形态。在准备好临时修复体的诊断蜡型后，通过硅橡胶翻制蜡型阴模，用适宜颜色的牙色树脂在硅橡胶阴模上制作唇侧树脂壳。有时候，为了方便树脂壳在口内准确就位，可以制作具有定位结构的翼板。待树脂壳就位以后，通过粘接剂和流动树脂，将树脂壳与临时基台粘接在一起。制作完成以后，在技工室进行充分的抛光和消毒，再送回门诊进行试戴。

戴入调𬌗

待临时修复体形态调整合适以后，用树脂抛光的工具对其进行序列抛光。应避免在穿龈轮廓区域涂布任何含有硅基的光亮剂，用浮石打磨抛光后蒸汽清洁消毒可以有利于实现良好的上皮细胞附着。临时修复体戴入口内以后，用手拧紧中央螺丝，扭矩不得超过15Ncm，封闭螺丝孔，进行咬合检查。美学区单颗种植体即刻修复的临时修复体应避免任何形式的咬合接触，因此应该调改𬌗面至完全脱离咬合接触。邻接触也应该同时去除以避免由于相邻天然牙的微动造成的临时修复体微动。如果是骨结合完成以后戴入临时修复体，则可以根据咬合状态评估最终修复的修复体空间，并以此为依据来明确是否需要进行对颌牙的调改。

改良印模技术间接法制作临时义齿

如前所述，传统印模方法需要担心印模材污染创口，而石膏模型的准备也需要花费一小时的时间。所以，通过术前准备模型半成品，术后通过简易装置把种植体三维位置转移到石膏模型上就是一个安全、高效的方法。具体包括：

- 采集术前印模并准备石膏模型，在模型的患牙部位描记出未来修复体从黏膜穿出的袖口位置和形态。在袖口内制备替代体的就位窝洞，其深度、直径和方向以未来种植体的理想位置为依据（图3-4）
- 种植体植入以后，在种植体上插入携带器，用树脂连接携带器和相邻天然牙，以制作一个可用于定位携带器三维位置的钥匙。取下带有携带器的树脂钥匙，把替代体与携带器相连（图3-5）
- 根据树脂钥匙在石膏模型上的就位，通过携带器将替代体放置在石膏模型的窝洞内，在替代体周围填塞自凝树脂，以稳定其在窝洞内的三维位置（图3-6）
- 工作模型准备完成以后，再由技师根据种植体位置和袖口形态进行临时修复体的制作

数字化印模技术间接法制作临时义齿

随着数字化印模技术的发展，其在即刻种植、即刻修复中的应用可以很好地解决术区污染和种植体初期稳定性干扰的问题。通过在种植体上部连接扫描杆，可以非常方便地完成光学印模的制取。而椅旁切削技术的发展，也使得快速制作出临时修复体成为可能（图3-7），具体包括：

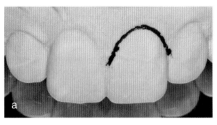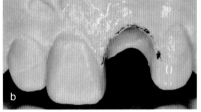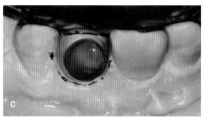

图3-4 a.术前模型；b.描记理想龈缘形态；c.制备替代体窝洞

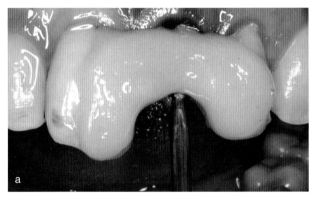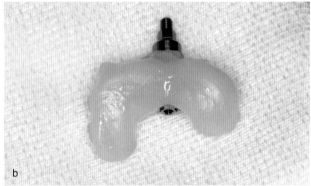

图3-5 a.口内制作携带器定位钥匙；b.带有定位钥匙的种植体携带器

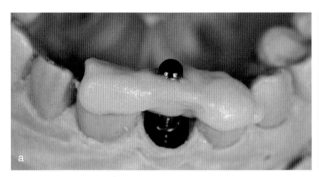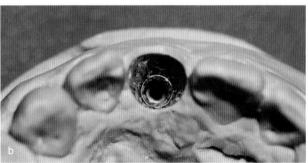

图3-6 a.携带器借助定位钥匙在模型上就位；b.定位的替代体固定在窝洞内

- 常规口内扫描。为节省术后椅旁时间，可以在手术前采集上下牙列，包括咬合在内的口扫数据

- 将种植位点部位的图像剪切删除

- 在口内安装与种植系统相匹配，且口扫系统可以识别的对应扫描杆，进行种植区域的补充扫描

- 在计算机辅助设计的软件中打开扫描数据，调取对应的种植体数据和适宜的临时基台数据。根据邻牙和对颌牙的数据，进行临时修复体的数字化设计

- 导出个性化设计的牙冠数据，采用树脂块进行椅旁切削

- 在口外将切削完成的临时修复体与临时基台进行粘接，抛光完成后进行口内试戴

堆叠雕刻技术直接法制作临时义齿

为了节省手术后戴牙时间，椅旁直接法制作临时修复体也是临床常用的方法。该方法不需要取模或准备工作模型，直接利用患者口内种植体的三维位置、龈缘形态、邻牙/对颌牙形态和位置进行修复体制作。整个过程分为3步：

调改临时基台

如前所述，临床可获得的临时基台分为钛基台和聚醚醚酮（PEEK）两种材料。对于前牙美学区单颗牙的种植修复，通常使用带有抗旋结构的冠用钛临时基台。根据种植体系统和型号选择好基台以后，将基台戴入患者口内。根据基台的角度和方向，用描记笔记录超出临时修复体形态以外的部分。然后取下基台，在口外用手机切削掉基台多余的部分备用（图3-8）。

确定穿黏膜轮廓

即刻种植、即刻修复椅旁直接法是基于患者口内的龈缘形态来进行临时修复体的穿黏膜轮廓的塑造。在维持拔牙前龈缘形态的基本原则之上，穿黏膜形态可进行小幅度调整。因此，其轮廓应以拔牙窝龈缘袖口的形态为雏形来制作。首先，在患者口内将修整好的临时基台与种植体相连。把光固化流动树脂少量挤出放置在临时基台靠近袖口边缘的位置，快速光固化。先在唇面操作，再操作近远中和腭侧（图3-9）。待袖口区域树脂固化以后，就完成了复制黏膜袖口形态的关键轮廓区。然后取下临时基台，用流动树脂将关键轮廓区根方的临时基台表面覆盖，形成光滑连续的次要轮廓区。该区域应尽可能减径，但也需顺应基台从种植体穿出的外形逐渐缩窄（图3-10）。

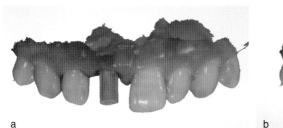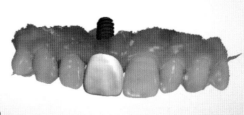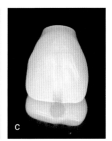

图3-7　a.完成术后扫描；b.调取种植体数据后进行临时修复体设计；c.切削完成的临时修复体

制作树脂牙冠

对于有信心采用直接法制作树脂冠的医生，可以利用钛基台直接在口内堆塑。在口内堆塑树脂冠的大致外形，并用描记笔记录龈缘的位置和接触区的位置，然后在口外进行少量的调整。有经验的医生需要10～20分钟可以做出形态适宜的树脂冠。希望节省椅旁时间的医师，可以取下临时基台，将替代体与临时基台相连，在口外进行树脂冠的堆塑和修形。直接制作法较间接法快捷，但占用椅旁时间，也有术区污染的风险，需要医生具有丰富的修复经验，以便在很短的时间内完成。

树脂壳技术直接法制作临时修复体

树脂壳技术是目前最常用的利用数字化技术进行术前临时修复体制作的方法（图3-11）。

基于术前口扫数据，技师可以在将要进行即刻种植的牙位完成虚拟拔牙和虚拟排牙，通过专用软件，根据邻牙位置、对侧同名牙形态、咬合等参数设计临时修复体（不带有穿黏膜形态）。将临时牙冠的唇侧面保留，形成牙壳的形态。该牙壳的切端为理想切缘，一般与对侧同名牙相对称；近远中缘接近近远中接触区；根方边缘为黏膜袖口的边缘。然后，基于相邻天然牙的腭侧和切缘形态数据，添加引导临时修复体就位的翼板，与牙壳连接，形成类似粘接桥的结构。利用计算机辅助技术，切削制作带有翼板的临时修复体树脂壳。

即刻种植手术完成以后，在种植体上连接临时基台。利用翼板将树脂壳在患者口内就位（图3-12）。此时，基台可能从树脂壳的腭侧或切

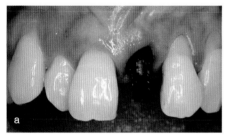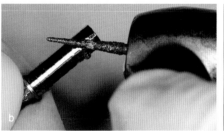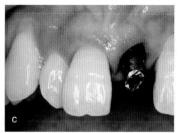

图3-8 a.口内描记临时基台需要除的部分；b.口内调磨；c.口内试戴验证

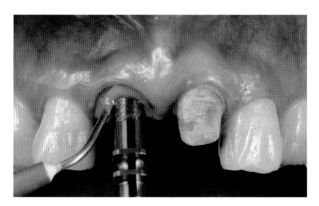

图3-9 流动树脂复制黏膜袖口形态

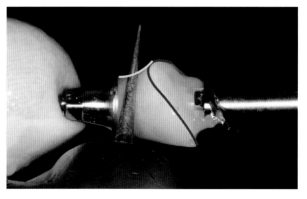

图3-10 口外调改穿黏膜形态的次要轮廓区

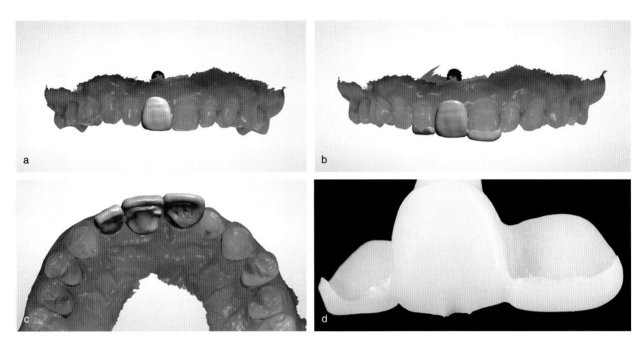

图3-11　a. 镜面法设计临时修复体唇侧形态；b. 基于相邻天然牙形态设计翼板（唇面观）；c. 基于相邻天然牙形态设计翼板（殆面观）；d. 切削完成的带翼板树脂壳

端穿出。通过在树脂壳腭侧和基台之间添加光固化树脂，可以将树脂壳与基台粘接在一起。继续在邻面接触区和基台的腭侧添加树脂，直到基台四周均被树脂包括，与树脂壳形成一个整体。取下基台和树脂壳，在口外去除翼板，磨除多余的基台，在树脂壳的根方，即穿黏膜的区域添加树脂，完成临时修复体穿黏膜形态的塑造。

基于术前手术规划制作临时修复体

随着静态导航和动态导航技术在种植领域的广泛开展，利用术前规划来实现术前临时修复体的设计和加工变为可能。基于术前口扫数据和CBCT数据的配准，医生可以制订种植方案，技师可以据此大致确定未来种植体螺丝孔的穿出位置，并根据前述的修复体设计原则提前设计好临时修复体（包括穿黏膜形态）（图3-13）。

一般情况下，即便有导航、导板等技术辅助，种植体实际植入位置与计算机设计位置之间也有微小偏差。所以在牙冠戴入过程中，可能会受到邻牙的阻挡，需医生针对实际情况进行少量的调磨和形态修改。若在植入深度上有大于1mm的偏差，在临时修复体的穿黏膜区域，尤其是关键轮廓区也应进行相应的调整。临时修复体完全就位以后，应当保证牙线在邻面可无压力通过，黏膜无压迫发白。这种方法对导航、导板技术的精度要求高，但可以极大地节省术后的临时修复体制作时间，是非常有应用潜力的技术方法。

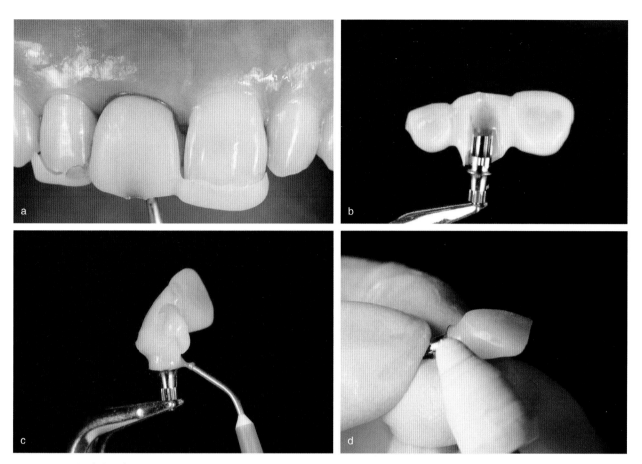

图3-12 a. 树脂壳根据翼板在口内就位；b. 基台与树脂壳粘接后；c. 口外完成临时修复体的穿黏膜区域形态；d. 口外完成临时修复体修形和抛光

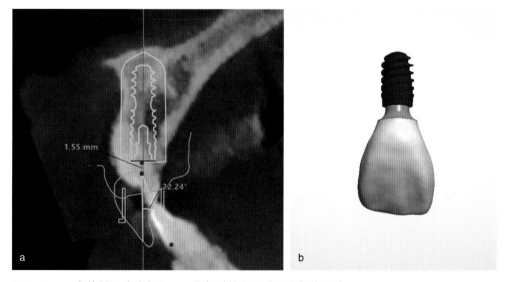

图3-13 a. 术前制订种植方案；b. 依据种植方案进行修复体设计

3.2　穿龈轮廓三角

"临时修复体三角"解决的是修复体白色美学的部分，而"穿龈轮廓三角"是从临时修复体的角度为粉色美学保驾护航，塑造从临时修复体到最终修复体过渡的曲线，让种植体和牙冠之间形成最美的"腰线"（图3-14）。

黏膜穿出形态设计原则

临时修复体从黏膜穿出的部分在即刻修复中具有重要的意义，一方面起到连接种植体和牙冠的作用，另一方面也起到封闭拔牙窝的作用。因此，穿黏膜的形态受到两方面的影响。一方面，种植体的位置直接影响穿黏膜的形态。比如，当种植体偏拔牙窝腭侧植入的时候，修复体穿黏膜部分的唇侧轮廓变化必然较原有天然牙从牙龈穿出的部分更加陡峭（图3-15）。另一方面，穿黏膜部分的形态也受到龈缘形态和位置的影响。当龈缘的形态和位置相较于种植体颈部有更多的水平位移，穿黏膜形态也将有更加陡峭的曲率变化。

有学者把修复体的穿黏膜结构按照冠根向的空间位置分为3个区域（图3-16）：靠近龈缘的部分叫作"近上皮区域"（E区），因为这一部分修复体周围主要是由上皮细胞包裹覆盖；靠近种植体的部分叫作"近骨区域"（C区），它和种植体颈部毗邻，是最靠近骨嵴顶的区域；位于上述两个区域之间的部分叫作"过渡区域"（B区），是连接"近上皮区域"和"近骨区域"的部分，它不仅起到连接的作用，同时还具有非常重要的轮廓调整作用[1]。

在早期关于穿黏膜形态的研究中，"近上皮区域"也叫关键轮廓区（critical contour），定义为理想龈缘/黏膜边缘根方一圈宽1~2mm的环形条带，其形态对龈缘/黏膜边缘的形态有最直接的影响[2]，一般也是修复体穿黏膜结构中直径最大、最为突出的部分（图3-17）。

"近上皮区域"的突度越大，给予龈缘黏膜的压力越大，黏膜越有可能向根方移动；反之，"近上皮区域"突度越小，给予黏膜的压力和支

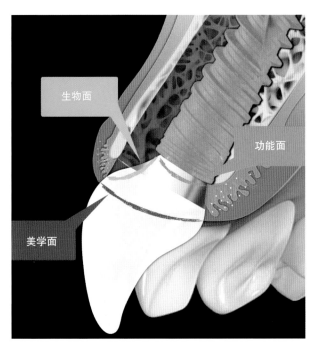

图3-14　穿龈轮廓三角的组成

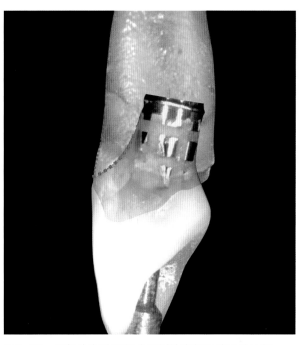

图3-15　修复体穿黏膜部分唇侧轮廓与天然牙的比较

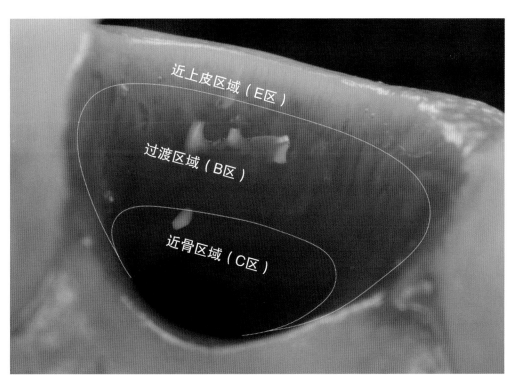

图3-16　EBC区域示意图

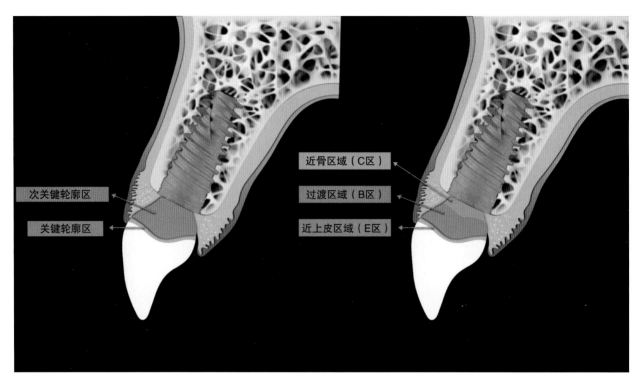

图3-17 不同穿龈部分的划分和命名方式

表3-1 即刻种植中临时修复体穿黏膜形态的处理原则

区域	位置	直径	原则	作用
近骨区域（C区）	与种植体连接部	最小	形态直立	连接种植体
近上皮区域（E区）	龈缘袖口处	最大	模拟理想龈缘形态，酌情减径0.5mm	封闭创口、龈缘塑形
过渡区域（B区）	中段	逐渐变化	尽量缩窄	为组织生长提供空间

撑越小，黏膜越有可能塌陷并向冠方移动。由于黏膜发生形态改变的程度是有限的，且是一个缓慢的过程。因此，在即刻种植的病例中，我们会首选维持拔牙后的龈缘形态，或在此基础上进行少量的调整（水平调整量1～2mm）（表3-1），以便利用临时修复体封闭拔牙窝，同时避免过突的形态压迫黏膜组织，造成组织退缩甚至组织坏死。

"近骨区域"则主要是和种植体相连的基台结构，其穿出轮廓相对于种植体颈部平台的角度对种植体周围的骨改建也有直接影响。研究显示[3]，"近骨区域"的形态外敞角度越大，骨嵴顶的骨改建骨吸收越多；相反，形态越是缩窄、直立，越是有利于保存嵴顶的牙槽骨。因此，在选择临时基台的时候，应尽可能选择连接部位细窄的型号。

在"近上皮区域"创口封闭完好的前提下，临时修复体的"过渡区域"应顺应"近骨区域"的形态，呈凹面，以便为移植的上皮下结缔组织和生物材料创造组织再生的空间。待组织愈合完成、骨结合成功以后，可以通过调改此部分的突度来微调黏膜的丰满度。

穿龈轮廓的调整

在种植术后的即刻，关键轮廓的形态和天然牙龈缘形态接近，但在唇侧的位置需要有0.5mm左右的减径。次要轮廓区的形态，则应尽可能凹陷，以便为血凝块和移植材料创造足够空间，也是为周围的黏膜组织的生长和愈合提供充足的空间。

唇侧关键轮廓区

唇侧关键轮廓区决定唇侧龈缘位置。对于软组织边缘位置理想者，关键轮廓区模仿天然牙形态或可减径0.5mm；对于软组织边缘位于理想龈缘冠方者，需要向根方增加关键轮廓的突度，挤压软组织边缘向根方移位；对于软组织边缘位于理想龈缘根方者，需要缩小唇侧关键轮廓区的突度，即将最突出的边缘向冠方移动，以便软组织边缘冠向移位。如果使用结缔组织移植补偿软组织缺损，需同软组织边缘位置理想的情况同样处理，为软组织移植物提供支持，避免龈缘处过度施压。

邻面关键轮廓区

邻面关键轮廓区决定龈外展隙空间及邻接触，但在即刻修复时无需恢复天然牙的邻接触形态。对于龈乳头高度不足，需要临时修复体为软组织提供生长空间时，需减径原有的邻接触区，将邻面最突处向冠方移动，以便龈乳头有向冠方恢复的空间。

唇侧次要轮廓区

唇侧次要轮廓区主要与拔牙窝内的沟内上皮、结合上皮、结缔组织以及移植物相接触，是形成生物封闭的重要区域，也是移植物（包括生物替代材料和结缔组织移植物）生长的区域。制作临时修复体过程中应使该区域的轮廓尽可能缩窄，形成从种植体颈部向黏膜边缘逐渐过渡的凹陷轮廓。

邻面次要轮廓区

增加邻面次要轮廓区同样与即刻种植后的未愈合组织直接接触。应调改其形态为自然过渡的凹面，并保证形成光滑连续的曲面。

由于不同个体对修复体穿龈形态改变的反应各不相同，建议首先参照天然牙在牙龈穿出部位的形态进行关键轮廓的形态塑造，然后根据种植体颈部的形态进行次要轮廓区的调整。即刻修复时，医生面对的是新鲜的拔牙窝，操作应尽可能避免反复多次的调改。具体的调改步骤都应用替代体连接临时基台后在口外修形和抛光，然后再到口内试戴。常用的调改工具为金刚砂车针，可由粗到细地选择车针，形态以水滴形和长针形车针为宜。树脂面的抛光应首选橡皮轮，然后再用布轮进行二次抛光。

穿龈轮廓的转移

种植体周围穿黏膜附着的上皮及结缔组织的三维形态是在术后的愈合期确定的，这个愈合过程需数周时间完成。待软组织愈合完成，软组织塑形稳定并在美学区种植正式修复之前，医生需要复制临时修复体的穿龈轮廓并将其准确地转移到工作模型上，以确保最终修复体的穿龈轮廓与临时修复体设计完全一致。由于软组织袖口在离开临时修复体支撑以后会收缩变形，因此，需要通过个性化转移方法制取软组织印模。

直接法

利用临时修复体对软组织的支撑，在取下临时修复体后，迅速戴入印模杆并在软组织袖口内注入化学固化或光固化流动树脂，制作直接法个性化印模杆。此处树脂类型以固化时间短、产热少者为宜。在流动树脂固化以后，取聚醚或硅橡胶印模。将个性化印模杆连接替代体后在印模内复位，灌制模型，制作个性化基台及牙冠。

间接法

利用临时修复体的穿龈形态。取下临时修复体，口外制作个性化印模杆。在替代体末端用流动树脂制作防旋转尾翼，将临时修复体和替代体连接在一起；周围用油泥型硅橡胶包裹，复制临时修复体的龈下形态，修整硅橡胶边缘至平齐龈缘水平，并标记唇面方向；取下临时修复体，戴入印模杆及印模帽，在硅橡胶印模内注入流动树脂，再现临时修复体龈下形态，并标记唇面方向；树脂固化，获得个性化印模杆。将个性化印模杆戴入口内，制取聚醚或硅橡胶印模。将印模杆连接替代体后在印模内复位，灌制石膏模型，制作最终修复体。

修复体水平印模——闭窗法

利用临时修复体的穿龈形态。在临时修复体表面制备3条定位轴沟，不取下临时修复体，制取硅橡胶或聚醚印模。制备定位轴沟的目的是减少临时修复体在印模内复位时可能发生的位置改变，条件允许时可不制备。将临时修复体从口内取下，连接替代体，插入到印模当中，灌制工作模型。

修复体水平印模——开窗法

利用临时修复体的穿龈形态。取下中央螺丝，选用开窗式印模杆的固位螺丝固定临时修复体，取开窗式修复体水平印模。当印模材料固化后，旋松螺丝，取下印模，临时修复体同时脱位，将替代体和临时修复体连接在一起。灌制模型，制作最终修复体。

当开窗式印模杆的固位螺丝无法用于固定临时修复体时，可继续采用中央螺丝，但用蜡线占用螺丝通道，取开窗式修复体水平印模，当印模材料固化后，取出蜡线，通过蜡线占用的通道用螺丝刀旋松临时修复体固位螺丝，取下印模，临时修复体同时脱位。将替代体和临时修复体连接在一起。灌制模型，制作最终修复体。

两步法复制个性化穿龈形态

临时修复体完成软组织塑形以后，常规印模方法制作阴模备用，覆盖范围包括种植临时修复体、邻近软组织及邻牙。取下临时修复体，常规取种植体水平印模，灌制含人工牙龈的石膏模型。去除人工牙龈，在石膏模型上依次戴入临时修复体和前述硅橡胶阴模，二者之间注入人工牙龈。人工牙龈固化后，取下临时修复体戴回口内，获得工作模型。制作最终修复体并口内戴入。

数字化印模

利用临时修复体对软组织塑形后，口内扫描记录临时修复体、相邻牙齿以及牙龈的形态。取下临时修复体，口内扫描记录种植体位置、相邻牙齿以及牙龈的形态。口外扫描临时修复体龈上及龈下形态。将前述3组扫描文件导入CAD软件当中，将种植体位置、临时修复体穿龈轮廓（即软组织袖口形态）和周围软硬组织信息配准，获得数字化印模。

3.3 最终修复体三角

经过临时修复体塑造了合适的穿龈轮廓，以及穿龈轮廓精准的传递，临床医生应着手考虑最终修复体的呈现。和所有美学区最终修复体的要求一样，即刻种植患者的最终修复体依然需要满足白色美学的基本要求和特征，尽量做到与周围组织的协调、统一、和谐。本节将对组成最终修复体的基台和牙冠材料的特征等做一总结和叙述。

基台

种植体–基台的连接方式

外连接（external connection）

指的是种植体–基台的连接界面位于种植体颈部的外围。最常见的外连接方式是外六角对接式（external hexagon/butt joint），即种植体颈部外围的水平肩台呈六角形，与相应基台底部的水平肩台呈端端对接（图3–18）。这种连接方式源自PI Brånemark教授于20世纪60年代开展的第一台种植手术，是最早的种植体–基台连接方式[4]。PI Brånemark教授设计的六角形肩台的高度是0.7mm，与螺丝的咬合度有限，且没有抗旋的机制，其目的是服务无牙颌全口种植修复的治疗方案，克服多颗种植体间排列不完全平行的问题。而如今，当种植体被越来越多运用到单颗牙修复及局部多颗牙固定修复时，学者们发现由于外六角对接式外连接基台的高度有限，对侧向力的抗力不足，其在较大的侧方咬合力作用下会发生较大的微动，容易导致基台螺丝松动，甚至是螺丝的疲劳断裂[5-6]。微动所造成的种植体–基台间的"抽水效应（pump effect）"也会导致种植体周围的微生物进入种植体内，进而发生种植体污染。学者们还发现相较于其他种植体–基台连接方式，外六角对接式外连接更容易导致牙槽嵴边缘骨吸收[7]。

目前，市场上较为常见的外六角形外连接种植体有Nobel Biocare Brånemark种植体、Biomet 3i种植体和Southern Implant等。许多种植体厂商对最原始的外六角形外连接方式进行了改良，如改变基台的高度（0.7~1.2mm）和宽度（2.0~3.4mm）[8]，或者在六角形水平肩台的

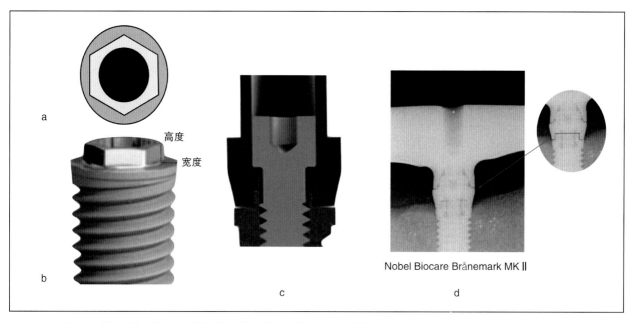

图3-18 外六角对接式外连接：a. 种植体连接面俯视示意图；b. 种植体六角形外连接肩台侧面观；c. 种植体–基台连接界面纵剖面示意图；d. Nobel Biocare Brånemark种植体用于无牙颌全口种植病，X线片显示种植体–基台连接处

外缘增加一个1.5°的锥度边缘，这些改良都是为了减少种植体与基台间的微动，从而减少螺丝松动，甚至是断裂的发生[9]。

内连接（internal connection）

为了克服种植体–基台间微动而导致的螺丝松动、断裂，以及"抽水效应"导致的种植体污染、周围牙槽嵴边缘骨吸收等诸多问题，出现了新的种植体–基台连接方式——内连接。内连接可以根据几何形态，分为：内对接式连接（internal butt joint）、内锥形连接（internal conical connection）。"内对接式连接"可根据几何形态，分内三角形、内六边形、内十二边形对接式连接。"内锥形连接"即种植体与基台的衔接面呈锥形。不同种植体厂家提供的锥度不

同，当锥度为8°（即内部连接斜面与垂直面角度为1°～2°）时，又称为莫氏锥度连接。种植体内部与基台衔接面间，又可以根据几何形态是否提供抗旋转能力，可分为"抗旋转型"以及"旋转连接"。

相较于外连接，内连接具有以下的优点[8]：

- 减少了对于修复体垂直修复空间距离的需求
- 由于种植体与基台衔接面在种植体内侧，可以更好地帮助侧向力在种植体内部的传播
- 减少了微动，基台螺丝松动的概率
- 减少了"抽水效应"，获得了更好的微生物封闭，从而减少周围牙槽嵴边缘骨吸收[10]
- 种植体与基台间"旋转就位不佳"的可能性减少

- 提供了"平台转移"的可能性，减少了周围牙槽嵴边缘骨吸收
- 修复体更易获得良好的穿龈形态，从而获得美观的修复效果

内对接式连接（internal butt joint）

内对接式连接，即种植体内部与基台的连接处呈端端对接（图3-19）。

"内六边形连接（internal hexagon connection）"是最为常见的内对接式连接，种植体与基台衔接面为六边形。代表的种植体如：Centerpulse-core vent（Screw-Vent）种植体系统、Dentsply（Frialit-2）种植体系统。该类种植体与基台衔接面呈一个抗旋转的六边形，基台每转60°皆可就位，因此共有6个就位道。

"内三角形连接（internal trilobe connection）"，即从种植体与基台的衔接面呈三角形，代表的种植体系统有Nobel Biocare的Replace Select系统。该系统最大的缺点是种植体基台只有3个方向的就位道，对于种植体植入时的角度要求较高。

"内八边形连接"，即从种植体与基台的衔接面呈八边形，基台每转45°可就位，代表的种植体系统有Zimmer Biomet的Omniloc系统。

"内十二边形连接"，即从殆面观察，种植体与基台的衔接面呈十二边形，代表的种植体系统为Biomet 3i的Osseotite Certain系统。该系统的特色是，Biomet 3i的垂直基台与种植体用六边形内连接（每旋转60°皆可就位），而Biomet 3i

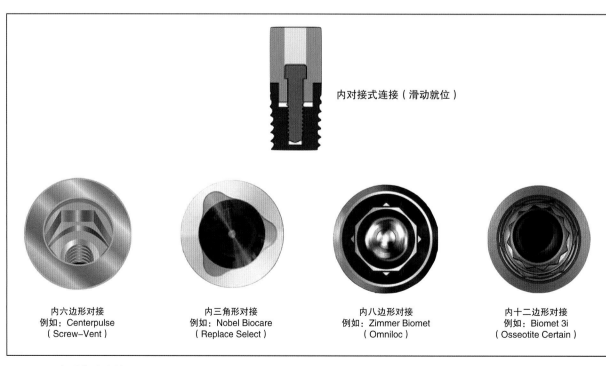

内对接式连接（滑动就位）

内六边形对接
例如：Centerpulse
（Screw-Vent）

内三角形对接
例如：Nobel Biocare
（Replace Select）

内八边形对接
例如：Zimmer Biomet
（Omniloc）

内十二边形对接
例如：Biomet 3i
（Osseotite Certain）

图3-19　内对接式连接

的角度改变基台与种植体利用十二边形内连接，每旋转30°皆可就位，方便角度的转换。

内锥形连接（internal conical connection）

内锥形连接，又被称为"摩擦就位"，种植体内部与基台衔接处几乎没有间隙，彼此之间有较大的摩擦力固位以及冷焊接。种植体与基台间依赖较大的摩擦力而减少基台的转动与螺丝松动。大量体外研究显示，相较于其他种植体-基台连接方式，内锥形连接系统可以提供更好的细菌封闭，种植体-基台间在应力下的微间隙小，基台有更高的抗移动能力、更好的抗扭矩损失能力，以及更高的抗疲劳性负荷和更高的抗最大弯曲值[11]。此外，内锥形连接系统也具有更好地防止牙槽嵴边缘骨吸收的特点[12]。

莫氏锥度的度数，是反映锥体长度相对于锥体半径的半分比单位。值得注意的是，不同种植体品牌间的内锥形设计各有不同，例如：Straumann公司的软组织水平种植体系统，是第一个利用8°锥度的种植体，而旗下骨水平种植体则是15°锥度。图3-20举例了常见的种植体品牌的内锥形连接设计。

基台分类

根据固位形式（图3-21），基台可分为：粘接固位基台、螺丝固位基台，以及螺丝粘接固位基台。"粘接固位基台"，通常通过基台螺丝将基台与种植体连接，螺丝通道用聚四氟乙烯胶带及棉球封锁，再将种植冠粘接于基台上。粘接固位基台的主要优势是对于种植体的植入位置与角度要求相对较低，在前牙区较容易获得良好的美学效果。主要劣势是粘接固位的基台往往需要一定的高度，才能为种植冠提供良好的粘接固位型，因此对修复空间的要求比螺丝固位高。此外，剩余粘接剂无法得到全面的清除，是导

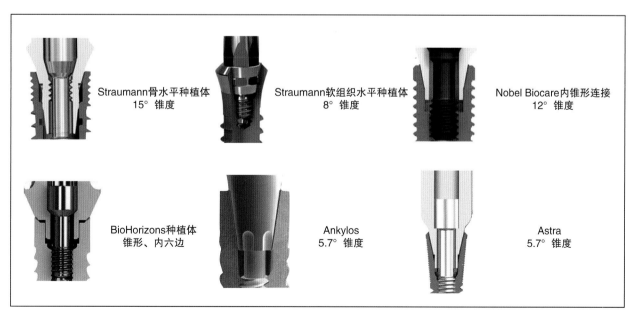

图3-20　不同种植体品牌的内锥形连接，红色部分为内锥形连接种植体-基台的连接面

致种植体周围炎最主要的风险因素，在前牙区也容易产生软组织退缩等严重影响美学效果的并发症[13]。传统的"螺丝固位基台"，通常为UCLA基台，技师在加工厂通过雕蜡–铸造工艺，将基台–种植冠制作为一体化部件，临床医生可直接通过基台螺丝固位基台–种植冠，再用Teflon胶带和树脂封闭螺丝通道。相较于"粘接固位基台"，"螺丝固位基台"所需的修复空间小，适用于殆龈间隙有限的位点。但"螺丝固位基台"出现的机械并发症，尤其是螺丝松动的情况比较多，且更容易发生边缘牙槽嵴骨吸收[14]。

"螺丝粘接基台"，通常指钛基底或者个性化钛基台，往往由牙科技师在加工厂将基台与种植冠体外粘接在一起，最后临床医生通过基台螺丝将基台–种植冠固位在种植体上，螺丝通道用Teflon

胶带和树脂封闭。这种修复集合了螺丝固位及粘接固位的优势，兼顾了可摘性以及被动就位的便利性。值得注意的是，无论何种形式的螺丝固位，都对于种植体植入的位置与角度有较高的要求。当临床医生经验比较缺乏时，在开始上手即刻种植、即刻修复的治疗时会遇到一些挑战。比如，我们通常希望螺丝孔从种植冠腭侧的舌隆突位置穿出，因此即刻种植时往往会将种植体植入偏腭侧的位置，这就容易导致最终修复体腭侧过于饱满，患者容易产生异物感（虽然大多数患者最终都可以适应）。如果将种植体顺着牙槽窝的方向进行植入，则往往需要采用角度转换基台，此时，如果植入的位置过浅，则会出现最终修复体唇侧悬臂过大、穿龈轮廓的角度过大的问题。这类修复体，既不利于清洁，也对颊侧的牙龈有

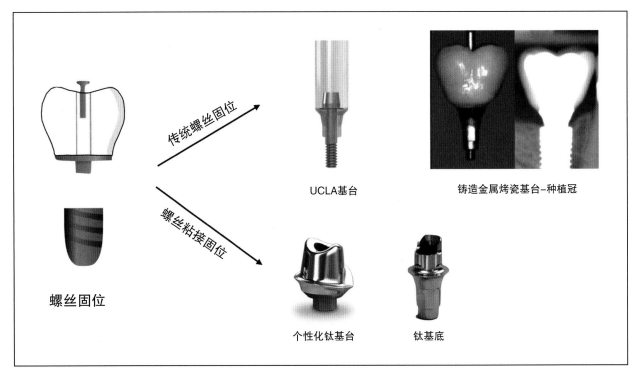

传统螺丝固位

UCLA基台

铸造金属烤瓷基台–种植冠

螺丝粘接固位

螺丝固位

个性化钛基台

钛基底

图3-21 基台的固位方式

过大压力，容易导致继发的颊侧牙龈退缩的美学问题。

根据制作工艺，可分为：预成基台、个性化基台。"预成基台"，顾名思义，即种植厂家预先做好的基台。当把预成基台旋进种植体后，可以通过预成基台所对应的取模转移杆，进行基台水平的取模。预成基台，又分为直基台以及角度基台。通常情况下，在做完种植体水平的取模后，可以在𬌗架上根据咬合关系、种植体植入位置及角度，选择适合的预成基台，再在基台之上设计并制造出修复体（例如Osstem公司的实心基台，图3-22）。

另一种预成基台，是可预备的基台，这种基台通常是钛基台，能够在口内或者模型上进行类似牙体预备般的预备，从而获得理想的形态，可以说是一种可以个性化改变的预成基台。

"个性化基台"，是根据种植体植入的位置、角度以及最终修复体的位置、角度，通过种植体水平的取模，经铸造或者切削等方法，制造出来的基台。通常情况，个性化基台多用于骨水平种植体，用于获得较好的软组织的穿龈轮廓，在前牙区可以获得较好的美学形态。随着广大患者对于美学效果的要求越来越高，绝大多数的前牙美学区即刻种植都是采用"个性化基台"（图3-23）。

根据基台的常用材料，主要可分为：钛基台、铸造金合金、氧化锆。钛基台又可根据其成分，分为纯钛基台、钛合金基台，以及BioHorizons公司旗下专利的Laser-lock钛基台。相较于纯钛基台，钛合金基台强度更高，可以提供更高的抗拉强度和抗折裂性。钛基台是最常用的基台材料，既可以作为成品基台，又可以通过CAD/CAM技术制作成个性化基台，其具备了强度高、重量轻、生物相容性好，以及高耐腐蚀性等特点。对于前牙美学区而言，唯一的缺点可能是钛的金属颜色容易在薄生物型的牙龈上透出，影响最终的美学效果。比较好的解决方法是利用等离子涂层工艺，通过钛离子和氮离子结合为氮化钛，与钛基台进行分子结合，使得钛基台表面呈现出金色（图3-24）。这种氮化钛涂层的基台，在薄生物型的牙龈位点依旧可以呈现比较柔和的颜色，从而大大弥补了钛基台美学效果不佳的缺点。

Laser-lock钛基台，是BioHorizons公司旗下专利的钛基台，其表面是通过一系列经过精密设计的钛通道，每个通道有8~12μm的宽度，供细胞依附。研究显示，Laser-lock钛基台可以大大增强种植体周围的结缔组织结合，抑制长上皮向根方的位移，且具有更好的软组织封闭作用[15]（图3-25）。

铸造金合金基台，即UCLA基台，是最早出现的个性化基台。它是由金属切削而成的金合金基底以及一个塑料套筒组成，该塑料套筒后期可以被切割、调整，通过雕蜡塑形，最终铸造成金合金基台（图3-21）。由于其最终成品受到技师工艺的影响，铸造后的基台对种植体周围软组织以及边缘牙槽骨的影响，受到铸造成品质量的影响，其表现没有钛基台稳定[16-17]。

随着材料学的发展以及CAD/CAM技术被广泛运用，氧化锆基台逐渐成为最受欢迎的基台材料。根据其构成，可分为纯氧化锆基台，或者钛

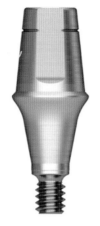
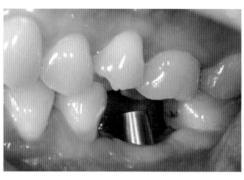

图3-22 实心基台

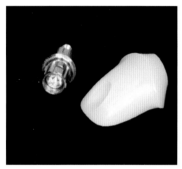
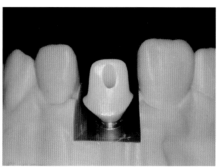
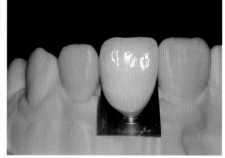

图3-23 CAD/CAM制作的钛基底氧化锆个性化基台

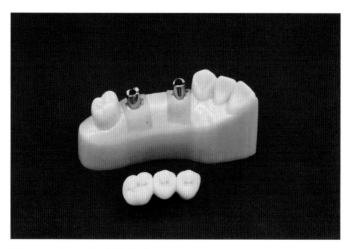

图3-24 氮化钛涂层钛基台

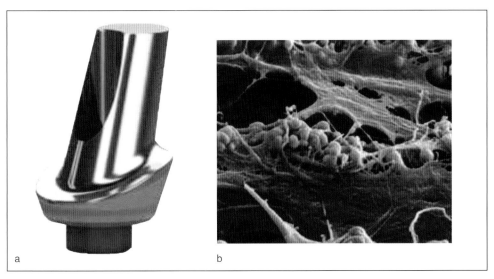

图3-25　a. biohorizons公司旗下专利的钛基台；b. 6个月后基台表面与结缔组织（红色）紧密结合（该图引自biohorizons公司官方数据）

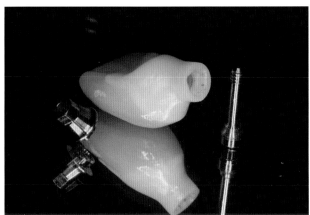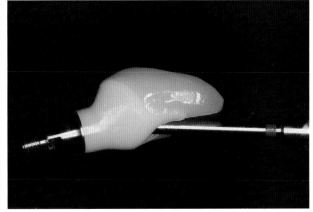

图3-26　ASC基台

基底加氧化锆基台。纯氧化锆基台的主要缺点是种植体-基台的接触面是钛合金与氧化锆，由于氧化锆的强度高于钛合金，容易导致种植体的磨损[18]。钛基底加氧化锆基台，则很好地解决了种植体-基台结合面材料不同而产生磨损的问题。然而，钛基底和氧化锆基台间，或是通过基台螺丝的"挤压"结合在一起，如Noble Biocare公司的角度螺丝通道（angulated screw channel, ASC）基台（图3-26），或者是通过粘接剂结合在一起，如Straumann公司的Variobase基台（图3-23）。

有些临床医生担心前者的"挤压"结合为纯机械固位，两个部件之间可能会存在微动，从而增加机械并发症的可能。也有临床医生认为，虽然后者可以通过粘接固位，但由于钛基底的高度通常较矮，固位型不佳，即使通过粘接剂粘接固位，也会有粘接脱落的风险。尽管如此，钛基底氧化锆基台拥有可切削、美学效果佳、对软组织生物相容性好等特点，是前牙美学区最受欢迎的基台材料[19-20]。值得注意的是，由于氧化锆基台与种植体衔接部位比较细，此为受力的薄弱点，容易发生断裂。因此，相较于钛基台，氧化锆基台有更多的机械并发及断裂失败。

最终冠修复体材料选择

与天然牙支持的牙冠相同，种植体支持的牙冠，可根据材料分为金属烤瓷冠与全瓷冠。全瓷冠的材料种类繁多，目前常用的有二硅酸锂全瓷冠，或者唇侧饰瓷的氧化锆冠。

金属烤瓷冠是最传统的冠修复材料，通过传统铸造工艺制备，有着最长期的临床研究报道[21]。对于前牙区而言，它的主要缺点是表面饰瓷为了遮住金属基底的颜色，整体呈现的牙冠通透度不佳。金属烤瓷冠如需获得极佳的美学效果，非常考验技师的能力。

二硅酸锂，既可以通过传统失蜡法铸造，又可以通过CAD/CAM切削而成，由于其良好的通透度，往往能够取得非常逼真的美学效果。由于二硅酸锂的挠曲强度在400~450MPa，适合用于前牙单冠。由于二硅酸锂的通透性较高，选择基台时通常选择氧化锆基台，或者使用特殊涂层遮盖钛基台的底色，才能获得比较好的美学效果。在螺丝粘接固位的修复体中，如果二硅酸锂加上预成的钛基底，还需要考虑种植体的三维植入位置。如果种植体植入位置较深或者较偏腭侧，则会导致唇侧瓷的支持度不足，容易产生崩瓷的情况。这种情况下，通常会建议做个性化的氧化锆或者钛基台，对唇侧二硅酸锂起到足够的支持（图3-27）。

氧化锆由于其挠曲强度在900~1200MPa，且生物相容性好，是前牙区最受欢迎的最终修复体材料。传统的氧化锆不及二硅酸锂通透，在前牙区通常推荐使用表面饰瓷的氧化锆，或者4代、5代透明氧化锆一体冠作为最终修复体材料。表面饰瓷的氧化锆，其饰瓷可以是传统的玻璃陶瓷，

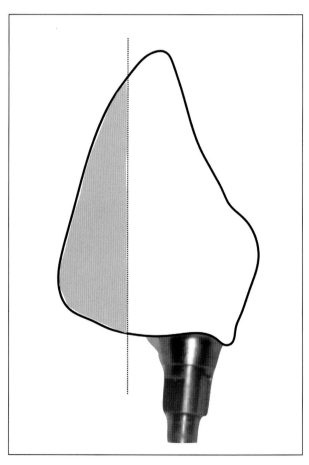

图3-27　种植体外置偏腭侧，导致全瓷冠的唇侧突度过大，灰色区域为未收到支持的瓷块，易在虚线处发生折裂

也可以是二硅酸锂。这种修复方式良好地结合了两种材料的特性，即氧化锆的强度和基底是白色的特点，及表面饰瓷的通透性。由于双层氧化锆冠最常见的并发症即是表面饰瓷绷瓷[22]，前牙区可以设计为饰瓷仅覆盖颊侧且不包绕切端的"窗口设计"，以最大可能减少机械并发症的发生。透明氧化锆是近几年开始流行的材料，通过改变氧化锆晶体的颗粒大小、烧制的过程，或者增加氧化钇的含量，从而获得更为通透度较高的氧化锆[23]。对于单颗种植体冠而言，仅使用透明氧化锆冠可能无法达到最佳的美学效果，但对于美学要求不高的患者，也不失为一种选择。

最终修复体的咬合考量

由于种植体–骨结合界面缺乏类似牙周膜的生理弹性，医生在设计美学区最终种植修复体时，除了遵循前文所述的修复体白色美学特征外，还应充分考量种植体保护𬌗的设计，旨在减少不良咬合负荷、建立和谐的咬合体系[24]。种植体保护𬌗的设计有利于降低生物力学并发症的发生率，延长种植体和修复体的临床使用寿命。也就是说，在进行种植修复的咬合调整的时候，尤其是前伸和侧方运动时，种植修复体应避免接触以减小非轴向受力，同时避免早接触和咬合干扰。

如果患者有夜磨牙等口腔副功能时，临床医生更要注意监测患者的咬合关系动态变化。Zhou Yi等学者[25]在2016年发表的一项循证证据等级高的文章表明：磨牙者的种植失败率高于非磨牙者；所有并发症中，崩瓷或修复体折断的发生率最高。因此，对于有风险因素的患者，医生要对其做好健康教育，叮嘱患者定期复诊。

如有必要，也可以给患者采取定期调𬌗，制作并建议其佩戴保护性𬌗垫，多学科联合治疗（心理干预、睡眠干预等）等措施，以减少口腔副功能对最终修复体的影响。

参考文献

[1] Gomez-Meda R, Esquivel J, Blatz M B. The esthetic biological contour concept for implant restoration emergence profile design[J]. J Esthet Restor Dent, 2021, 33(1):173-184.

[2] Gonzalez-Martin O, Lee E, Weisgold A, et al. Contour Management of Implant Restorations for Optimal Emergence Profiles: Guidelines for Immediate and Delayed Provisional Restorations[J]. Int J Periodontics Restorative Dent, 2020, 40(1):61-70.

[3] Souza AB, Alshihri A, Kammerer PW, et al. Histological and micro-CT analysis of peri-implant soft and hard tissue healing on implants with different healing abutments configurations[J]. Clin Oral Implants Res, 2018, 29(10):1007-1015.

[4] Brånemark PI, Hansson BO, Adell R, et al. Osseointegrated implants in the treatment of the edentulous jaw. Experience from a 10-year period[J]. Scand J Plast Reconstr Surg, 1977, 16(Suppl):1-132.

[5] Adell R, Eriksson B, Lekholm U, et al. Long-term follow-up study of osseointegrated implants in the treatment of totally edentulous jaws[J]. Int J Oral Maxillofac Implants, 1990, 5(4):347-359.

[6] Jemt T. Single implants in the anterior maxilla after 15 years of follow-up: comparison with central implants in the edentulous maxilla[J]. Int J Prosthodont, 2008, 21(5):400-408.

[7] Gracis S, Michalakis K, Vigolo P, et al. Internal vs. external connections for abutments/reconstructions: a systematic review[J]. Clin Oral Implants Res, 2012, 23(Suppl 6):202-216.

[8] Binon PP. Implants and components: entering the new millennium[J]. Int J Oral Maxillofac Implants, 2000, 15(1):76-94.

[9] Finger I M, Castellon P, Block M, et al. The evolution of external and internal implant/abutment connections[J]. Pract Proced Aesthet Dent, 2003, 15(8):625-632, 634.

[10] Dibart S, Warbington M, Su MF, et al. In vitro evaluation of the implant-abutment bacterial seal: the locking taper system[J]. Int J Oral Maxillofac Implants, 2005, 20(5):732-737.

[11] Schmitt CM, Nogueira-Filho G, Tenenbaum HC, et al. Performance of conical abutment (Morse Taper) connection implants: A systematic review[J]. J Biomed Mater Res A, 2014, 102(2):552-574.

[12] Caricasulo R, Malchiodi L, Ghensi P, et al. The influence of implant-abutment connection to peri-implant bone loss: A systematic review and meta-analysis[J]. Clin Implant Dent Relat

Res, 2018, 20(4):653-664.

[13] Korsch M, Obst U, Walther W. Cement-associated peri-implantitis: a retrospective clinical observational study of fixed implant-supported restorations using a methacrylate cement[J]. Clin Oral Implants Res, 2014, 25(7):797-802.

[14] Wittneben JG, Joda T, Weber HP, et al. Screw retained vs. cement retained implant-supported fixed dental prosthesis[J]. Periodontol 2000, 2017, 73(1):141-151.

[15] Nevins M, Nevins ML, Camelo M, et al. Human histologic evidence of a connective tissue attachment to a dental implant[J]. Int J Periodont Restorat Dent, 2008, 28(2):111-121.

[16] Rompen E, Domken O, Degidi M, et al. The effect of material characteristics, of surface topography and of implant components and connections on soft tissue integration: a literature review[J]. Clin Oral Implants Res, 2006, 17(Suppl 2):55-67.

[17] Vigolo P, Fonzi F, Majzoub Z, et al. An in vitro evaluation of titanium, zirconia, and alumina procera abutments with hexagonal connection[J]. Int J Oral Maxillofac Implants, 2006, 21(4):575-580.

[18] de Holanda CPA, de Oliveira LJ, Cavalcanti DEVB, et al. Mechanical behavior of titanium and zirconia abutments at the implant-abutment interface: A systematic review[J]. J Prosthet Dent, 2022.

[19] Naveau A, Rignon-Bret C, Wulfman C. Zirconia abutments in the anterior region: A systematic review of mechanical and esthetic outcomes[J]. J Prosthet Dent, 2019, 121(5):775-781.

[20] Bidra AS, Rungruanganunt P. Clinical outcomes of implant abutments in the anterior region: a systematic review[J]. J Esthet Restor Dent, 2013, 25(3):159-176.

[21] Walton TR. An Up-to-15-Year Comparison of the Survival and Complication Burden of Three-Unit Tooth-Supported Fixed Dental Prostheses and Implant-Supported Single Crowns[J]. Int J Oral Maxillofac Implants, 2015, 30(4):851-861.

[22] Rammelsberg P, Lorenzo BJ, Kappel S, et al. Long-term performance of implant-supported metal-ceramic and all-ceramic single crowns[J]. J Prosthodont Res, 2020, 64(3):332-339.

[23] Ghodsi S, Jafarian Z. A Review on Translucent Zirconia[J]. Eur J Prosthodont Restor Dent, 2018, 26(2):62-74.

[24] Misch CE, Bidez MW. Implant-protected occlusion: a biomechanical rationale[J]. Compendium, 1994, 15(11):1330, 1332, 1334, 1344.

[25] Zhou Y, Gao J, Luo L, et al. Does Bruxism Contribute to Dental Implant Failure? A Systematic Review and Meta-Analysis[J]. Clin Implant Dent Relat Res, 2016, 18(2):410-420.

第4章

美学区即刻种植临床病例解析——自由手

Clinical cases of freehand immediate implant placement in the aesthetic zone

　　自由手种植是大部分临床医生首选的种植形式。本章列举了不同解剖条件下通过自由手方式在美学区进行即刻种植的典型病例：既有最经典的牙槽窝唇侧骨壁完整的病例，又有牙槽窝唇侧骨壁不完整的病例。同时本章对不同术式：常规植入、根盾术、"蛋筒冰淇淋"技术以及IDR技术在即刻种植中的应用进行了呈现，并对软组织移植在美学区即刻种植中的轮廓改善作用进行了报道。

4.1 唇侧骨板完整-无软组织移植

病例1 美学区单颗前牙即拔即种、即刻修复一例

（本病例由撒悦医生提供）

前言

本病例为上颌美学区单颗前牙种植修复病例。患者上前牙区6年前曾行全冠及贴面修复，获得了非常满意的美学效果。近日因咬硬物致右上中切牙根折，来我院就诊。经临床检查和评估，患牙无法保留，根尖周无明显炎症，唇侧骨壁基本完整。因工作关系，患者完全无法接受缺牙期的存在，要求采取即拔即种、即刻修复的治疗方案。患者美学期望值高。

初诊情况

患者基本信息

性别：女

年龄：43岁

职业：公司董事

主诉

右上前牙折断3天。

现病史

患者上前牙5年前曾行根管治疗及冠修复，3

天前因右上前牙根折，影响美观及发音，要求重新修复。

既往史

系统病史

否认系统病史。

牙科病史

见表4-1-1。

个人社会史

患者不吸烟、不嗜酒。

家族史

无特殊。

全身情况

无特殊。

口腔检查

口外检查（图4-1-1）

颌面部检查

面部对称，比例基本协调，直面型。

颞下颌关节区检查

双侧关节活动度较对称，无疼痛及偏斜，开

表4-1-1 牙科病史调查表

牙周病史	□是 √否	正畸治疗史	√是 □否
修复治疗史	√是 □否	口腔外科治疗史	√是 □否
牙体牙髓治疗史	√是 □否	颞下颌关节治疗史	□是 √否
磨牙症	□是 √否	口腔黏膜治疗史	□是 √否
其他	无特殊		

口型无偏斜，肌肉无压痛，开口度约4.3cm。

口内检查（图4-1-2）

牙列检查

11全瓷冠，根折，断端位于龈下2~3mm。

21、22全瓷冠，13、12、23贴面，37金属全冠。

16、26、36、47、48充填治疗。

15、25、34、46缺失，无缺牙间隙。

下前牙牙列拥挤。

软组织检查

11及下前牙区牙龈轻度红肿。

舌、口底、前庭沟、唇颊、软硬腭、腺体等软组织及系带附着未见异常。

咬合检查

前牙覆𬌗覆盖基本正常。

牙尖交错位时咬合较稳定，双侧咬合基本对称。

口内一般情况检查

菌斑（√）；牙石（√）；口臭（×）；溃疡/红肿/脓肿（×）。

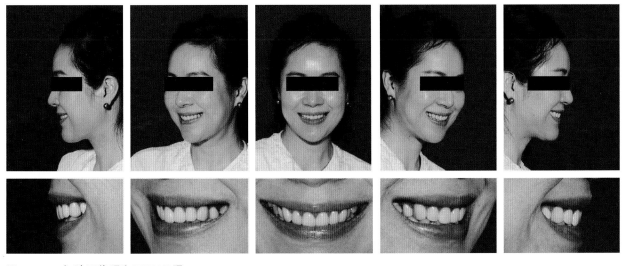

图4-1-1 初诊面像照和面下1/3照

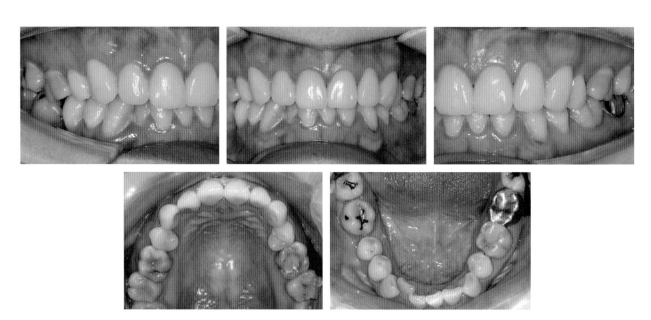

图4-1-2　初诊口内照

影像学检查（图4-1-3）

CBCT

11、21、22根管充填较完善，根尖周无明显暗影。

11根折，唇侧骨板较完整，可用牙槽骨高度14～15mm，唇腭侧宽度6～7mm。

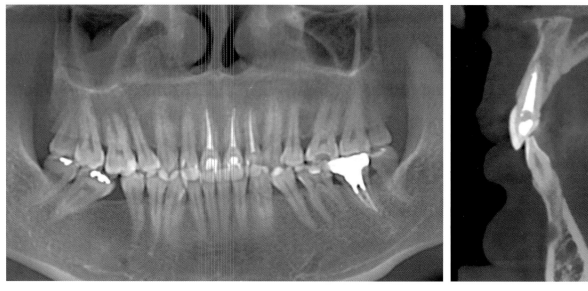

图4-1-3　术前CBCT

诊断

11根折。

16、13、12、21、22、23、26、36、37、47、48牙体缺损。

牙列不齐。

牙龈炎。

治疗计划分析

根据以上信息，可得出如下**诊断阶段的3个三角**：

牙槽窝三角

该患者属于SRP分类中的Ⅰ型，牙根紧贴颊侧皮质骨壁。剩余骨量主要集中于牙槽窝的根尖和腭侧。

颊侧骨板三角

该患者颊侧骨板完整，无缺损，约1mm厚。

颊侧软组织三角

该患者颊侧软组织无缺损，11、21龈缘对称，中厚型。

患者满意原上前牙修复效果，现11根折，严重影响美观及发音，且患者不接受缺牙期，希望尽快恢复，尽量使用原修复体颜色，并希望修复后能获得长期稳定的疗效。

对患者行术前种植美学风险评估（表4-1-2）。告知患者术中及术后注意事项和可能的并发症，患者知情同意，签署知情同意书。

具体治疗步骤

牙周治疗

口腔健康指导
口腔卫生宣教及指导。

牙周基础治疗
全口牙周洁治，控制菌斑。

表4-1-2　种植美学风险评估

风险因素	低	中	高
健康状况	健康，免疫功能正常		免疫功能低下
吸烟习惯	不吸烟	少量吸烟（＜10支/天）	大量吸烟（＞10支/天）
患者美学期望值	低	中	高
笑线	低位	中位	高位
牙龈生物型	低弧线，厚龈生物型	中弧线，中厚龈生物型	高弧线，薄龈生物型
牙冠形态	方圆形	卵圆形	尖圆形
位点感染情况	无	慢性	急性
邻牙牙槽嵴高度	到接触点＜5mm	到接触点5.5~6.5mm	到接触点＞7mm
缺牙间隙的宽度	单颗牙＞7mm	单颗牙＜7mm	2颗牙或2颗牙以上
软组织解剖	软组织完整		软组织缺损
牙槽嵴解剖	无骨缺损	水平向骨缺损	垂直向骨缺损

种植外科治疗（图4-1-4和图4-1-5）

口内外消毒。手术过程中认真考量**外科植入阶段的3个三角**，进行操作：

牙槽窝根尖区域三角

局麻下小心微创拔除11（保留原修复体完整），探查颊侧骨壁及整个牙槽窝完整，彻底搔刮牙槽窝。先锋钻定位，指示杆指示植入方向及深度无误后，逐级备洞。

种植体三角

为获得更好的初期稳定性，植入钛锆合金亲水骨水平锥形种植体（Straumann Roxolid SLActive BLT，Ø3.3mm×14mm）1颗，通过种植体自攻性旋入备孔中，获得大于35N的初期稳定性。

种植体颊侧间隙三角

安装种植体覆盖螺丝后，可见种植体与颊侧骨板之间有2mm以上的跳跃间隙。在种植体与颊侧骨壁之间的拔牙窝间隙内用"双区植骨"技术，植入小颗粒低替代率的Bio-Oss骨粉，轻度压实，变相将薄壁型颊侧骨板转为厚壁型颊侧骨板。因该患者颊侧骨板完整，因此采用一期手术不翻瓣的操作，保持软组织完整。因患者为中厚型牙龈，所以采用先植骨，视预后软硬组织轮廓是否丰满再决定是否行软组织移植的操作。

种植修复治疗（图4-1-6～图4-1-15）

从即刻修复开始，认真考量**修复阶段的3个三角**，进行相应操作：

临时修复体三角

因11全冠无损坏，且患者满意该牙冠形态颜色，遂将该全瓷冠内残留牙体组织等杂质磨除、备用。更换愈合基台为临时修复基台，根据牙冠戴入方向等调磨临时基台上部结构，使牙冠能准确无误戴入。将流动树脂注射于临时基台穿龈部分（牙龈内侧与临时基台间隙）内，充分光固化后取下临时基台，充分打磨抛光穿龈部分树脂。用树脂包裹临时基台上部，以不妨碍牙冠戴入，

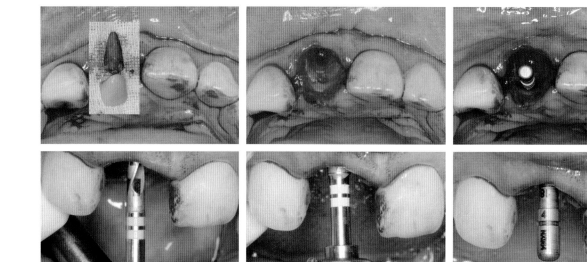

图4-1-4　种植一期手术：拔除患牙&常规备洞

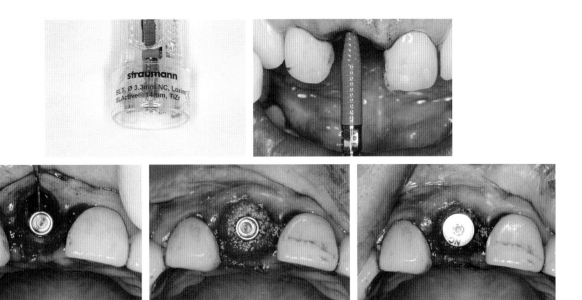

图4-1-5　植入Straumann BLT Ø3.3mm×14mm种植体1颗，拔牙窝内植入Bio-Oss骨粉

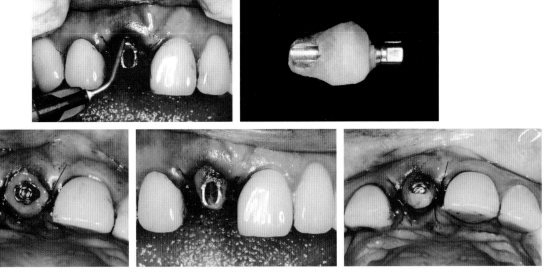

图4-1-6　临时修复体制作

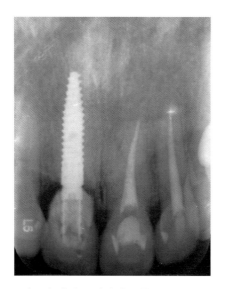

图4-1-7 术后根尖片示种植体骨结合良好

但有戴入止点为佳，光固化。用15N的力固定临时基台，聚四氟乙烯封口后，涂布粘接剂将全冠粘接固位于临时基台上，调整咬合，使临时修复体无咬合接触。嘱患者定期复诊，观察种植体情况及临时修复体对牙龈的诱导。

穿龈轮廓三角

通过11与21比对，利用临时修复体调整患者11穿龈轮廓，使11、21尽量对称，形成一致、和谐的扇贝状外形。

11种植体周围软组织基本趋于稳定后拟行永久修复，根尖片示种植体骨结合良好；CBCT示种植体方向良好，颊侧骨板厚度约2.7mm。取下11临时修复体，安装转移杆，制取聚醚硅橡胶印模。制取对颌藻酸盐印模，制作树脂临时修复体，比色，拍摄比色照。

最终修复体三角

为获得更好的美学效果，选择钛基底氧化锆基台及全瓷冠行最终修复。为尽量避免粘接剂的残留，11最终修复基台边缘应位于龈下1mm以内，可在基台就位导板辅助下试戴修复基台以探查基台边缘，并在正式粘接前于口外制作粘接代

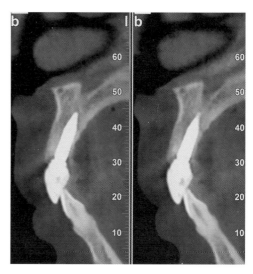

图4-1-9 术后CBCT示种植体方向良好，颊侧骨板厚度约2.7mm

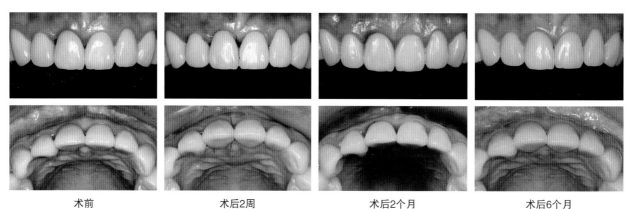

| 术前 | 术后2周 | 术后2个月 | 术后6个月 |

图4-1-8 术前及术后即刻修复后随访：牙龈愈合良好，唇侧组织丰满度维持稳定

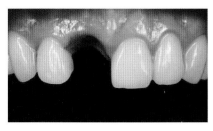
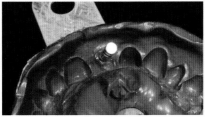
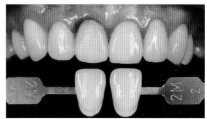

图4-1-10 印模制取，比色，制作树脂临时修复体

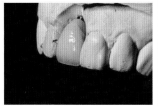
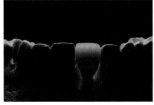
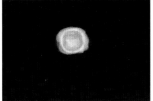
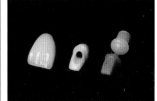

图4-1-11 氧化锆个性化基台+全瓷冠&粘接代型

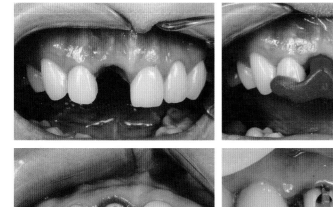
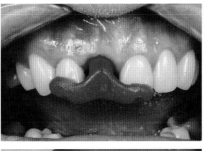
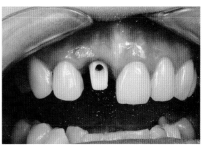
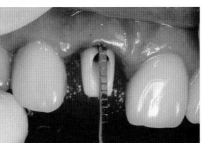
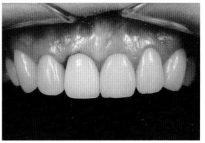

图4-1-12 戴牙

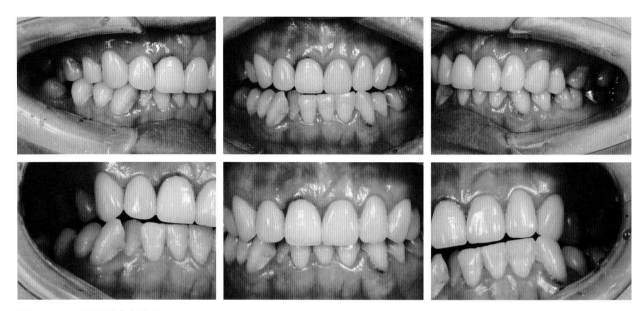

图4-1-13　戴牙后咬合检查

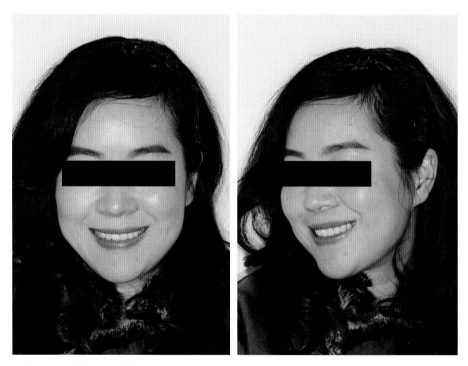

图4-1-14　戴牙后面像照

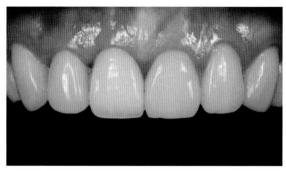

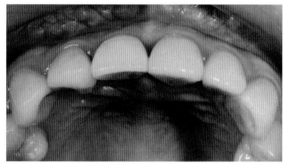

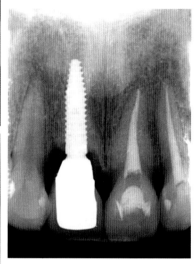

图4-1-15 术后2年随访显示骨及牙龈软组织情况良好，唇侧丰满度良好

型以去除多余粘接剂。

将基台以35N的力固位，试戴全冠，调整邻接及咬合，患者满意最终美学效果。抛光，消毒，借助粘接代型去除多余粘接剂，粘接固位全瓷冠，保证种植体稳定预后。

随访及维护

告知患者戴牙后注意事项，再次进行口腔卫生宣教，嘱定期复诊。

即刻种植适应证的选择

拔牙后，牙槽窝的颊侧牙槽骨会出现明显吸收，以冠方1/3最为明显，常导致牙槽嵴颊侧出现塌陷，为后期修复带来麻烦[1]。因此采取措施尽量保持牙槽嵴原有轮廓外形是重要的临床和美学要求。即刻种植本身并不能阻断拔牙后骨质吸收，这主要是由于牙齿拔除后，依赖于牙根和牙周韧带存在的束状骨会逐渐吸收，以颊侧骨板垂直向吸收为先，同时其外侧也会出现骨质吸收[2]。吸收程度与骨板厚度有明显关系，颊侧骨壁越薄，其吸收越多[3]。综上所述，在临床工作中即刻种植的适应证需要严格把握。根据SAC分类，最理想的即刻种植适应证要符合以下标准：

• 颊侧骨板完整，厚度 > 1mm

• 牙周健康，拔牙时没有急性炎症

• 厚龈生物型

• 根尖周无急性炎症

• 根尖及腭部有足够量的骨，植入后能保证种植体的初期稳定性。由于中国人属于东亚人种，通常无法满足颊侧骨板厚度 > 1mm的要求。因此，"跳跃间隙"植骨使薄壁型转为厚壁型，对保证种植体长期稳定性非常有必要

种植体的选择

在即刻种植中，不同形态的种植体其所获得的初期稳定性存在一定差异。一般而言，锥形种植体比根形种植体更能达到较好的初期稳定性。多项研究表明，采用较细直径或常规直径的种植体进行前牙种植可以防止颊侧牙槽骨的吸收[4-6]。因此，术中采用了Straumann钛锆合金亲水骨水平锥形种植体（Roxolid SLActive BLT，∅3.3mm×14mm）。本病例在术前准确评估的基础上，选择合适的种植体品牌及型号，最终达到了既保证种植体良好的初期稳定性，又能满足患者美观需求的目标，成功地完成了前牙高美学风险的即刻种植修复病例。

参考文献

[1] Chappuis V, Araújo MG, Buser D. Clinical relevance of dimensional bone and soft tissue alterations post-extraction in esthetic sites[J]. Periodontol 2000, 2017, 73(1):73-83.

[2] Barone A, Ricci M, Romanos GE, et al. Buccal bone deficiency infresh extraction sockets: a prospective single cohort study[J]. Clin Oral Implants Res, 2015, 26(7):823-830.

[3] MacBeth N, Trullenque-Eriksson A, Donos N, et al. Hard and soft tissue changes following alveolar ridge preservation: a systematic review[J]. Clin Oral Implants Res, 2017, 28(8):982-1004.

[4] Araújo MG, Wennstrom JL, Lindhe J. Modeling of the buccal and lingual bone walls of fresh extraction sites following implant installation[J]. Clin Oral Implants Res, 2006, 7(6):606-614.

[5] Caneva M, Salata LA, de Souza SS, et al. Hard tissue formation adjacent to implants of various size and configuration immediately placed into extraction sockets: an experimental study in dogs[J]. Clin Oral Implants Res, 2010, 21(9):885-890.

[6] Covani U, Cornelini R, Calvo-Guirado JL, et al. Bone remodeling around implants placed in fresh extraction sockets[J]. Int J Periodont Restorat Dent, 2010, 30(6):601-607.

病例2 美学区单颗牙外伤后即拔即种、即刻修复一例

（本病例由撒悦医生提供）

前言

本病例为上颌美学区单颗前牙种植修复病例。患者2小时前外伤致上前牙折断，未行治疗，今来我院就诊。经临床检查和评估，患牙无法保留，唇侧骨壁基本完整。患者要求尽量缩短缺牙期，并要求达到与天然牙类似的美观效果。患者美学期望值高。

初诊情况

患者基本信息

性别：男
年龄：40岁
职业：公司部门经理

主诉

上前牙外伤2小时，疼痛难忍，要求修复。

现病史

患者2小时前外伤致上前牙折断，疼痛难忍，未行治疗，今来我院就诊。

既往史

系统病史

否认系统病史。

牙科病史

见表4-1-3。

个人社会史

患者不吸烟、不嗜酒。

家族史

无特殊。

全身情况

因外伤对其容貌及工作的影响，精神焦虑。无其他症状。

口腔检查

口外检查（图4-1-16）

颌面部检查

面部比例协调，直面型，面部肤色正常。

表4-1-3 牙科病史调查表

牙周病史	□ 是 √ 否	正畸治疗史	□ 是 √ 否
修复治疗史	□ 是 √ 否	口腔外科治疗史	□ 是 √ 否
牙体牙髓治疗史	□ 是 √ 否	颞下颌关节治疗史	□ 是 √ 否
磨牙症	□ 是 √ 否	口腔黏膜治疗史	□ 是 √ 否
其他	无特殊		

颞下颌关节区检查

双侧关节活动度较对称，无疼痛及偏斜，开口型无偏斜，肌肉无压痛，开口度约4.2cm。

口内检查（图4-1-17和图4-1-18）

牙列检查

21牙冠折断，唇侧断端位于龈上1.5mm，腭侧断端位于龈下3mm，髓腔暴露，牙冠松动 III 度。余留牙未见明显异常。

牙体形态为卵圆形，中厚龈生物型。11、21牙龈曲线对称，无软组织缺损。

软组织检查

舌、口底、前庭沟、软硬腭、腺体等软组织及系带附着未见异常。

咬合检查

前牙覆𬌗覆盖基本正常。

牙尖交错位时咬合较稳定，双侧咬合基本对称。

口内一般情况检查

菌斑（√）；牙石（×）；口臭（×）；溃疡/红肿/脓肿（×）。

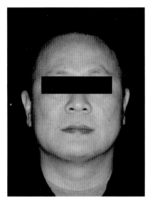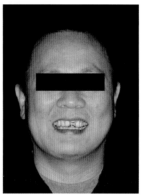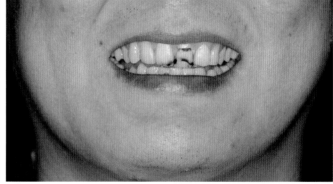

图4-1-16 初诊面像照和面下1/3照

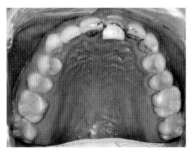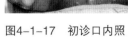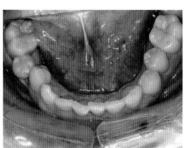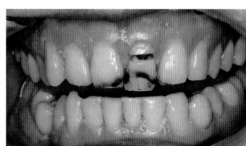

图4-1-17 初诊口内照

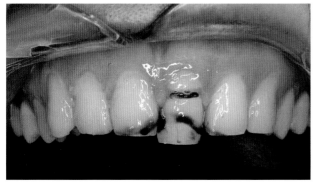
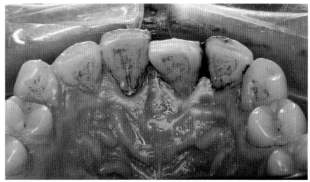

图4-1-18　术前局部照

影像学检查（图4-1-19）

CBCT

21唇侧骨板连续、完整。

21牙根偏向牙槽骨颊侧。

21牙槽骨唇舌向厚度约7.5mm，近远中向宽

度约7mm。

21牙体缺损。

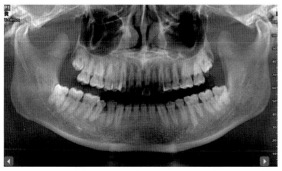
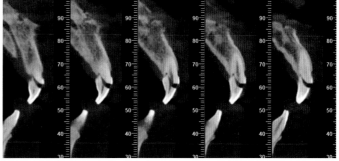

图4-1-19　术前CBCT

治疗计划分析

根据以上信息，可得出如下**诊断阶段的3个
三角**：

牙槽窝三角

该患者属于SRP分类中的Ⅰ型，牙根紧贴颊
侧皮质骨壁。剩余骨量主要集中于牙槽窝的根尖
和腭侧。

颊侧骨板三角

该患者颊侧骨板完整，无缺损，约1mm厚。

颊侧软组织三角

该患者颊侧软组织无缺损，11、21龈缘对
称，中厚龈生物型。

患者21冠折严重影响美观及发音，且患者希
望尽快恢复美观，故选择即刻种植、即刻修复。

对患者行术前种植美学风险评估（表4-1-

表4-1-4　种植美学风险评估

风险因素	低	中	高
健康状况	健康，免疫功能正常		免疫功能低下
吸烟习惯	不吸烟	少量吸烟（＜10支/天）	大量吸烟（＞10支/天）
患者美学期望值	低	中	高
笑线	低位	中位	高位
牙龈生物型	低弧线，厚龈生物型	中弧线，中厚龈生物型	高弧线，薄龈生物型
牙冠形态	方圆形	卵圆形	尖圆形
位点感染情况	无	慢性	急性
邻牙牙槽嵴高度	到接触点＜5mm	到接触点5.5～6.5mm	到接触点＞7mm
缺牙间隙的宽度	单颗牙＞7mm	单颗牙＜7mm	2颗牙或2颗牙以上
软组织解剖	软组织完整		软组织缺损
牙槽嵴解剖	无骨缺损	水平向骨缺损	垂直向骨缺损

4）。告知患者术中及术后注意事项和可能的并发症，患者知情同意，签署知情同意书。

具体治疗步骤

牙周治疗

口腔健康指导

口腔卫生宣教及指导。

牙周基础治疗

全口牙周洁治，控制菌斑。

种植外科治疗（图4-1-20～图4-1-22）

口内外消毒。手术过程中认真考量**外科植入阶段的3个三角**，进行操作：

牙槽窝根尖区域三角

局麻下小心微创拔除21，探查颊侧骨壁及整个牙槽窝完整，彻底搔刮牙槽窝。先锋钻定位，进入牙槽窝腭侧根尖区域4～5mm，指示杆指示植入方向及深度无误后，逐级备洞。

种植体三角

为获得更好的初期稳定性，选择Straumann∅3.3mm×14mm锥形种植体1颗，获得35Ncm的初期稳定性。

种植体颊侧间隙三角

安装种植体覆盖螺丝后，可见种植体与颊侧骨板之间有2mm以上的跳跃间隙。在种植体与颊侧骨壁之间的拔牙窝间隙内用"双区植骨"技术，植入Purgo骨粉，轻度压实，变相将薄壁型颊侧骨板转为厚壁型颊侧骨板。将覆盖螺丝更换为高度为3.5mm的愈合基台，使用缝线辅助封闭创口。

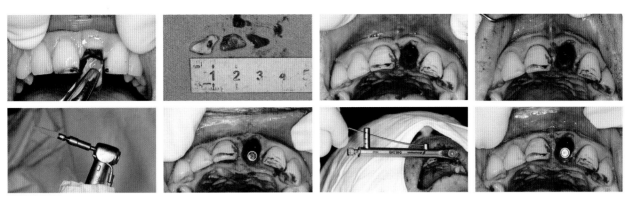

图4-1-20　种植一期手术：拔除患牙&常规备洞，植入Straumann Ø3.3mm×14mm锥形种植体1颗

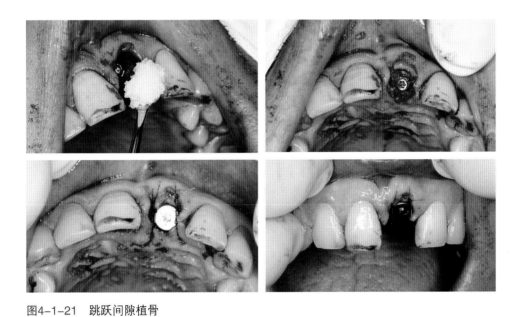

图4-1-21　跳跃间隙植骨

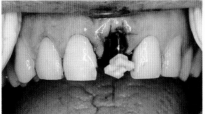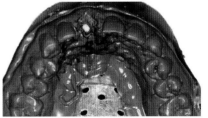

图4-1-22　种植一期术后即刻制取印模

种植修复治疗（图4-1-23 ~ 图4-1-33）

从即刻修复开始，认真考量**修复阶段的3个三角**，进行相应操作：

临时修复体三角

一期术后即刻，连接印模杆，上颌制取聚醚硅橡胶印模，下颌制取藻酸盐印模，灌注石膏模型，制作种植体支持式临时修复体。口内就位后15Ncm拧紧中央螺丝。螺丝通道内放置聚四氟乙烯胶带，光固化树脂封闭螺丝孔。调整种植体支持式临时修复体，使临时修复体在功能状态及非功能状态下均无咬合接触。嘱患者定期复诊，观察种植体情况及临时修复体对牙龈的诱导。

穿龈轮廓三角

种植一期术后6个月，21种植体周围软组织基本趋于稳定后拟行最终修复，根尖片及种植体稳定性测量仪示种植体周围未见明显异常，种植体无松动。自然光源下对目标修复体比色，口内扫描制取数字化印模，单独扫描种植体支持式临时修复体复制穿龈轮廓，设计制作最终修复体。

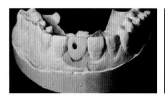 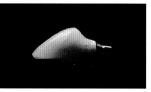 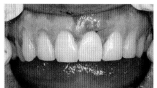 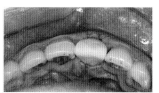

图4-1-23　种植体支持式临时修复体

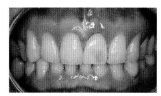 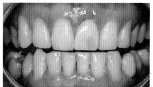 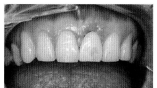 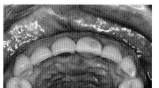

图4-1-24　种植一期术后2周拆线

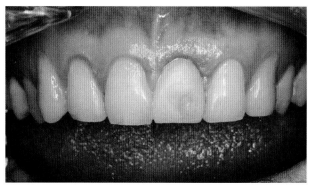

图4-1-25　种植一期术后4个月复诊

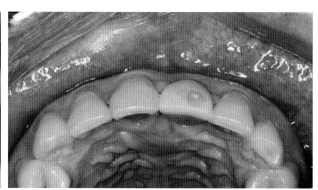

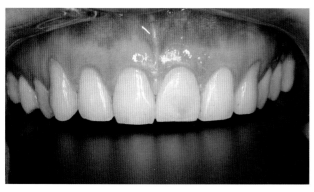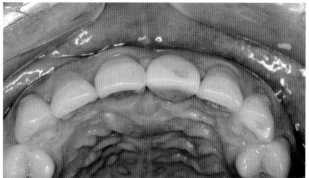

图4-1-26　种植一期术后6个月复诊

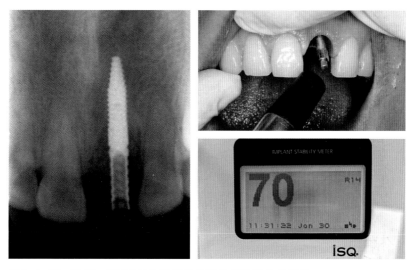

图4-1-27　种植一期术后6个月根尖片及种植体稳定性检查

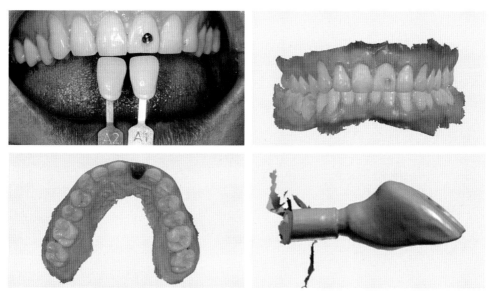

图4-1-28　比色，制取数字化印模，复制穿龈轮廓

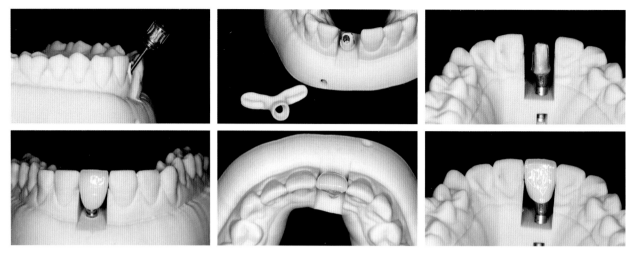

图4-1-29　钛基台+全瓷冠

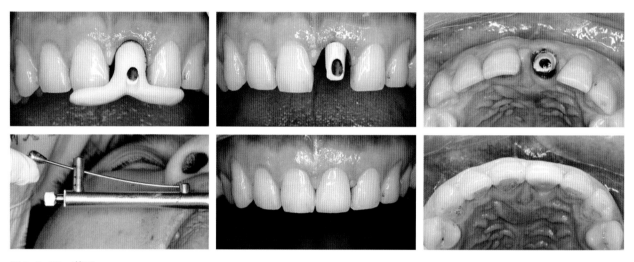

图4-1-30　戴牙

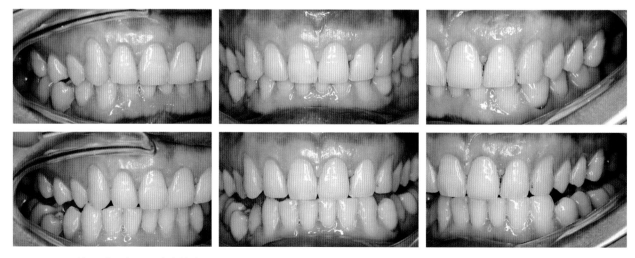

图4-1-31　戴牙后口内照及咬合检查

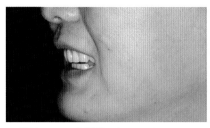
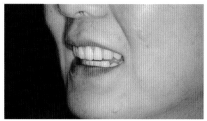
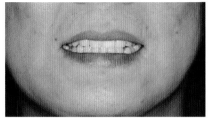
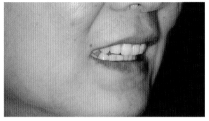
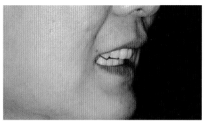

图4-1-32 戴牙后面下1/3照

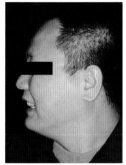
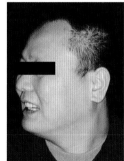
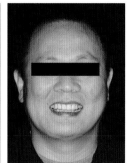
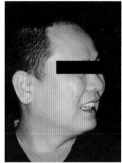
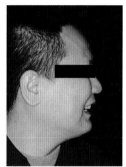

图4-1-33 戴牙后面像照

最终修复体三角

选择钛基台表面遮色及全瓷冠行最终修复。为尽量避免粘接剂的残留，21最终修复基台边缘应位于龈下1mm以内，可在基台就位导板辅助下试戴修复基台以探查基台边缘，并在正式粘接前于口外制作粘接代型以去除多余粘接剂。

将21基台以35N的力固位，试戴21全冠，调整邻接及咬合，患者满意最终美学效果。抛光，消毒，去除多余粘接剂，粘接固位全瓷冠，保证修复体稳定预后。

病例3 美学区单颗前牙即拔即种、即刻修复一例

（本病例由葛严军医生提供）

前言

本病例为上颌美学区单颗前牙种植修复病例。患者10余年前外院行右上前牙桩核冠修复，1周前外伤折断脱落，外院急诊就诊，当时医生建议拔除种植，现自觉影响美观及切咬功能，来我院求诊。经临床检查和评估，患牙无法保留，唇侧骨壁基本完整，软组织没有缺损。因工作关系，患者完全无法接受缺牙期的存在，要求采取即拔即种、即刻修复的治疗方案，患者美学期望值高。

初诊情况

患者基本信息

性别：女

年龄：29岁

职业：公司职员

主诉

上前牙外伤折断1周。

现病史

1周前，不慎摔倒在地，导致上前牙折断，外院建议种植修复，现来我院求诊。

既往史

系统病史

否认系统病史。

牙科病史

见表4-1-5。

个人社会史

患者不吸烟、不嗜酒。

家族史

无特殊。

全身情况

无特殊。

口腔检查

口外检查（图4-1-34）

颌面部检查

面部比例协调，直面型，面部肤色正常。

表4-1-5 牙科病史调查表

牙周病史	□是 √否	正畸治疗史	□是 √否
修复治疗史	√是 □否	口腔外科治疗史	□是 √否
牙体牙髓治疗史	√是 □否	颞下颌关节治疗史	□是 √否
磨牙症	□是 √否	口腔黏膜治疗史	□是 √否
其他	无特殊		

颞下颌关节区检查

双侧关节活动度较对称，无疼痛及偏斜，开口型无偏斜，肌肉无压痛，开口度约4cm。

口内检查（**图4-1-35**）

牙列检查

11残根，远中断面位于龈下1~2mm，近中及颊舌侧断面基本齐龈，根管口可见白色充填物，叩（-），松动（-）。口内未见修复体。牙体形态为方圆形，薄龈生物型。11牙龈曲线较21低1~2mm，无软组织缺损。

软组织检查

舌、口底、前庭沟、软硬腭、腺体等软组织及系带附着未见异常。

咬合检查

前牙Ⅱ度深覆𬌗，覆盖基本正常。

牙尖交错位时咬合较稳定，双侧咬合基本对称。

口内一般情况检查

菌斑（√）；牙石（×）；口臭（×）；溃疡/红肿/脓肿（×）。

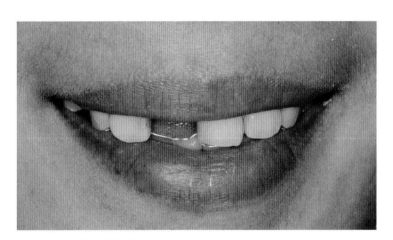

图4-1-34　初诊微笑照

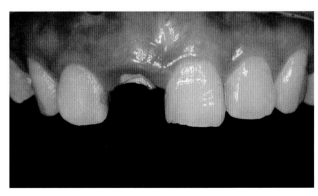
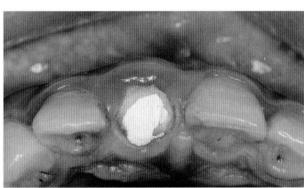

图4-1-35　初诊口内照

影像学检查

CBCT（图4-1-36）

11唇侧骨板连续、完整。

11牙根位于牙槽骨偏颊侧。

11根长约8.4mm，牙槽嵴顶唇舌向厚度约8mm，根尖方可用骨量充足。

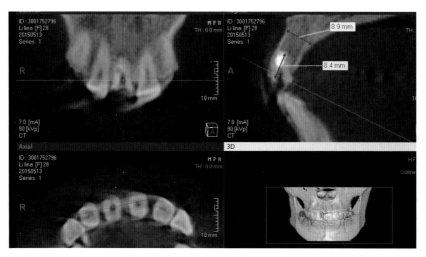

图4-1-36 术前CBCT

诊断

11牙体缺损。

治疗计划分析

根据以上信息，可得出如下**诊断阶段的3个三角**：

牙槽窝三角

该患者属于SRP分类中的Ⅰ型，牙根紧贴颊侧皮质骨壁。剩余骨量主要集中于牙槽窝的根尖和腭侧。

颊侧骨板三角

该患者颊侧骨板完整，无缺损，嵴顶处约1mm厚。

颊侧软组织三角

该患者颊侧软组织无缺损，11处软组织多于对侧同名牙，薄龈生物型。

患者因美观需求，11冠折严重影响美观及发音，且患者不接受缺牙期，希望尽快恢复，故选择即刻种植、即刻修复。

对患者行术前种植美学风险评估（表4-1-6）。告知患者术中及术后注意事项和可能的并发症，患者知情同意，签署知情同意书。

具体治疗步骤

牙周治疗

口腔健康指导

口腔卫生宣教及指导。

表4-1-6 种植美学风险评估

风险因素	低	中	高
健康状况	健康，免疫功能正常		免疫功能低下
吸烟习惯	不吸烟	少量吸烟（＜10支/天）	大量吸烟（＞10支/天）
患者美学期望值	低	中	高
笑线	低位	中位	高位
牙龈生物型	低弧线，厚龈生物型	中弧线，中厚龈生物型	高弧线，薄龈生物型
牙冠形态	方圆形	卵圆形	尖圆形
位点感染情况	无	慢性	急性
邻牙牙槽嵴高度	到接触点＜5mm	到接触点5.5～6.5mm	到接触点＞7mm
缺牙间隙的宽度	单颗牙＞7mm	单颗牙＜7mm	2颗牙或2颗牙以上
软组织解剖	软组织完整		软组织缺损
牙槽嵴解剖	无骨缺损	水平向骨缺损	垂直向骨缺损

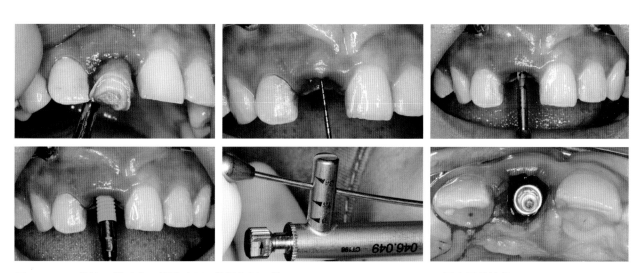

图4-1-37 种植一期手术：拔除患牙&常规备洞，植入Straumann Ø4.1mm×12mm骨水平种植体1颗

牙周基础治疗

全口牙周洁治，控制菌斑。

种植外科治疗（**图4-1-37和图4-1-38**）

口内外消毒。手术过程中认真考量**外科植入**

阶段的3个三角，进行操作：

牙槽窝根尖区域三角

局麻下小心微创拔除11，探查颊侧骨壁及整个牙槽窝完整，彻底搔刮牙槽窝。先锋钻定位，进入牙槽窝腭侧根尖区域4～5mm，指示杆指示

植入方向及深度无误后，逐级备洞。

种植体三角

选择Straumann Ø4.1mm×12mm骨水平种植体1颗，获得约30N的初期稳定性。

种植体颊侧间隙三角

安装种植体覆盖螺丝后，可见种植体与颊侧

骨板之间有2mm以上的跳跃间隙。在种植体与颊侧骨壁之间的拔牙窝间隙内用"双区植骨"技术，植入小颗粒低替代率的Bio-Oss Collagen，轻度压实，变相将薄壁型颊侧骨板转为厚壁型颊侧骨板。

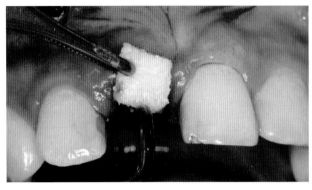

图4-1-38　拔牙窝内植入Bio-Oss Collagen

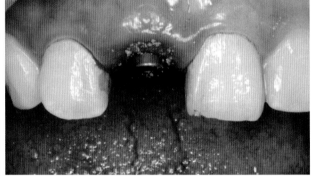

种植修复治疗（图4-1-39～图4-1-44）

从即刻修复开始，认真考量**修复阶段的3个三角**，进行相应操作：

临时修复体三角

11口内直接法制作种植临时修复体，调整

临时修复体咬合，使咬合无接触。嘱患者定期复诊，观察种植体情况及临时修复体对牙龈的诱导。

穿龈轮廓三角

通过11与21比对，利用临时修复体调整患者11穿龈轮廓，使11、21尽量对称，形成一致、和

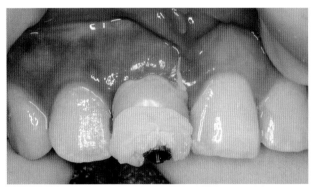

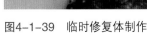

图4-1-39　临时修复体制作

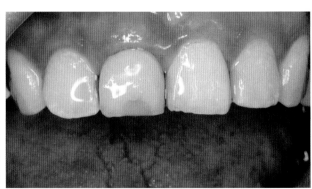

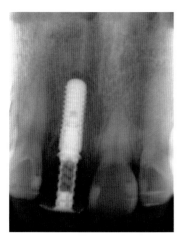

图4-1-40 术后根尖片随访

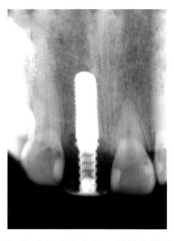

图4-1-41 术后7个月根尖片示11种植体骨结合良好

谐的扇贝状外形。

患者由于工作原因，种植7个月后复诊行永久修复，根尖片示种植体骨结合良好。取下11临时修复体，安装转移杆，21牙体预备，通过个性化穿龈轮廓的转移，制取聚醚印模。制取对颌藻酸盐印模，比色，拍摄比色照。

最终修复体三角

为获得更好的美学效果，选择钛基台及全瓷冠行最终修复。试戴11修复体，调整邻接及咬合，中央螺丝加力至35N，患者满意最终美学效果。

随访及维护

告知患者戴牙后注意事项，再次进行口腔卫生宣教，嘱定期复诊。

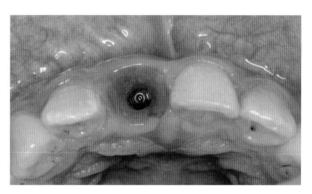

图4-1-42 术后7个月取下临时修复体，可见软组织健康，颊侧软组织厚度充足

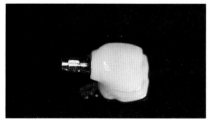
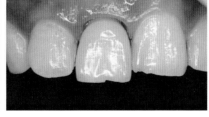
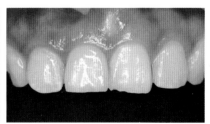

图4-1-43 钛基台+全瓷冠

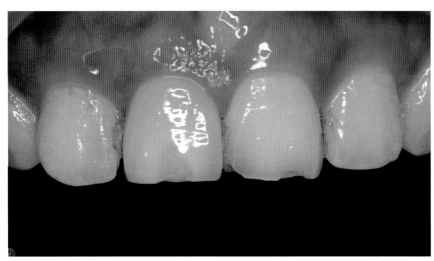 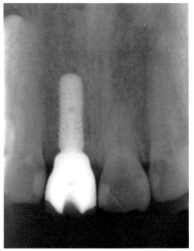

图4-1-44　术后4年随访显示骨及牙龈软组织情况良好

成功的即刻种植、即刻修复需要对病例的选择、外科及修复等各个环节做好把控，方能得到良好的治疗效果。

病例的选择

完整的唇侧骨板、健康无缺损的软组织、根尖方充足的可用骨量是上前牙区即刻种植成功的基础。美学风险评估表有助于医生完善检查，全面评估患者临床情况，合理高效地评估治疗风险及难度。

精准的外科操作

准确的三维位置和轴向是种植成功的重中之重，对于即刻种植，在拔牙窝进行窝洞预备和种植体植入，无疑增加了实现精准控制的难度，本病例通过自由手完成外科部分操作，增加了对医生临床经验的要求。导板、导航以及种植机器人等计算机辅助手段能够有效地辅助医生更加精准地完成外科操作，在此类病例具有更大的优势。

软硬组织的稳定

对于骨组织的稳定，需要尽可能满足以下条件：完整且有一定厚度的颊侧骨板、充足的跳跃间隙及间隙内植骨、健康无干扰的愈合过程。

软组织的稳定需要良好的软组织的质地和厚度：在软组织质地方面，至少2mm的角化龈宽度是必需的，大多数即刻种植病例都能满足。但在软组织厚度方面，则对医生提出了更高的要求。天然牙的牙龈厚度，即使为厚龈生物型，也仅为1~1.5mm；就种植修复而言，2~3mm的颊侧软组织厚度，对于软组织的健康及稳定至关重要。如何能够实现软组织厚度的增加？首先，在种植体偏腭侧植入的基础上，在牙槽嵴顶到龈缘这一段垂直向穿龈空间，需要临时修复体或愈合基台为软组织的增厚留出充足空间。其次，需要通过结缔组织移植或者"双区植骨"的方法来实现软组织厚度的增加。

美学区单颗前牙即刻种植、即刻修复一例

（本病例由任斌医生提供）

前言

本病例为上颌美学区单颗前牙种植修复的病例。患者6年前于外院做烤瓷牙冠，近1个月发现牙齿松动，来我院咨询。经临床检查和评估，患牙无法保留，唇侧骨壁完整。因年龄与工作的关系，患者完全无法接受缺牙期的存在，要求采取即刻种植、即刻修复的治疗方案。患者美学期望值高。

初诊情况

患者基本信息

性别：女

年龄：28岁

职业：幼师

主诉

上前牙松动1个月，就诊检查。

现病史

6年前外院做烤瓷牙冠，近1个月发现牙齿松动，影响美观，来我院咨询。

既往史

系统病史

否认系统病史。

牙科病史

见表4-1-7。

个人社会史

患者不吸烟、不嗜酒。

家族史

无特殊。

全身情况

无特殊。

口腔检查

口外检查（图4-1-45）

颌面部检查

面部比例协调，直面型，面部肤色正常。

颞下颌关节区检查

双侧关节活动度较对称，无疼痛及偏斜，开

表4-1-7 牙科病史调查表

牙周病史	□ 是 √ 否	正畸治疗史	□ 是 √ 否
修复治疗史	√ 是 □ 否	口腔外科治疗史	□ 是 √ 否
牙体牙髓治疗史	√ 是 □ 否	颞下颌关节治疗史	□ 是 √ 否
磨牙症	□ 是 √ 否	口腔黏膜治疗史	□ 是 √ 否
其他	无特殊		

口型无偏斜，肌肉无压痛，开口度正常。

口内检查（**图4-1-45**）

牙列检查

21烤瓷冠修复，颜色较邻牙偏暗，松动Ⅱ度，叩（－）。

牙体形态为方圆形，厚龈生物型。11、21牙龈曲线不对称，21龈缘低于11约1mm，无软组织缺损。

软组织检查

舌、口底、前庭沟、软硬腭、腺体等软组织及系带附着未见异常。

咬合检查

前牙深覆𬌗Ⅱ度，覆盖基本正常。

牙尖交错位时咬合较稳定，双侧咬合基本对称。

口内一般情况检查

菌斑（√）；牙石（×）；口臭（×）；溃疡/红肿/脓肿（×）。

影像学检查（**图4-1-46**）

曲面断层片和CBCT

21根中1/3见唇舌向折裂影像，根管内见高密度桩影像，唇侧骨板连续、完整，厚度约2.18mm。

21牙根与牙槽骨方向基本一致。

诊断

21根折。

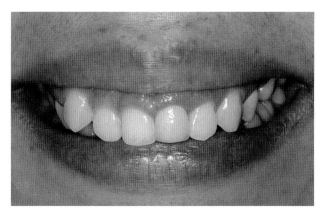

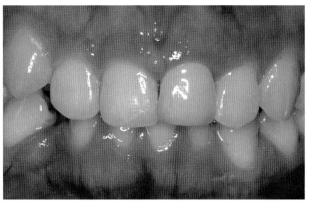

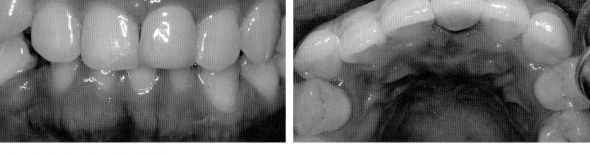

图4-1-45　初诊面下1/3照与口内照

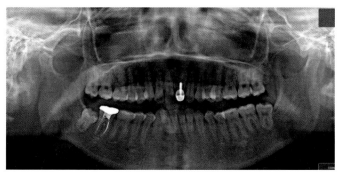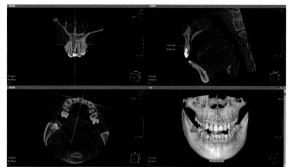

图4-1-46　术前曲面断层片和CBCT

治疗计划分析

根据以上信息，可得出如下**诊断阶段的3个三角**：

牙槽窝三角

该患者属于SRP分类中的Ⅲ型，牙根紧贴腭侧皮质骨壁。剩余骨量主要集中于牙槽窝的根尖和颊侧。

颊侧骨板三角

该患者颊侧骨板完整，无缺损，2.18mm厚。

颊侧软组织三角

该患者颊侧软组织无缺损，龈缘不对称，厚龈生物型。

患者因工作需求，21根折影响美观，且患者不接受缺牙期，希望尽快恢复，故选择即刻种植、即刻修复。

对患者行术前种植美学风险评估（表4-1-8）。告知患者术中及术后注意事项和可能的并发症，患者知情同意，签署知情同意书。

表4-1-8　种植美学风险评估

风险因素	低	中	高
健康状况	健康，免疫功能正常		免疫功能低下
吸烟习惯	不吸烟	少量吸烟（＜10支/天）	大量吸烟（＞10支/天）
患者美学期望值	低	中	高
笑线	低位	中位	高位
牙龈生物型	低弧线，厚龈生物型	中弧线，中厚龈生物型	高弧线，薄龈生物型
牙冠形态	方圆形	卵圆形	尖圆形
位点感染情况	无	慢性	急性
邻牙牙槽嵴高度	到接触点＜5mm	到接触点5.5～6.5mm	到接触点＞7mm
缺牙间隙的宽度	单颗牙＞7mm	单颗牙＜7mm	2颗牙或2颗牙以上
软组织解剖	软组织完整		软组织缺损
牙槽嵴解剖	无骨缺损	水平向骨缺损	垂直向骨缺损

具体治疗步骤

牙周治疗

口腔健康指导

口腔卫生宣教及指导。

牙周基础治疗

全口牙周洁治，控制菌斑。

种植外科治疗（图4-1-47和图4-1-48）

口内外消毒。手术过程中认真考量**外科植入阶段的3个三角**，进行操作：

牙槽窝根尖区域三角

局麻下小心微创拔除21，探查颊侧骨壁及整个牙槽窝完整，彻底搔刮牙槽窝。先锋钻定位，进入牙槽窝腭侧根尖区域4~5mm，指示杆指示植入方向及深度无误后，逐级备洞。

种植体三角

为获得更好的初期稳定性，选择Anthogyr Ø3.4mm×14mm锥形种植体1颗，通过恰当的外科制备流程与种植体的良好的自攻性，将种植体旋入备孔中，获得大于35N的初期稳定性。

种植体颊侧间隙三角

种植植入后，胎面观察可见种植体与颊侧骨板之间有2mm以上的跳跃间隙。在跳跃间隙内使用"双区植骨"技术，植入小颗粒低替代率猪源性的Purgo骨粉，压实。

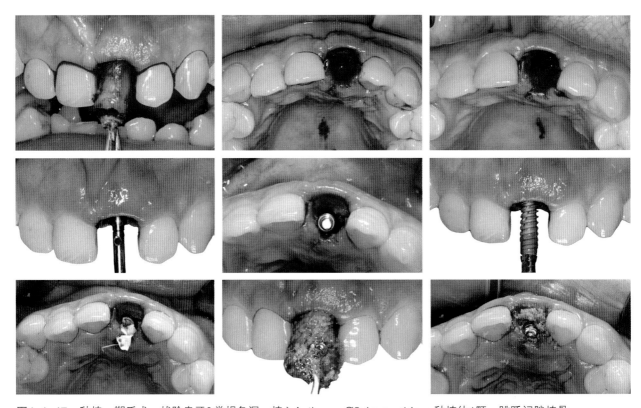

图4-1-47 种植一期手术：拔除患牙&常规备洞，植入Anthogyr Ø3.4mm×14mm种植体1颗，跳跃间隙植骨

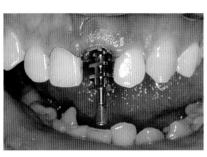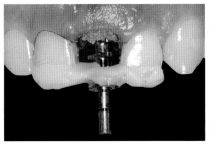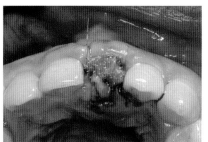

图4-1-48　术中转移种植体的三维位置，CGF+大直径愈合基台辅助关闭创口

种植修复治疗（图4-1-49 ~ 图4-1-57）

从即刻修复开始，认真考量**修复阶段的3个三角**，进行相应操作：

临时修复体三角

21术中转移后送加工厂制作螺丝固位的种植临时修复体，15N的扭力拧紧中央螺丝，再次调整临时修复体咬合，使咬合无接触。嘱患者定期复诊，观察种植体情况以及临时修复体对牙龈的诱导。

穿龈轮廓三角

通过11与21比对，利用临时修复体调整患者21穿龈轮廓，使21与11龈缘及轮廓对称，形成一致、和谐的扇贝状外形。5个月后，21种植体周围软组织基本趋于稳定，拟行永久修复，CBCT示种植体骨结合良好。取下21临时修复体，制作个性化转移杆，使用个性化托盘，进行穿龈轮廓的转移。双相一次法制取硅橡胶印模后，对颌制取藻酸盐印模，比色，拍摄比色照，送加工厂。

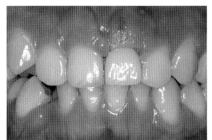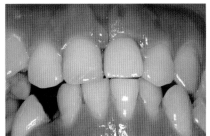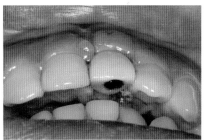

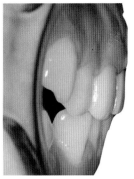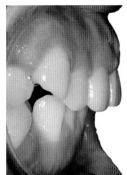

图4-1-49　术后72小时戴入临时修复体，前伸无干扰

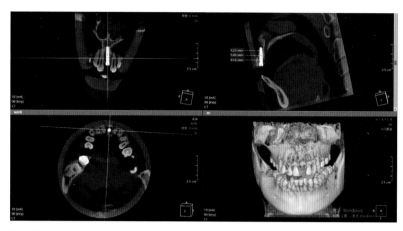

图4-1-50 术后即刻种植体CBCT检查：三维位置良好，跳跃间隙约3.16mm

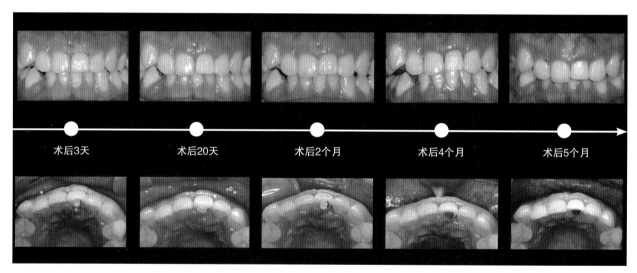

图4-1-51 术后临时修复体即刻戴入与各时间段的复查变化：其中术后4个月见龈缘向根方移动约1mm，经过关键轮廓的调整，恢复至与11龈缘一致的水平

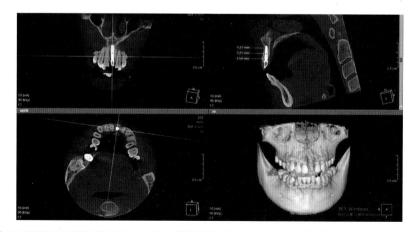

图4-1-52 术后5个月CBCT示21种植体骨结合良好，跳跃间隙稳定，无明显吸收改建

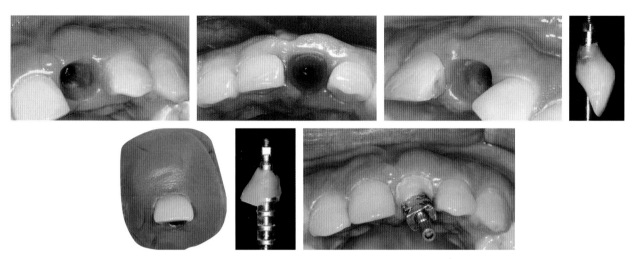

图4-1-53　21制作个性化转移杆，转移穿龈轮廓

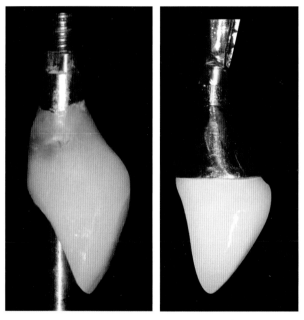

图4-1-54　钛基底+纯钛阳极化处理的个性化修复基台+全瓷冠

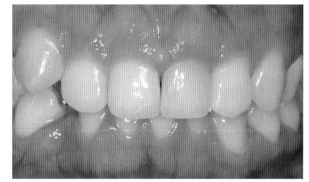

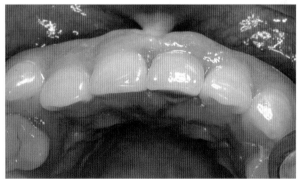

图4-1-55　戴入最终修复体

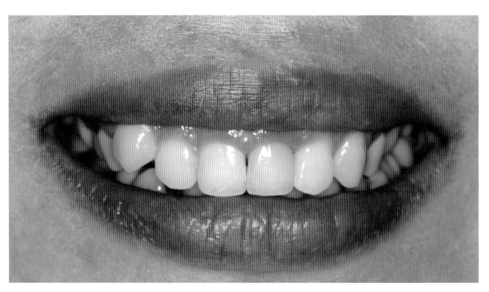

图4-1-56 戴牙后口外照

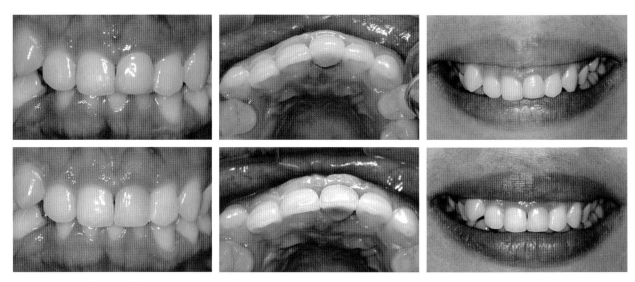

图4-1-57 术前、术后的效果对比

最终修复体三角

由于种植体三维位置良好，可以实现螺丝固位，所以按照螺丝固位的义齿制作要求，完成最终修复体的制作。最终修复基台选择钛基底的纯钛个性化基台，表面进行阳极化处理。

讨论

本病例患者的条件符合ITI口腔种植临床指南中对美学区即刻种植适应证的要求，虽然高笑线、龈缘位置不协调使得本病例的美学修复难度变得更为复杂，但进行常规的微创拔牙、种植体植入以及跳跃间隙植骨、即刻修复进行穿龈轮廓塑形等，仍实现了良好的唇侧丰满度的保持。这提示，在美学区即刻种植中，尤其是美学风险高的病例中，适应证的严格把控是获得良好效果的重中之重。

根据种植体负荷时机的分类，术后1周内戴入临时修复体均属于即刻修复。本病例因无椅旁技师，外送加工厂后3天进行戴牙，实现了术后的即刻修复。但是，根据随访可以发现，龈缘的位置发生了根向移位的变化，后期调整后恢复到与邻牙一致的水平。这提示，初始戴牙时，修复医生参考的未来修复体龈缘的位置可能偏根方，导致关键轮廓的位置随之根向移动，造成龈缘退缩。所以，在即刻临时修复体塑形的时候，除了要注意修复体轮廓的形态，更要先确认好未来修复体龈缘的位置，再进行轮廓的调整。

即刻修复联合"双区植骨"技术，对于即刻种植术后软组织轮廓的维持可能更有优势。二期种植三维位置转移之前，应确认目前的穿龈轮廓及牙冠形态是否满足临床与患者的需求，若需要调整，应在调整后再进行个性化的穿龈轮廓的转移。

美学区的病例需要中长期的随访才能判定是否为真正的成功，所以，后续的随访与维护同样重要。

病例5 新颖种植体设计在美学区单颗前牙即拔即种、即刻修复一例

（本病例由季超医生提供）

前言

本病例为利用新颖设计的种植体，在上颌美学区单颗前牙种植修复病例。患者为航空公司飞行员，右上中切牙因牙根外吸收、无法保留而转诊来，希望进行固定种植修复治疗。因工作关系，患者无法接受缺牙期的存在，要求采取即拔即种、即刻修复的治疗方案。患者美学期望值高。

初诊情况

患者基本信息

性别：男
年龄：46岁
职业：飞行员

主诉

右上中切牙因牙根外吸收而无法保留，希望进行固定种植修复治疗。

现病史

右上中切牙的内吸收已存在多年，近几个星期出现牙龈溢脓情况。

既往史

系统病史

否认系统病史。

牙科病史

见表表4-1-9。

个人社会史

患者不吸烟、不嗜酒。

家族史

无特殊。

全身情况

无特殊。

口腔检查

口外检查（图4-1-58）

颌面部检查
面部比例协调，直面型，面部肤色正常。

颞下颌关节区检查
双侧关节活动度较对称，无疼痛及偏斜，开口型无偏斜，肌肉无压痛，开口度正常。

表4-1-9 牙科病史调查表

牙周病史	□是 √否	正畸治疗史	□是 √否
修复治疗史	□是 √否	口腔外科治疗史	□是 √否
牙体牙髓治疗史	√是 □否	颞下颌关节治疗史	□是 √否
磨牙症	□是 √否	口腔黏膜治疗史	□是 √否
其他	无特殊		

口内检查（**图4-1-59**）

牙列检查

11牙根外吸收，吸收部分均为腭侧骨缘下，预后不佳。

牙体形态为方圆形。11、21牙龈曲线对称，无软组织缺损。

下前牙牙列拥挤。

软组织检查

厚龈生物型。

咬合检查

前牙覆𬌗覆盖基本正常。

牙尖交错位时咬合较稳定，双侧咬合基本对称。

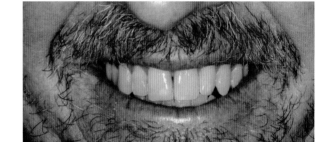

图4-1-58 初诊面下1/3照

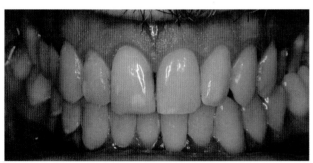

图4-1-59 初诊口内照

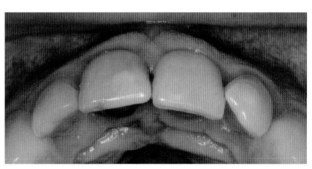

口内一般情况检查

菌斑（√）；牙石（√）；口臭（×）；溃疡/红肿/脓肿（√）。

影像学检查（**图4-1-60**）

根尖片及CBCT矢状图

11之前有根管治疗填充物，牙根中部1/3处有阴影。牙根腭侧的外吸收侵入根管治疗填充物。

CBCT

11唇侧骨板连续、完整。

11、21牙根与牙槽骨方向呈一定夹角。

11唇侧牙槽骨上部略微凹陷，唇舌向厚度约8mm，近远中向宽度约8mm。

诊断

11牙根外吸收。

治疗计划分析

根据以上信息，可得出如下**诊断阶段的3个三角**：

牙槽窝三角

该患者属于SRP分类中的Ⅰ型，牙根紧贴颊侧皮质骨壁。剩余骨量主要集中于牙槽窝的根尖和腭侧。

117

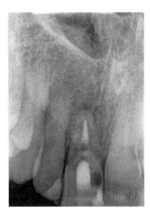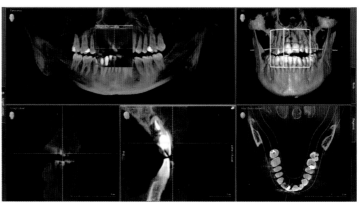

图4-1-60　术前根尖片和CBCT

颊侧骨板三角

该患者颊侧骨板完整，无缺损，厚约1mm。

颊侧软组织三角：该患者颊侧软组织无缺损，11、21龈缘对称，厚龈生物型。

患者因工作需求，11牙根外吸收严重，预后不佳，且患者不接受缺牙期，希望尽快恢复，故选择即刻种植、即刻修复。

对患者行术前种植美学风险评估（表4-1-10）。告知患者术中及术后注意事项和可能的并发症，患者知情同意，签署知情同意书。

表4-1-10　种植美学风险评估

风险因素	低	中	高
健康状况	健康，免疫功能正常		免疫功能低下
吸烟习惯	不吸烟	少量吸烟（＜10支/天）	大量吸烟（＞10支/天）
患者美学期望值	低	中	高
笑线	低位	中位	高位
牙龈生物型	低弧线，厚龈生物型	中弧线，中厚龈生物型	高弧线，薄龈生物型
牙冠形态	方圆形	卵圆形	尖圆形
位点感染情况	无	慢性	急性
邻牙牙槽嵴高度	到接触点＜5mm	到接触点5.5～6.5mm	到接触点＞7mm
缺牙间隙的宽度	单颗牙＞7mm	单颗牙＜7mm	2颗牙或2颗牙以上
软组织解剖	软组织完整		软组织缺损
牙槽嵴解剖	无骨缺损	水平向骨缺损	垂直向骨缺损

具体治疗步骤

牙周治疗

口腔健康指导

口腔卫生宣教及指导。

牙周基础治疗

全口牙周洁治，控制菌斑。

种植外科治疗（图4-1-61和图4-1-62）

口内外消毒。手术过程中认真考量**外科植入阶段的3个三角**，进行操作：

牙槽窝根尖区域三角

局麻下微创拔除11，探查颊侧骨壁及整个牙槽窝完整，彻底搔刮牙槽窝。先锋钻定位，进入牙槽窝腭侧根尖区域4～5mm，指示杆指示植入方向及深度无误后，逐级备洞。

种植体三角

为获得更好的初期稳定性，选择自攻性强的、适合即刻种植、即刻修复的种植体设计。Southern Inverta Co-Axis Deep Conical Connection倒锥形种植体，其设计特点如下：

- 倒锥形设计，种植体根部螺纹深度大，有很强的自攻性，能够锚定拔牙窝腭侧及根方的牙槽骨，取得可预期的高初期稳定性
- 种植体中部为直径最大部分，能够很好地锚定拔牙窝根方的皮质骨，帮助取得高初期稳定性
- 种植体冠部直径较小，由于即刻种植的初期稳定性并非来自拔牙窝冠方，因此种植体冠部较小的直径，非但不影响植入初期稳定性，而且能够为颊侧骨板及软组织提供更多的生长空间，有利于种植体的长期健康及美学稳定

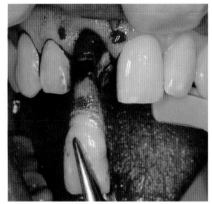
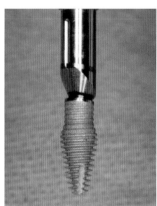
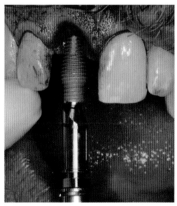
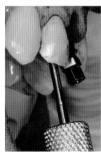
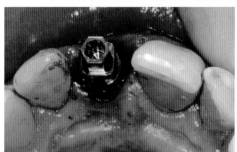

图4-1-61　种植一期手术：微创拔除患牙11及备洞，植入Southern Inverta Co-Axis Deep Conical Connection Ø3.5～4.5mm×11.5mm种植体1颗

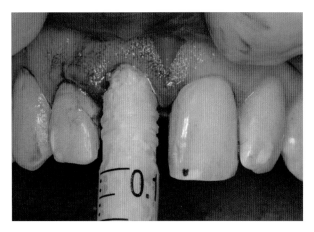

图4-1-62 拔牙窝内植入SureOss同种异体骨粉

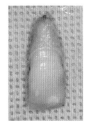
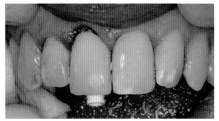

图4-1-63 利用患牙的自然牙冠，在口内连接到临时基台上

- 从冠部到根部，种植体表面粗糙度由低粗糙度到中度粗糙度，进一步减少因种植体边缘骨吸收而导致的种植体暴露以及菌斑堆积
- 种植体自带12°的转角，方便取得修复体的传统螺丝固位方式

此次种植手术，选择了Southern Inverta Co-Axis Deep Conical Connection Ø3.5~4.5mm×11.5mm倒锥形种植体1颗，成功获得大于50N的初期稳定性。

种植体颊侧间隙三角

种植体植入后，可见种植体与颊侧骨板之间有2mm以上的跳跃间隙。在种植体与颊侧骨壁之间的拔牙窝间隙内用"双区植骨"技术，植入小颗粒的SureOss同种异体骨粉，轻度压实，将薄壁型颊侧骨板转为厚壁型颊侧骨板。

种植修复治疗（图4-1-63~图4-1-68）

从即刻修复开始，认真考量**修复阶段的3个三角**，进行相应操作：

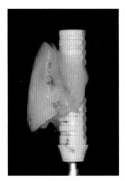
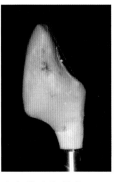
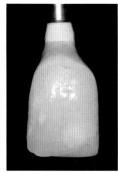
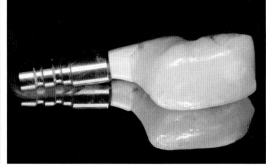

图4-1-64 在口外获得良好的穿龈轮廓

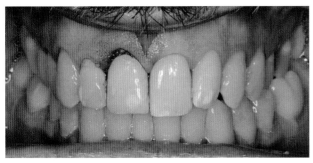
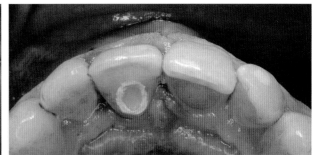

图4-1-65　完成即刻种植、即刻修复治疗的当天

临时修复体三角

利用拔除的患牙11的自然牙冠、临时修复基台以及流动树脂，在口内制作临时修复体。

穿龈轮廓三角

当11牙冠与修复基台通过流动树脂连接后，再将临时基台和牙冠取出口外，将流动树脂挤在临时基台的周围，进行塑形抛光，获得龈下凹型、龈缘扇贝状的穿龈轮廓。手术后3.5个月，

11种植体周围软组织基本趋于稳定后拟行永久修复。取下11临时修复体，安装转移杆，迅速在转移杆周围挤入流动树脂，制作个性化穿龈轮廓的转移杆，再制取聚醚硅橡胶印模。制取对颌藻酸盐印模，比色，拍摄比色照。

最终修复体三角

最终修复体为螺丝固位的氧化锆加钛基底的牙冠，加上颊侧上釉。

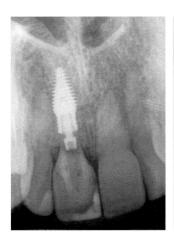
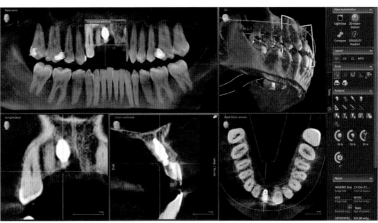

图4-1-66　术后种植体根尖片及CBCT矢状图

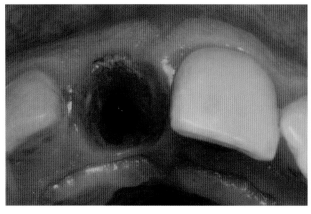
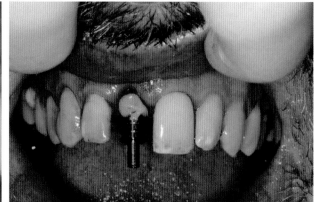

图4-1-67　制作个性化穿龈轮廓的转移杆，进行取模

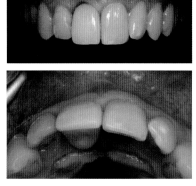
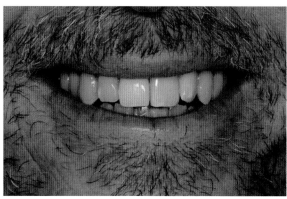
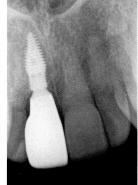

图4-1-68　氧化锆加钛基底的牙冠口内照、口外照以及根尖片

病例6 上颌前牙外伤后即刻种植病例

（本病例由撒悦医生提供）

前言

本病例为一例前牙外伤的年轻患者，通过拔牙后即刻种植，并采用临时修复体对软组织穿龈轮廓塑形，同时采用数字化个性印模技术精确复制穿龈轮廓形态，最终修复后粉白美学效果理想。

初诊情况

患者基本信息

性别：男
年龄：32岁
职业：程序员

主诉

上颌前牙外伤3天。

现病史

患者3天前上颌前牙受外伤导致冠根折，折断的冠部已于我院牙体牙髓科去除。今来我科就诊，要求恢复美观及功能。

既往史

系统病史

否认系统病史。

牙科病史

见表4-1-11。

个人社会史

否认吸烟饮酒等，有饮茶习惯。

家族史

无特殊。

全身情况

无特殊。

口腔检查

口外检查（图4-1-69）

可见面部对称，面部比例协调，凸面型，低位笑线，颞下颌关节检查无异常。

表4-1-11 牙科病史调查表

牙周病史	□是 √否	正畸治疗史	□是 √否
修复治疗史	□是 √否	口腔外科治疗史	□是 √否
牙体牙髓治疗史	√是 □否	颞下颌关节治疗史	□是 √否
磨牙症	□是 √否	口腔黏膜治疗史	□是 √否
其他	无特殊		

口内检查（图4-1-70和图4-1-71）

牙列检查

11冠根折，唇侧可见少量残留牙本质，其余部分均折裂至根部，根管口可见暂封物，叩（＋），松动（－）。

18颊倾，38远中龋坏，48窝沟龋，余留牙未见明显异常。

口腔卫生状况良好，无明显软垢、牙石，上颌前牙舌侧少量色素沉着，探诊不出血。

软组织检查

11周围软组织轻度红肿，探之轻度疼痛，不出血。其余均未见异常。

咬合检查

双侧磨牙为中性关系，前牙为浅覆𬌗、浅覆盖。

牙尖交错位时，咬合稳定，双侧咬合基本对称。

口内一般情况检查

菌斑（√）；牙石（√）；口臭（×）；溃疡/红肿/脓肿（×）。

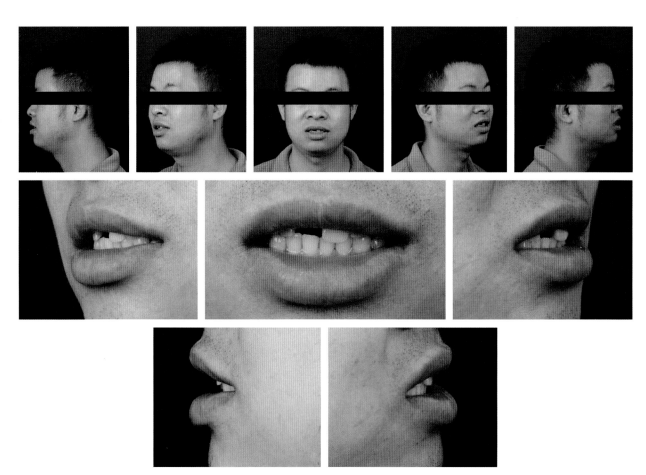

图4-1-69　初诊面像照和面下1/3照

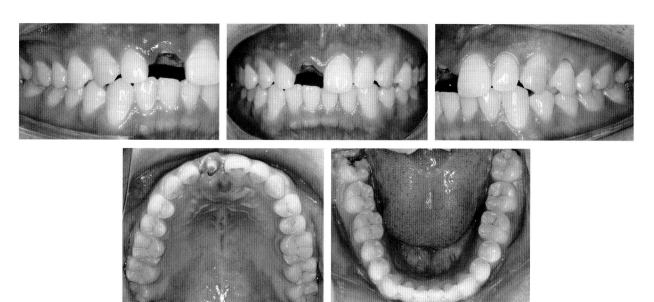

图4-1-70 初诊口内照

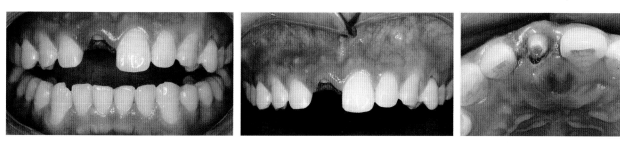

图4-1-71 11术前照

影像学检查（图4-1-72）

CBCT

11冠根折，高密度影为暂封物。

11唇侧牙槽骨约1mm。

11冠根折。

38、48龋病。

根据以上信息，可得出如下**诊断阶段的3个三角**：

牙槽窝三角

该患者属于SRP分类中的Ⅰ型，牙根紧贴颊侧皮质骨壁。剩余骨量主要集中于牙槽窝的根尖和腭侧。

颊侧骨板三角

该患者颊侧骨板完整，无缺损，约1mm厚。

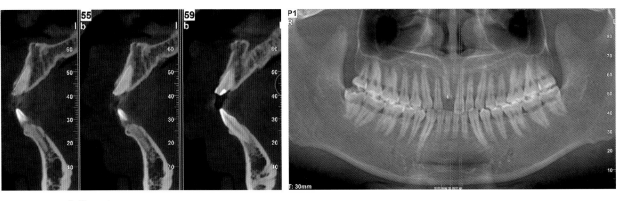

图4-1-72 术前CBCT

表4-1-12 种植美学风险评估

风险因素	低	中	高
健康状况	健康，免疫功能正常		免疫功能低下
吸烟习惯	不吸烟	少量吸烟（<10支/天）	大量吸烟（>10支/天）
患者美学期望值	低	中	高
笑线	低位	中位	高位
牙龈生物型	低弧线，厚龈生物型	中弧线，中厚龈生物型	高弧线，薄龈生物型
牙冠形态	方圆形	卵圆形	尖圆形
位点感染情况	无	慢性	急性
邻牙牙槽嵴高度	到接触点<5mm	到接触点5.5~6.5mm	到接触点>7mm
缺牙间隙的宽度	单颗牙>7mm	单颗牙<7mm	2颗牙或2颗牙以上
软组织解剖	软组织完整		软组织缺损
牙槽嵴解剖	无骨缺损	水平向骨缺损	垂直向骨缺损

颊侧软组织三角

该患者颊侧软组织无缺损，11、21龈缘对称，薄龈生物型。

对患者行术前种植美学风险评估（表4-1-12）。告知患者术中及术后注意事项和可能的并发症，患者知情同意，签署知情同意书。

牙周治疗

口腔健康指导

口腔卫生宣教及指导。

牙周基础治疗

全口牙周洁治，控制菌斑。

种植外科治疗（图4-1-73～图4-1-76）

口内外消毒。手术过程中认真考量**外科植入阶段的3个三角**，进行操作：

牙槽窝根尖区域三角

局麻下小心微创拔除11，探查颊侧骨壁及整个牙槽窝完整，彻底搔刮牙槽窝。先锋钻定位，进入牙槽窝腭侧根尖区域4～5mm，指示杆指示植入方向及深度无误后，逐级备洞。

种植体三角

为获得更好的初期稳定性，选择NobelActive Ø3.5mm×13mm锥形种植体1颗，通过种植体自攻性旋入备孔中，获得大于35N的初期稳定性。

种植体颊侧间隙三角

安装种植体覆盖螺丝后，可见种植体与颊侧骨板之间有2mm以上的跳跃间隙。在种植体与颊侧骨壁之间的拔牙窝间隙内用"双区植骨"技术，植入小颗粒低替代率的Bio-Oss骨粉，轻度

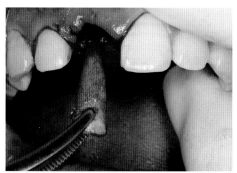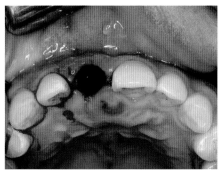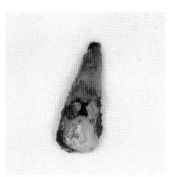

图4-1-73　使用尽量轻柔、微创的方式拔除11

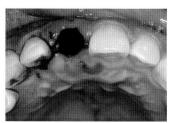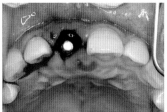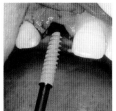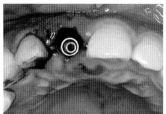

图4-1-74　种植窝洞预备、指示杆及种植体植入

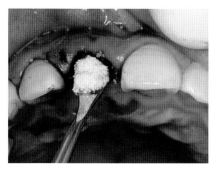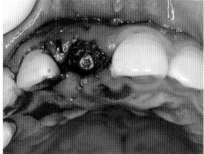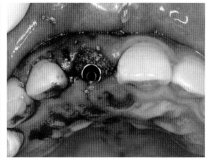

图4-1-75　拔牙窝内植入Bio-Oss骨粉

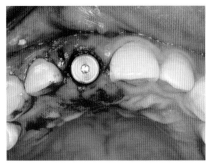 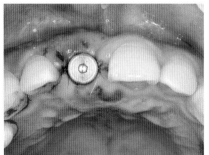 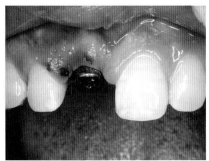

图4-1-76　旋入愈合基台,封闭拔牙创口

压实,变相将薄壁型颊侧骨板转为厚壁型颊侧骨板。

种植修复治疗 (图4-1-77 ~ 图4-1-86)

从过渡性修复开始,认真考量**修复阶段的3个三角**,进行相应操作:

临时修复体三角

一期手术后,患者未决定行临时修复。5个月后复诊,CBCT示种植体骨结合良好,为获得更好的穿龈轮廓,患者决定行过渡义齿修复。11取模口外间接法制作种植临时修复体用于牙龈塑形,用15N的力螺丝固位11种植临时修复体,调整临时修复体穿龈轮廓及咬合,使咬合无接触。

穿龈轮廓三角

临时修复体佩戴2周后,11龈缘位于21龈缘冠向2mm处,故继续复诊调改临时修复体穿龈轮廓,最终使11、21形成一致、和谐的扇贝状外形。

11种植体周围软组织基本趋于稳定后拟行永久修复,取下11临时修复体,安装扫描杆,通过制取数字化口扫印模进行个性化穿龈轮廓的转移。比色,拍摄比色照。

最终修复体三角

将11基台以35N的力固位,试戴11全冠,调整邻接及咬合,患者满意最终美学效果。抛光,消毒,去除多余粘接剂,粘接固位全瓷冠,保证修复体稳定预后。

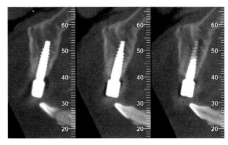 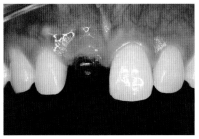 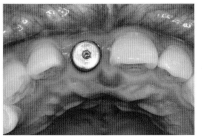

图4-1-77　术后5个月CBCT、软组织及轮廓情况

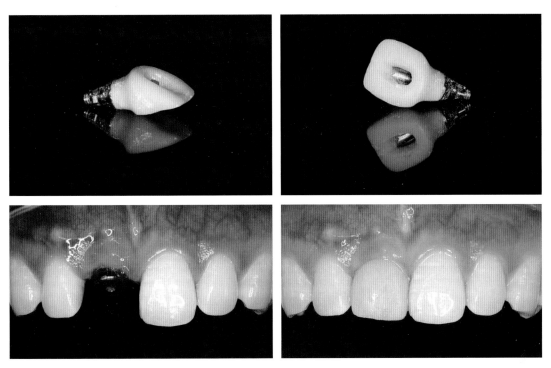

图4-1-78 临时修复体制作佩戴，嘱患者定期复诊，观察种植体情况及临时修复体对牙龈的诱导

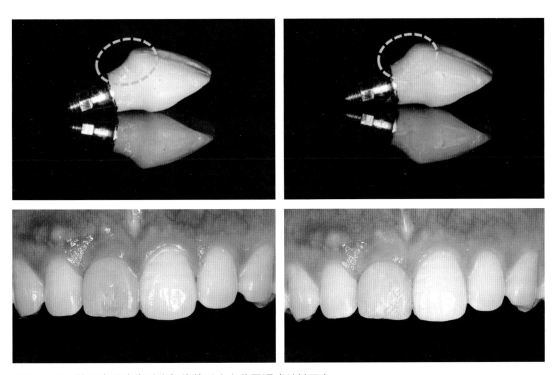

图4-1-79 第二次调改临时修复体前后（小范围调改关键区）

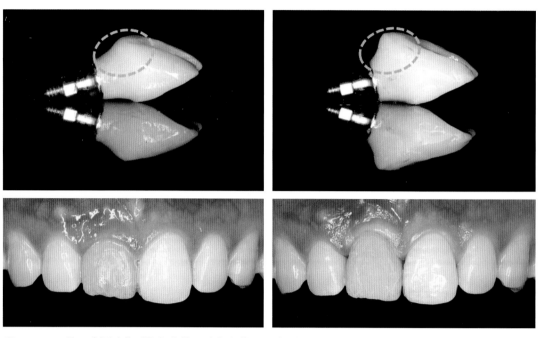

图4-1-80　第三次调改临时修复体前后（较大范围调改关键轮廓区及次要轮廓区）

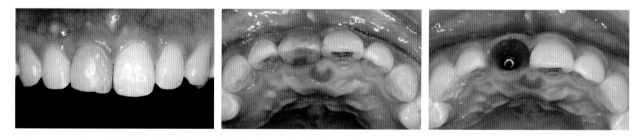

图4-1-81　第三次调改临时修复体2周后的软组织、唇侧轮廓以及穿龈轮廓

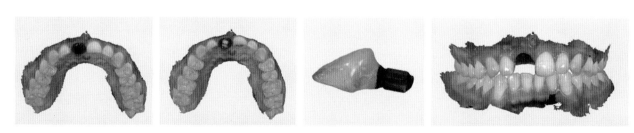

图4-1-82　数字化印模

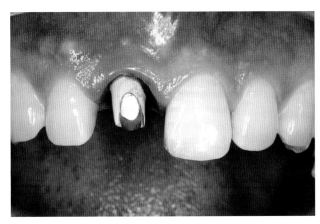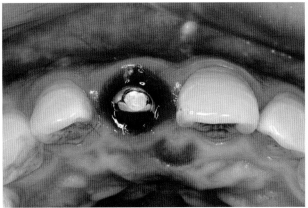

图4-1-83 戴牙

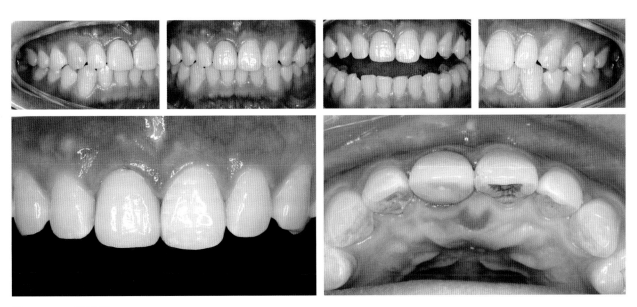

图4-1-84 戴牙后

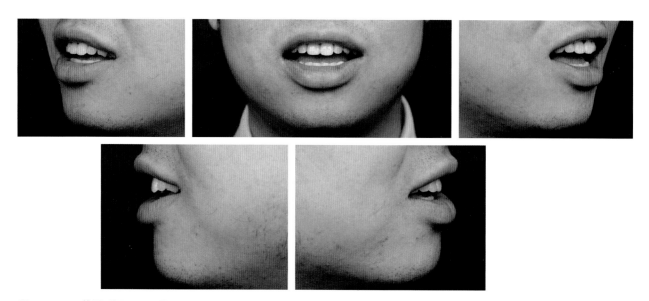

图4-1-85　戴牙后面下1/3照

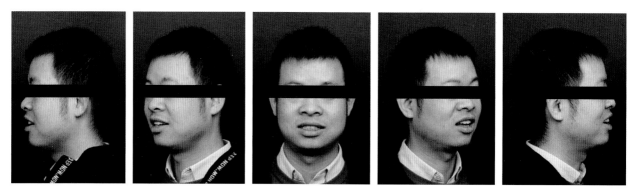

图4-1-86　戴牙后面像照

讨论

　　即刻种植能减少患者缺牙时间，保留缺牙唇侧骨板，维持缺牙周围软组织自然形态，满足患者的美学需求。不翻瓣术式可降低手术创伤、减轻患者术后反应。同时减少就诊次数、提高患者就诊体验。

　　在本病例中，一期术后5个月复查时，种植牙龈缘位于邻牙冠方，通过调改临时修复体关键轮廓区突度，模仿邻牙突度，一步一步诱导龈缘至与邻牙同一水平线，同时次要轮廓区始终设计为凹形，避免对软组织产生过多的压迫，通过对穿龈轮廓的调改，辅助种植体周围形成了与天然牙相似的软组织轮廓，诱导牙龈成形。

　　本病例使用数字化个性化印模技术，其精确复制穿龈轮廓形态，辅助呈现与维持较好的粉白美学效果。

4.2 唇侧骨板完整–软组织移植–同期

病例1 美学区单颗前牙即拔即种、即刻修复一例

（本病例由撒悦医生提供）

前言

本病例为上颌美学区前牙外伤病例。患者1天前因和同伴嬉闹互相推搡，摔倒在地，导致上前牙折断，严重影响其美观及工作，特来我院求诊。经临床检查和评估，右上中切牙无法保留，其唇侧骨壁基本完整。因工作关系，患者完全无法接受缺牙期的存在，要求采取即拔即种、即刻修复的治疗方案。患者美学期望值高。

初诊情况

患者基本信息

性别：女

年龄：23岁

职业：空中乘务员

主诉

上前牙因外伤折断影响美观及发音1天。

现病史

1天前，患者因和同伴嬉闹互相推搡，摔倒在地，导致上前牙折断，严重影响其美观及工作，特来我院求诊。

既往史

系统病史

否认系统病史。

牙科病史

见表4-2-1。

个人社会史

患者不吸烟、不嗜酒。

家族史

无特殊。

全身情况

因外伤对其容貌及工作的影响，精神焦虑。无其他症状。

口腔检查

口外检查（图4-2-1）

颌面部检查

面部比例协调，直面型，面部肤色正常，左侧面部及口周围有擦伤。

表4-2-1 牙科病史调查表

牙周病史	□是 √否	正畸治疗史	□是 √否
修复治疗史	□是 √否	口腔外科治疗史	□是 √否
牙体牙髓治疗史	□是 √否	颞下颌关节治疗史	□是 √否
磨牙症	□是 √否	口腔黏膜治疗史	□是 √否
其他	无特殊		

颞下颌关节区检查

双侧关节活动度较对称，无疼痛及偏斜，开口型无偏斜，肌肉无压痛，开口度约4.3cm。

口内检查（**图4-2-2和图4-2-3**）

牙列检查

11近中折裂至龈下2~3mm，牙髓暴露，叩（＋）。21唇侧倾斜，切端缺损，髓腔暴露，叩（＋）。31、32、41、42舌侧倾斜。口内未见修复体。

牙体形态为尖圆形，薄龈生物型。11、21牙龈曲线对称，无软组织缺损。

下前牙牙列拥挤。

软组织检查

上唇轻度擦伤及红肿，舌、口底、前庭沟、软硬腭、腺体等软组织及系带附着未见异常。

咬合检查

前牙覆𬌗覆盖基本正常。

牙尖交错位时咬合较稳定，双侧咬合基本对称。

口内一般情况检查

菌斑（√）；牙石（√）；口臭（×）；溃疡/红肿/脓肿（×）。

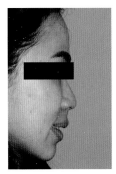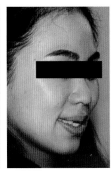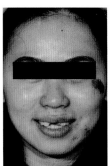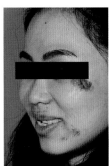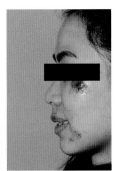
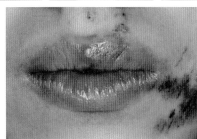

图4-2-1 初诊面像照和面下1/3照

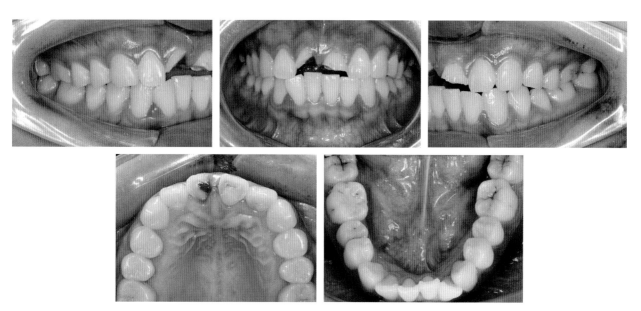

图4-2-2 初诊口内照

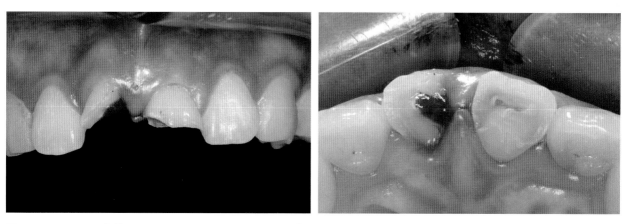

图4-2-3 11、21术前照

影像学检查（图4-2-4）

根尖片

11、21未根充，根尖无暗影。

11切端折裂，近中折裂至骨下，已穿髓；21切端折裂至髓腔。

CBCT

11、21唇侧骨板连续、完整。

11、21牙根与牙槽骨方向基本一致。

11唇侧牙槽骨上部略微凹陷，唇舌向厚度约7.5mm，近远中向宽度约7mm。

诊断

11、21牙体缺损。

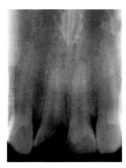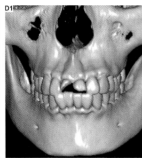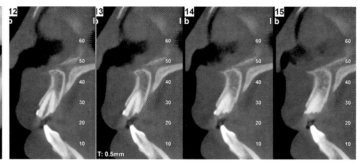

图4-2-4　术前根尖片和CBCT

治疗计划分析

根据以上信息，可得出如下**诊断阶段的3个三角**：

牙槽窝三角

该患者属于SRP分类中的Ⅰ型，牙根紧贴颊侧皮质骨壁。剩余骨量主要集中于牙槽窝的根尖和腭侧。

颊侧骨板三角

该患者颊侧骨板完整，无缺损，约1mm厚。

颊侧软组织三角

该患者颊侧软组织无缺损，11、21龈缘对称，薄龈生物型。

患者因工作需求，11、21冠折严重影响美观及发音，且患者不接受缺牙期，希望尽快恢复，故选择即刻种植、即刻修复。

对患者行术前种植美学风险评估（表4-2-2）。告知患者术中及术后注意事项和可能的并发症，患者知情同意，签署知情同意书。

表4-2-2　种植美学风险评估

风险因素	低	中	高
健康状况	健康，免疫功能正常		免疫功能低下
吸烟习惯	不吸烟	少量吸烟（＜10支/天）	大量吸烟（＞10支/天）
患者美学期望值	低	中	高
笑线	低位	中位	高位
牙龈生物型	低弧线，厚龈生物型	中弧线，中厚龈生物型	高弧线，薄龈生物型
牙冠形态	方圆形	卵圆形	尖圆形
位点感染情况	无	慢性	急性
邻牙牙槽嵴高度	到接触点＜5mm	到接触点5.5～6.5mm	到接触点＞7mm
缺牙间隙的宽度	单颗牙＞7mm	单颗牙＜7mm	2颗牙或2颗牙以上
软组织解剖	软组织完整		软组织缺损
牙槽嵴解剖	无骨缺损	水平向骨缺损	垂直向骨缺损

牙周治疗

口腔健康指导

口腔卫生宣教及指导。

牙周基础治疗

全口牙周洁治，控制菌斑。

牙体治疗

21行根管治疗后，置入纤维桩，进行牙体预备。

种植外科治疗（图4-2-5～图4-2-8）

口内外消毒。手术过程中认真考量**外科植入阶段的3个三角**，进行操作：

牙槽窝根尖区域三角

局麻下小心微创拔除21，探查颊侧骨壁及整个牙槽窝完整，彻底搔刮牙槽窝。先锋钻定位，进入牙槽窝腭侧根尖区域4～5mm，指示杆指示植入方向及深度无误后，逐级备洞。

种植体三角

为获得更好的初期稳定性，选择NobelActive Ø3.5mm×13mm锥形种植体1颗，通过种植体自攻性旋入备孔中，获得大于35N的初期稳定性。

种植体颊侧间隙三角

安装种植体覆盖螺丝后，可见种植体与颊侧骨板之间有2mm以上的跳跃间隙。在种植体与颊侧骨壁之间的拔牙窝间隙内用"双区植骨"技术，植入小颗粒低替代率的Bio-Oss骨粉，轻度压实，变相将颊侧骨板转为厚壁型颊侧骨板。考

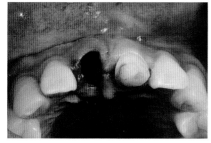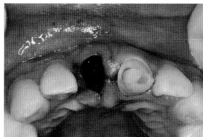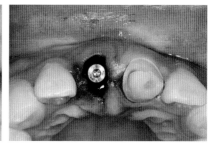

图4-2-5　种植一期手术：拔除患牙&常规备洞，植入NobelActive Ø3.5mm×13mm种植体1颗

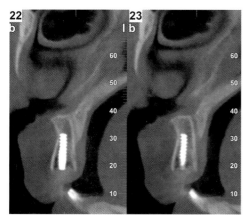

图4-2-6　术中植骨前CBCT

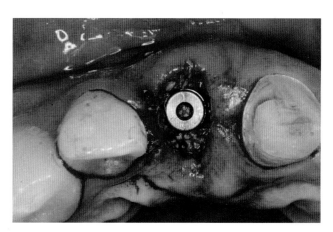

图4-2-7　拔牙窝内植入Bio-Oss骨粉

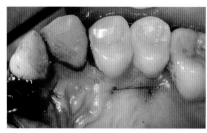
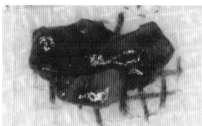
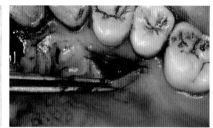
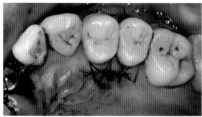
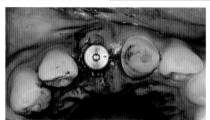

图4-2-8 软组织移植封闭拔牙创口

虑到患者为薄龈生物型，为避免以后可能出现的牙龈退缩，术中在24、25腭侧行一横行切口获取中厚瓣，行上皮下结缔组织移植增厚牙龈并辅助封闭拔牙创口。

种植修复治疗（图4-2-9～图4-2-21）

从即刻修复开始，认真考量**修复阶段的3个三角**，进行相应操作：

临时修复体三角

11取模口外间接法制作种植临时修复体，因21已行牙体预备，先制作11、21临时单端桥行临时修复，调整咬合，使咬合无接触。待种植体支持式临时修复体制作完成后更换掉11、21单端桥，用15N的力螺丝固位11种植临时修复体，涂布临时粘接剂粘接固位21临时修复体，再次调整临时修复体咬合，使咬合无接触。嘱患者定期复诊，观察种植体情况及临时修复体对牙龈的诱导。

穿龈轮廓三角

通过11与21比对，利用临时修复体调整患者11穿龈轮廓，使11、21尽量对称，形成一致、和谐的扇贝状外形。

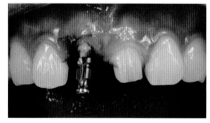
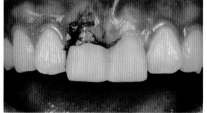
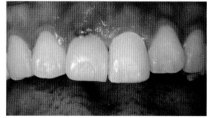

图4-2-9 临时修复体制作

拔牙前	即刻种植后	术后1个月	术后5个月

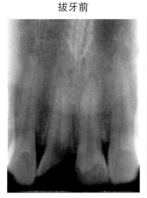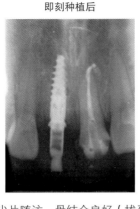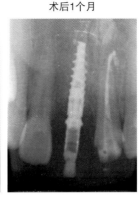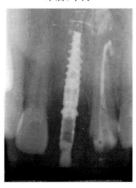

图4-2-10 术前及术后种植体根尖片随访：骨结合良好（拔牙前、即刻种植后、术后1个月、术后5个月）

11种植体周围软组织基本趋于稳定后拟行永久修复，根尖片示种植体骨结合良好。取下11临时修复体，安装转移杆，21牙体预备，通过个性化穿龈轮廓的转移，制取聚醚硅橡胶印模。制取对颌藻酸盐印模，比色，拍摄比色照。

最终修复体三角

为获得更好的美学效果，选择钛基底氧化锆基台及全瓷冠行最终修复。为尽量避免粘接剂的残留，11最终修复基台边缘应位于龈下1mm以内，可在基台就位导板辅助下，试戴修复基台以探查基台边缘，并在正式粘接前于口外制作粘接代型以去除多余粘接剂。

将11基台以35N的力固位，试戴11、21全冠，调整邻接及咬合，患者满意最终美学效果。抛光，消毒，去除多余粘接剂，粘接固位全瓷冠，保证修复体稳定预后。

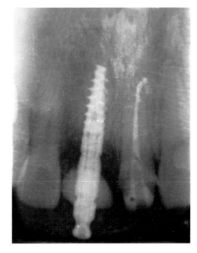

图4-2-11 术后根尖片示11种植体骨结合良好，21根尖周无明显暗影

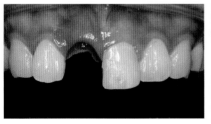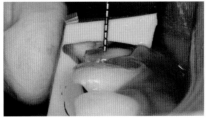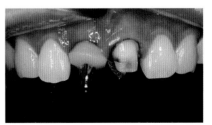

图4-2-12 11制作个性化转移杆，21牙体预备，印模制取

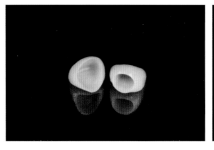
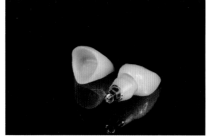
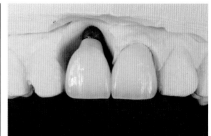

图4-2-13　氧化锆个性化基台+全瓷冠

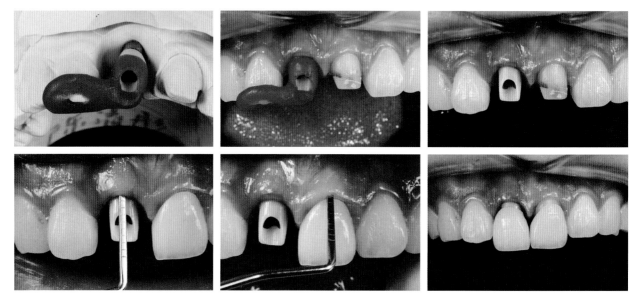

图4-2-14　戴牙

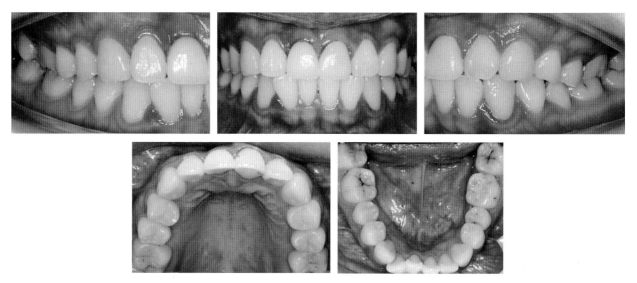

图4-2-15　戴牙后

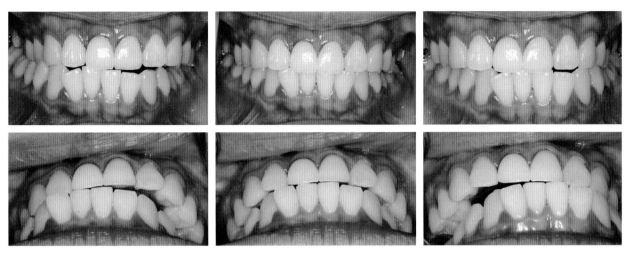

图4-2-16　戴牙后咬合检查

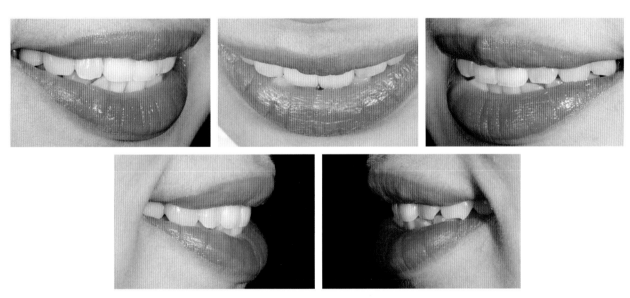

图4-2-17　戴牙后口外照

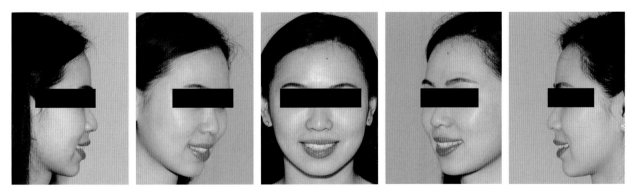

图4-2-18　戴牙后面像照

随访及维护

告知患者戴牙后注意事项，再次进行口腔卫生宣教，嘱定期复诊。

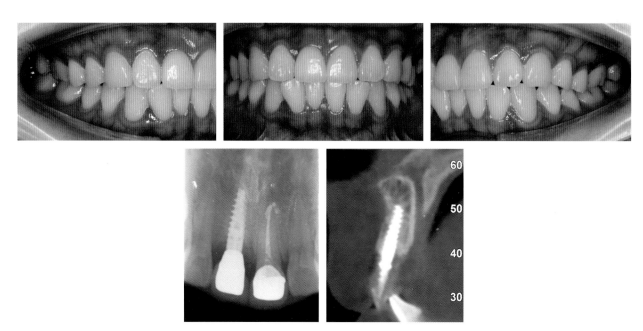

图4-2-19 术后2年随访示骨及牙龈软组织情况良好，唇侧丰满度良好

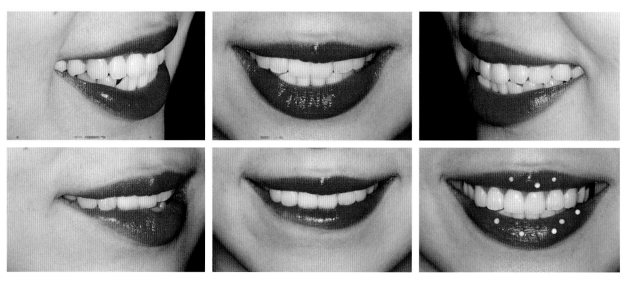

图4-2-20 术后2年面下1/3照

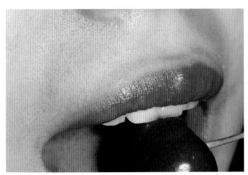
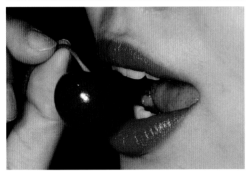
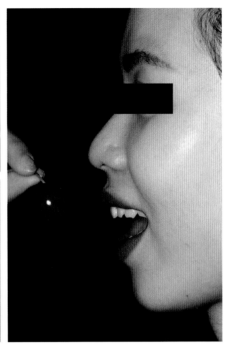

图4-2-21　患者得到满意的美学修复效果

讨论

本病例展示了因外伤后无法保留而进行的上颌前牙种植修复治疗。在设计治疗方案时，考量了患者自身骨量条件，结合患者自身美学期望，在对21进行根管治疗后，对11选择即刻种植、即刻修复的方案。在患者进行种植手术时，选择NobelActive种植体，行上皮下结缔组织移植增厚牙龈并辅助封闭拔牙创口。

治疗顺序

本病例的治疗顺序为：先对21进行根管治疗后放置纤维桩，进行牙体预备，再将11拔除后进行即刻种植手术，并最终进行11、21同期最终修复。原因如下：先预备21的桩核冠是为了在临时修复时，即便11初期稳定性不佳，依然可以将11-21单端桥作为临时修复的备选；最终将11、21同期进行最终修复是为了使左右中切牙获得协调一致的修复体外形与颜色等美学特征。

即刻种植适应证的选择

美学区的即刻种植需要严格控制适应证，通常来说，患者需要满足以下条件：牙槽窝骨壁完整、颊侧骨壁厚度至少1mm、软组织有足够的厚度、种植位点没有急性炎症、牙槽窝根尖和腭侧骨板能够提供足够的初期稳定性[1]。Kan等学者[2]将人群按照上颌前牙牙根在矢状面上与牙槽骨的相对位置关系分为4类，I类为上颌前牙牙根偏向唇侧骨板，这类患者在进行即刻种植时腭侧有足量骨板与种植体结合，更容易获得初期稳定性，约占人群的81.1%；II类为牙根位于上颌骨中间，根尖1/3既不与唇侧骨板接触，也不与腭侧骨板接触，约占6.5%；III类为牙根偏向腭侧骨板，占0.7%；IV类为牙槽骨在牙根的2/3及以上的位置缩窄，这种情况非常不推荐进行即刻种植，约占11.7%。本病例为外伤后的即刻种植手术，患者天然牙齿无法保留，颊侧骨壁完整且厚度大于1mm，没有炎症及松动。CBCT示上颌中切牙牙根偏向唇侧骨板，牙根与牙槽骨相对位置为Ⅰ类。此类患者如果种植时使种植体根部尽量偏向腭部来获得相对良好的初期稳定性，那么未来可能出现种植体中央螺丝从颈部穿出的风险。最后可以通过合理设计修复基台的穿龈深度和美观的修复材料，并通过粘接固位来解决种植修复的难题。

种植体的选择

对于即刻种植、即刻修复来说，种植体的初期稳定性非常重要，而相比于柱形种植体，锥形种植体能够获得更高的初期稳定性[3]。本病例选择NobelActive种植体，其锥形的形态和种植体自身的自攻性有助于种植体通过级差备洞来实现种植体的初期稳定性。

软组织移植的应用

美学区种植体周围角化黏膜的厚度对种植体周围的美观十分重要。研究显示当种植体周围角化黏膜厚度小于2mm时，种植体周围更容易透出基台材料的颜色而发生美学并发症；而当种植体周围角化黏膜宽度小于2mm时，因其抵抗细菌附着的能力下降而更易发生生物学并发症[4]。对于种植体周围角化黏膜厚度不足的情况，文献建议可进行软组织移植手术[5]。当种植体位于美学区且颊侧龈缘有退缩风险（薄龈表现型，唇侧骨板厚度＜0.5mm）时，即刻种植同期行结缔组织移植可降低种植术后龈缘退缩的风险和探诊出血的比例[6]。本病例中患者牙龈表现型为薄龈生物型，为降低患者种植术后美学并发症及生物学

并发症的发生，于种植同期行上皮下结缔组织移植，增厚种植体周围角化黏膜厚度，术后随访显示软组织状态良好。

临时修复体对穿龈轮廓的塑造

种植体的穿龈轮廓指从种植修复平台开始，到穿出种植体周围软组织的种植体基台/牙冠复合体外形轮廓。为达到理想的美学效果，种植体的穿龈轮廓应与拔牙窝轮廓相似，同时也应与邻牙及牙列相协调。但拔牙后骨组织与软组织在愈合过程中发生的持续改建使其难以维持原有形态，因此在进行最终修复前对穿龈轮廓塑形是十分有必要的[7]。即刻种植中临时修复体的主要目的为在术后愈合期内改善美观，提高患者舒适度，维持现有软组织结构，为软硬组织的再生预留空间[8]。在即刻种植、即刻修复时，临时修复体表面应高度抛光，次要轮廓区应尽量凹陷，腭侧和邻面的关键轮廓可复制原有天然牙形态，唇面关键轮廓可调磨0.5～1mm，便于龈缘向冠方的适度生长[8]。

参考文献

[1] Kan JYK, Rungcharassaeng K, Deflorian M, et al. Immediate implant placement and provisionalization of maxillary anterior single implants[J]. Periodontol 2000, 2018, 77(1):197-212.

[2] Kan JY, Roe P, Rungcharassaeng K, et al. Classification of sagittal root position in relation to the anterior maxillary osseous housing for immediate implant placement: a cone beam computed tomography study[J]. Int J Oral Maxillofac Implants, 2011, 26(4):873-876.

[3] Kan JY, Roe P, Rungcharassaeng K. Effects of implant morphologyon rotational stability during immediate implant placement in the esthetic zone[J]. Int J Oral Maxillofac Implants, 2015, 30(3):667-670.

[4] Wang II, Barootchi S, Tavelli L, et al. The peri-implant phenotype and implant esthetic complications. Contemporary overview[J]. J Esthet Restor Dent, 2021, 33(1):212-223.

[5] Zucchelli G, Tavelli L, McGuire MK, et al. Autogenous soft

tissue grafting for periodontal and peri-implant plastic surgical reconstruction[J]. J Periodontol, 2020, 91(1):9-16.

[6] Seyssens L, De Lat L, Cosyn J. Immediate implant placement with or without connective tissue graft: A systematic review and meta-analysis[J]. J Clin Periodontol, 2021, 48(2):284-301.

[7] Chu SJ, Kan JY, Lee EA, et al. Restorative emergence profile for single-tooth implants in healthy periodontal patients: Clinical guidelines and decision-making strategies[J]. Int J Periodont Restorat Dent, 2019, 40(1):19-29.

[8] Gonzalez-Martin O, Lee E, Weisgold A, et al. Contour management of implant restorations for optimal emergence profiles: Guidelines for immediate and delayed provisional restorations[J]. Int J Periodont Restorat Dent, 2020, 40(1):61-70.

美学区单颗前牙即拔即种、即刻修复一例——软组织增量术在即刻种植中应用

（本病例由撒悦医生提供）

前言

本病例为美学区单颗种植修复病例。患者数天前上前牙折断，严重影响其美观及发音，特来我院就诊。患牙于数年前曾行根管治疗后桩核冠修复，折断后剩余牙体组织较少，经临床检查和评估，患牙无法保留，患者唇侧骨壁基本完整，故采取即拔即种、即刻修复、种植同期软组织增量的治疗方案，以期获得更佳的美学治疗效果。

初诊情况

患者基本信息

性别：男

年龄：40岁

职业：销售

主诉

上前牙折断影响美观及发音数天。

现病史

该患者10年前曾于我院行上颌前牙根管治疗后桩核冠修复，数天前此牙折断，严重影响其美观及工作，特来我院求诊。

既往史

系统病史

否认系统病史。

牙科病史

见表4-2-3。

个人社会史

患者不吸烟、不嗜酒。

家族史

无特殊。

全身情况

无特殊。

口腔检查

口外检查（图4-2-22）

颌面部检查

面部比例协调，直面型，面部肤色正常。

颞下颌关节区检查

双侧关节活动度较对称，无疼痛及偏斜，开口型无偏斜，肌肉无压痛，开口度约4cm。

表4-2-3 牙科病史调查表

牙周病史	□ 是 √ 否	正畸治疗史	□ 是 √ 否
修复治疗史	√ 是 □ 否	口腔外科治疗史	□ 是 √ 否
牙体牙髓治疗史	√ 是 □ 否	颞下颌关节治疗史	□ 是 √ 否
磨牙症	□ 是 √ 否	口腔黏膜治疗史	□ 是 √ 否
其他	无特殊		

口内检查（图4-2-23和图4-2-24）

牙列检查

11唇侧及近远中断端平龈，11舌侧折裂至龈下1~2mm。

12烤瓷冠修复，边缘未探及间隙，26、46殆面可见银汞充填体。

11牙龈水平略高于21。

牙体形态为方圆形，中厚龈生物型。

软组织检查

舌、口底、前庭沟、软硬腭、腺体等软组织及系带附着未见异常。

咬合检查

前牙覆𬌗覆盖基本正常。

牙尖交错位时咬合较稳定，双侧咬合基本对称。

口内一般情况检查

菌斑（√）；牙石（√）；口臭（×）；溃疡/红肿/脓肿（×）。

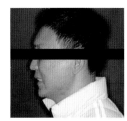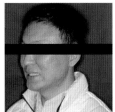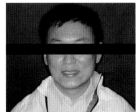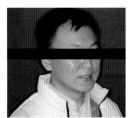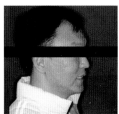
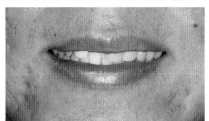

图4-2-22　初诊面像照和面下1/3照

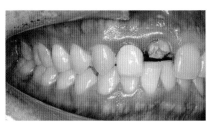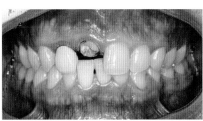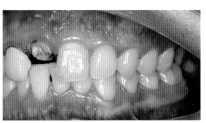
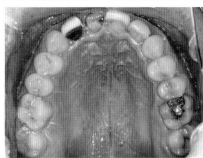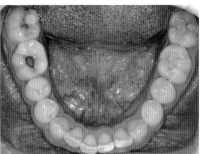

图4-2-23　初诊口内照

147

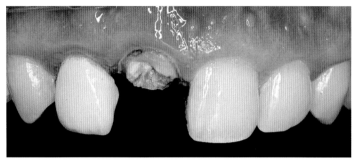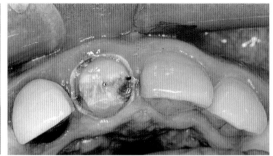

图4-2-24　11术前照

影像学检查（**图4-2-25**）

11根管充填影像，根尖无暗影。

11唇舌向厚度约7.5mm，近远中向宽度约7mm。

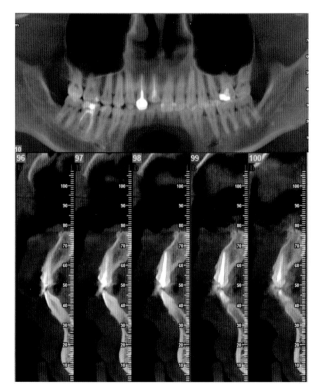

图4-2-25　术前CBCT

诊断

11牙体缺损。

治疗计划分析

根据以上信息，可得出如下**诊断阶段的3个三角**：

牙槽窝三角

该患者属于SRP分类中的Ⅰ型，牙根紧贴颊侧皮质骨壁。剩余骨量主要集中于牙槽窝的根尖和腭侧。

颊侧骨板三角

该患者颊侧骨板完整，无缺损，约1mm厚。

颊侧软组织三角

该患者11牙龈水平略高于21。

对患者行术前种植美学风险评估（表4-2-4）。告知患者术中及术后注意事项和可能的并发症，患者知情同意，签署知情同意书。

具体治疗步骤

牙周治疗

口腔健康指导

口腔卫生宣教及指导。

牙周基础治疗

全口牙周洁治，控制菌斑。

表4-2-4 种植美学风险评估

风险因素	低	中	高
健康状况	健康，免疫功能正常		免疫功能低下
吸烟习惯	不吸烟	少量吸烟（<10支/天）	大量吸烟（>10支/天）
患者美学期望值	低	中	高
笑线	低位	中位	高位
牙龈生物型	低弧线，厚龈生物型	中弧线，中厚龈生物型	高弧线，薄龈生物型
牙冠形态	方圆形	卵圆形	尖圆形
位点感染情况	无	慢性	急性
邻牙牙槽嵴高度	到接触点<5mm	到接触点5.5~6.5mm	到接触点>7mm
缺牙间隙的宽度	单颗牙>7mm	单颗牙<7mm	2颗牙或2颗牙以上
软组织解剖	软组织完整		软组织缺损
牙槽嵴解剖	无骨缺损	水平向骨缺损	垂直向骨缺损

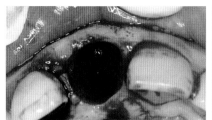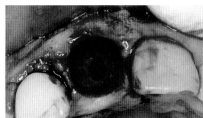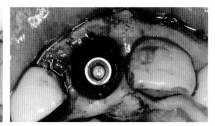

图4-2-26 种植一期手术：拔除患牙&常规备洞，植入NobelActive Ø3.5mm×13mm种植体1颗

种植外科治疗（图4-2-26~图4-2-28）

口内外消毒。手术过程中认真考量**外科植入阶段的3个三角**，进行操作：

牙槽窝根尖区域三角

局麻下小心微创拔除11，探查颊侧骨壁及整个牙槽窝完整，彻底搔刮牙槽窝。先锋钻定位，进入牙槽窝腭侧根尖区域4~5mm，指示杆指示植入方向及深度无误后，逐级备洞。

种植体三角

为获得更好的初期稳定性，选择NobelActive Ø3.5mm×13mm锥形种植体1颗，通过种植体自攻性旋入备孔中，获得大于35N的初期稳定性。

种植体颊侧间隙三角

考虑到患者为中厚龈生物型，且11牙龈较21牙龈更偏根方，为避免以后可能出现的牙龈退缩，导致11、21更不协调，术中在15、16腭侧行一横行切口获取中厚瓣，行上皮下结缔组织移植增厚牙龈并辅助封闭拔牙创口。同时在种植体与颊侧骨壁之间的拔牙窝间隙内用"双区植骨"技术，植入小颗粒低替代率Bio-Oss骨粉，轻度压实，变相将薄壁型颊侧骨板转为厚壁型颊侧骨板，缝合伤口。

种植修复治疗（图4-2-29~图4-2-36）

从即刻修复开始，认真考量**修复阶段的3个三**

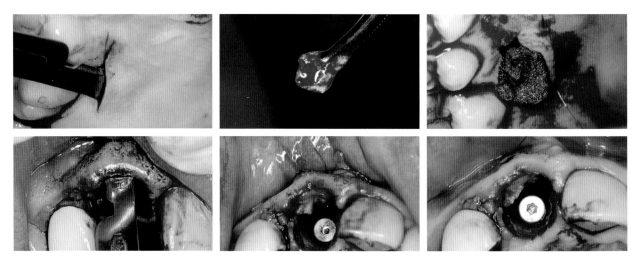

图4-2-27 软组织移植术

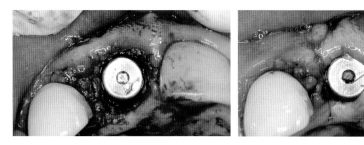

图4-2-28 拔牙窝内植入Bio-Oss骨粉，缝合伤口

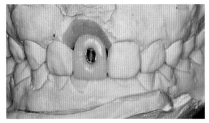

图4-2-29 临时修复体制作与佩戴

角，进行相应操作：

临时修复体三角

11取模口外间接法制作种植临时修复体，调整临时修复体穿龈轮廓，用15N的力螺丝固位11种植临时修复体，调整临时修复体咬合，使咬合无接触。嘱患者定期复诊，观察种植体情况及临时修复体对牙龈进行诱导。

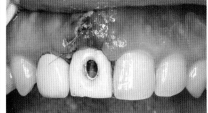

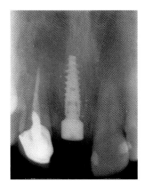

图4-2-30 术后种植体根尖片随访：骨结合良好

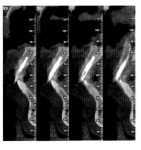
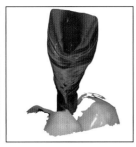
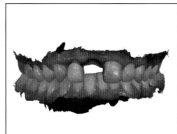
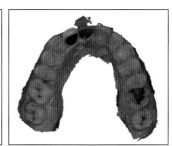

图4-2-31 修复前CBCT、数字化口扫制取印模

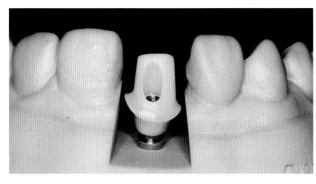
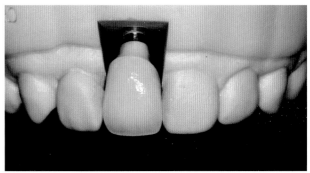

图4-2-32 氧化锆个性化基台+全瓷冠

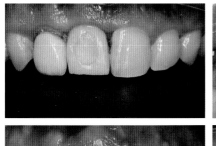
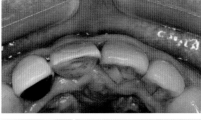
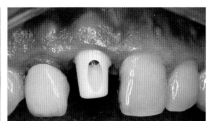
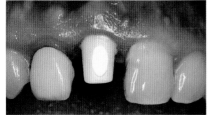
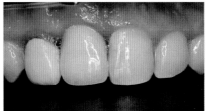
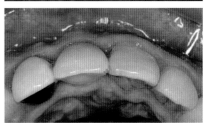

图4-2-33 戴牙

穿龈轮廓三角

通过11与21比对，利用临时修复体调整患者11穿龈轮廓，使11、21尽量对称，形成一致、和谐的扇贝状外形。

11种植体周围软组织基本趋于稳定后拟行永久修复，根尖片和CBCT示种植体骨结合良好。取下11临时修复体，安装扫描杆，制取数字化印模，记录临时修复体穿龈轮廓形态，比色，拍摄比色照。

最终修复体三角

为获得更好的美学效果，选择钛基底氧化锆基台及全瓷冠行最终修复。为尽量避免粘接剂的残留，11最终修复基台边缘应位于龈下1mm以内。

将11基台以35N的力固位，试戴11全冠，调整邻接及咬合，患者满意最终美学效果。抛光，消毒，去除多余粘接剂，粘接固位全瓷冠，保证修复体稳定预后。

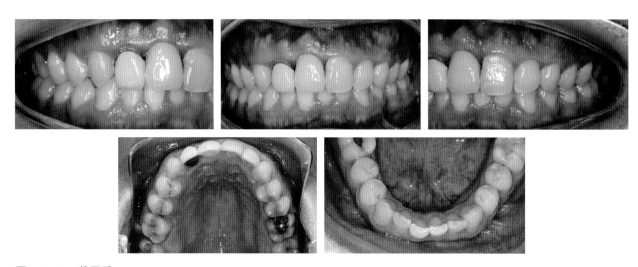

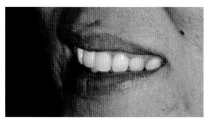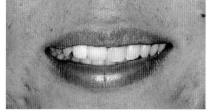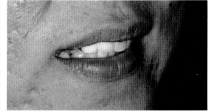

图4-2-34 戴牙后

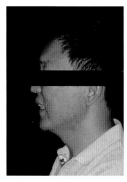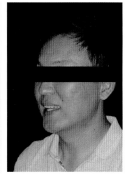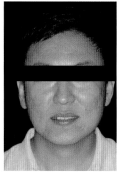

图4-2-35 戴牙后口外照

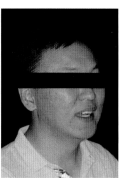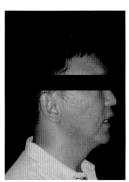

图4-2-36 戴牙后面像照

美学区单颗前牙内吸收后即刻种植、即刻修复一例

（本病例由史也医生提供）

前言

本病例为上颌美学区单颗前牙种植修复病例。患者右上前牙5年前曾受外伤，外伤后牙体变色。近期自觉颜色加深，不美观要求修复。患者因工作繁忙希望尽量减少就诊次数，美学期望值中等。

初诊情况

患者基本信息

性别：男

年龄：41岁

职业：出租车司机

主诉

上前牙变色5年余。

现病史

患者右上前牙5年前曾受外伤，外伤后牙体变色。近期自觉颜色加深、不美观要求修复。

既往史

系统病史

否认系统病史。

牙科病史

见表4-2-5。

个人社会史

患者不吸烟、不嗜酒。

家族史

无特殊。

口腔检查

口外检查（图4-2-37）

颌面部检查

面部对称，比例基本协调，直面型。

颞下颌关节区检查

双侧关节活动度较对称，无疼痛及偏斜，开口型无偏斜，肌肉无压痛，开口度正常。

口内检查（图4-2-38）

牙列检查

11牙体呈黄褐色。

表4-2-5 牙科病史调查表

牙周病史	□ 是 √ 否	正畸治疗史	□ 是 √ 否
修复治疗史	□ 是 √ 否	口腔外科治疗史	□ 是 √ 否
牙体牙髓治疗史	□ 是 √ 否	颞下颌关节治疗史	□ 是 √ 否
磨牙症	□ 是 √ 否	口腔黏膜治疗史	□ 是 √ 否
其他	无特殊		

21腭倾。

13、14、24、25、34、35、44、45颈部楔状缺损，牙龈根向退缩。

46龋坏。

下前牙牙列拥挤。

咬合检查

前牙覆𬌗覆盖基本正常。

牙尖交错位时咬合较稳定，双侧咬合基本对称。

口内一般情况检查

菌斑（√）；牙石（×）；口臭（×）；溃疡/红肿/脓肿（×）。

影像学检查（图4-2-39）

根尖片和CBCT

11见牙根吸收，根尖周明显暗影。

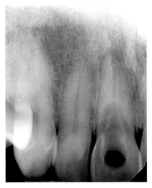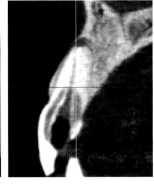

图4-2-39 术前根尖片和CBCT

11唇侧骨板较完整，可用牙槽骨高度为16～17mm，唇腭侧宽度为6～7mm。

主要诊断

11内吸收。

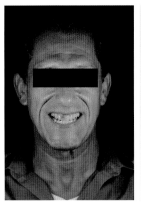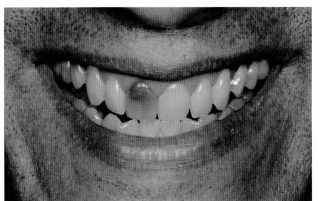

图4-2-37 初诊面像照及面下1/3照

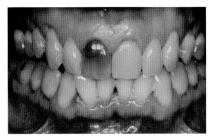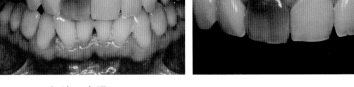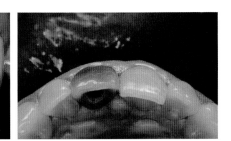

图4-2-38 初诊口内照

13、14、24、25颈部楔状缺损。

治疗计划

治疗计划分析

根据以上信息，可得出如下**诊断阶段的3个三角**：

牙槽窝三角

该患者属于SRP分类中的Ⅰ型，牙根紧贴颊侧皮质骨壁。剩余骨量主要集中于牙槽窝的根尖和腭侧。

颊侧骨板三角

该患者颊侧骨板完整，无缺损，约1mm厚。

颊侧软组织三角

该患者颊侧软组织无缺损，11、21龈缘对称，薄龈生物型。

对患者行术前种植美学风险评估（表4-2-6）。告知患者术中及术后注意事项和可能的并发症，患者知情同意，签署知情同意书。

制订治疗计划

根据上述检查结果，拟定可选治疗方案如下：

方案一：11即刻种植、即刻修复+软组织移植，21贴面修复。

方案二：11拔除后择期可摘局部义齿修复，21贴面修复。

方案三：11拔除，择期12-21固定桥修复。

向患者交代病情及可选治疗方案，同时告知患者相应的治疗程序、可能出现的并发症、预后、费用、治疗过程中及治疗结束后所需的维护及预防等相关问题，患者知情同意，选择方案一。

具体治疗计划

口腔卫生宣教。

全口龈上龈下洁治。

11即刻种植，即刻临时修复。

表4-2-6　种植美学风险评估

风险因素	低	中	高
健康状况	健康，免疫功能正常		免疫功能低下
吸烟习惯	不吸烟	少量吸烟（＜10支/天）	大量吸烟（＞10支/天）
患者美学期望值	低	中	高
笑线	低位	中位	高位
牙龈生物型	低弧线，厚龈生物型	中弧线，中厚龈生物型	高弧线，薄龈生物型
牙冠形态	方圆形	卵圆形	尖圆形
位点感染情况	无	慢性	急性
邻牙牙槽嵴高度	到接触点＜5mm	到接触点5.5~6.5mm	到接触点＞7mm
缺牙间隙的宽度	单颗牙＞7mm	单颗牙＜7mm	2颗牙或2颗牙以上
软组织解剖	软组织完整		软组织缺损
牙槽嵴解剖	无骨缺损	水平向骨缺损	垂直向骨缺损

种植体和软组织基本稳定后，21贴面预备，11、21行永久修复。

双侧根面暴露区域进行软组织根面覆盖。

定期随访、维护。

具体治疗步骤

牙周治疗

口腔健康指导

口腔卫生宣教及指导。

牙周基础治疗

全口牙周洁治，控制菌斑。

种植外科治疗（图4-2-40～图4-2-42）

口内外消毒。手术过程中认真考量**外科植入阶段的3个三角**，进行操作：

牙槽窝根尖区域三角

局麻下小心微创拔除11，探查颊侧骨壁及整个牙槽窝完整，彻底搔刮牙槽窝。先锋钻定位，进入牙槽窝腭侧根尖区域4～5mm，指示杆指示植入方向及深度无误后，逐级备洞。

种植体三角

为获得更好的初期稳定性，选择Nobel Replace CC Ø4.3mm×13mm锥形种植体1颗，通过种植体自攻性旋入备孔中，获得大于35N的初期稳定性。

种植体颊侧间隙三角

安装种植体覆盖螺丝后，可见种植体与颊侧骨板之间有2mm以上的跳跃间隙。在种植体与颊侧骨壁之间的拔牙窝间隙内用"双区植骨"技术，植入小颗粒低替代率的Bio-Oss骨粉，轻度压实，变相将薄壁型颊侧骨板转为厚壁型颊侧骨

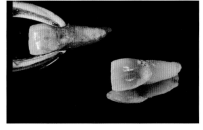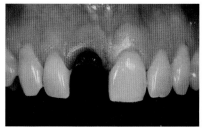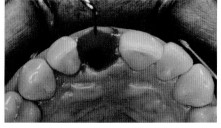

图4-2-40　种植一期手术：微创拔除患牙，软组织无创伤，颊侧骨板完整

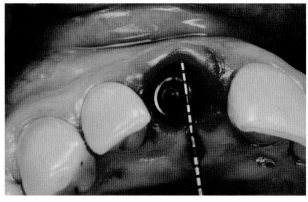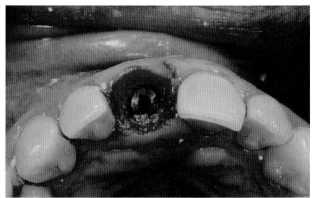

图4-2-41　拔牙窝内植入NobelReplace CC Ø4.3mm×13mm种植体，保证颊侧2mm间隙并植入Bio-Oss骨粉

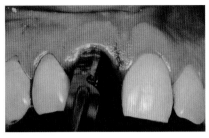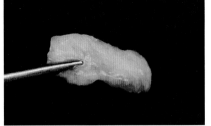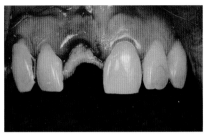

图4-2-42　行软组织移植术

板。因该患者颊侧骨板完整，因此采用一期手术不翻瓣的操作，保持软组织完整。为增加唇侧丰满度，以及封闭术口行软组织移植术。于患者颚侧制取上皮下结缔组织，在患者11唇侧行信封术分离牙龈，将制备的结缔组织插入信封中并进行简单固定。

种植修复治疗（图4-2-43 ~ 图4-2-53）

从即刻修复开始，认真考量**修复阶段的3个三角**，进行相应操作：

临时修复体三角

美学区的种植修复，临时义齿恢复美观至关重要。因此，手术采用即刻修复的方式利用11临

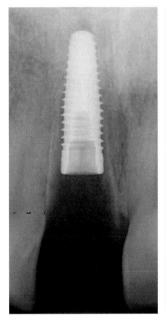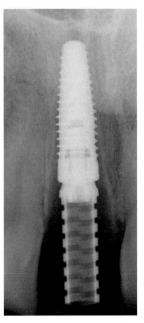

图4-2-44　术后根尖片

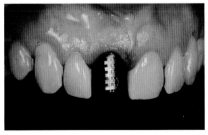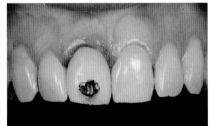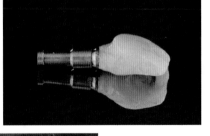

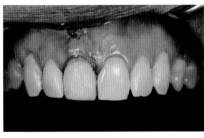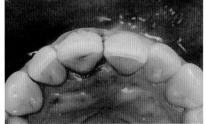

图4-2-43　临时修复体制作及术后即刻口内照

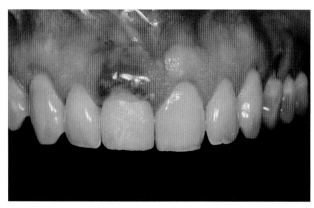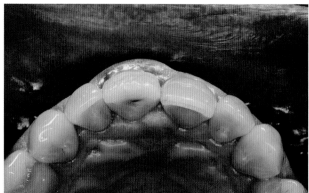

图4-2-45　术后2周复查

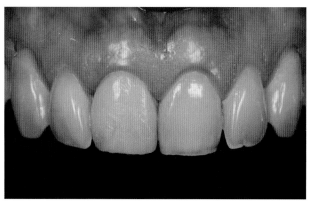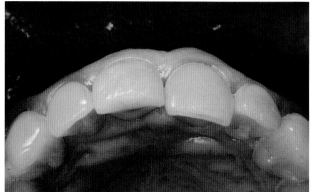

图4-2-46　术后3个月牙龈愈合良好，唇侧组织丰满度维持稳定

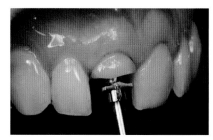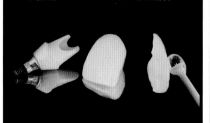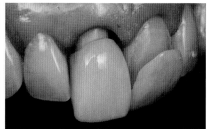

图4-2-47　11制作个性化转移杆，21牙体预备，印模制取，氧化锆个性化基台+全瓷冠，全瓷贴面

时修复体维持龈缘及龈乳头的软组织高度。此步骤于骨粉及软组织植入之前。种植体植入后，换上螺丝固位的临时修复基台配合预备好的临时修复体进行螺丝固位临时修复体的制作。制作完成后，临时基台用15N的力固定，聚四氟乙烯封口后树脂覆盖螺丝孔。调整咬合，使临时修复体无

咬合接触。术后根尖片示种植体方向良好。定期检查，评估种植体及牙龈恢复情况。

穿龈轮廓三角

通过11与21比对，利用临时修复体调整患者11穿龈轮廓，使11、21尽量对称，形成一致、和谐的扇贝状外形。

11种植体周围软组织基本趋于稳定后拟行永久修复，为更好恢复11、21美观，对21行贴面修复。取下11临时修复体，安装转移杆，牙体预备21，制取印模，比色，拍摄比色照。

最终修复体三角

为获得更好的美学效果，制作11、21最终修复体（11为钛基底氧化锆个性化基台、氧化锆全瓷冠，粘接固位；21为铸瓷贴面粘接固位）。为

尽量避免粘接剂的残留，11最终修复基台边缘应位于龈下1mm以内，可在基台就位导板辅助下试戴修复基台，以探查基台边缘，并在正式粘接前于口外制作粘接代型以去除多余粘接剂。

将11基台以35N的力固位，试戴11全冠、21贴面，调整邻接及咬合，患者满意最终美学效果。抛光，消毒，去除多余粘接剂，粘接固位全瓷冠，保证修复体稳定预后。

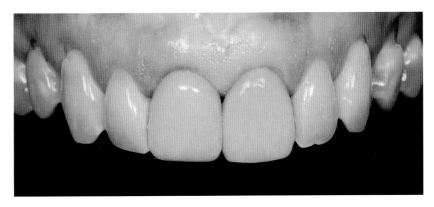

图4-2-48 11、21戴牙后

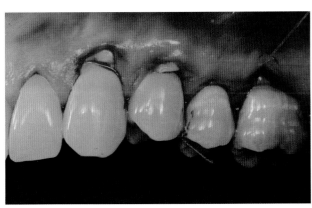 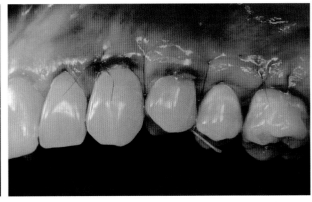

图4-2-49 隧道术行CTG移植

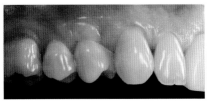 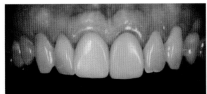 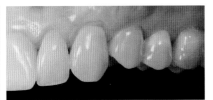

图4-2-50 完成最终修复后

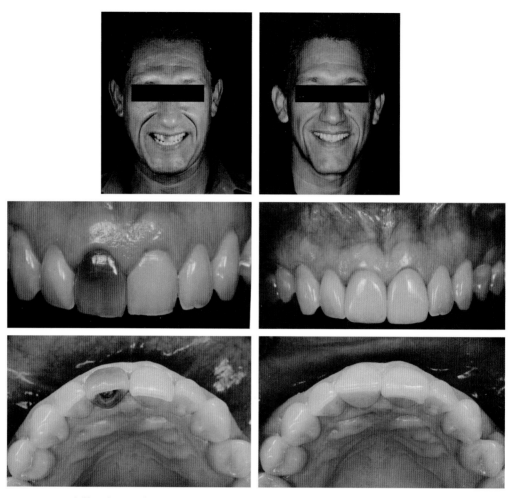

图4-2-51 术前、术后面像和口内对比照

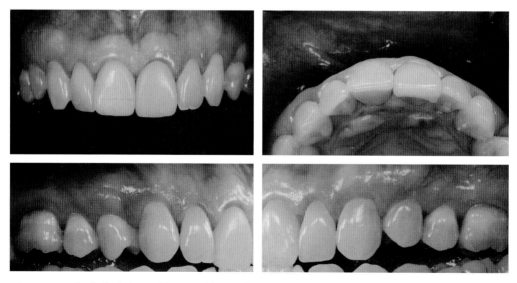

图4-2-52 术后2年随访显示骨及牙龈软组织情况良好，唇侧丰满度良好

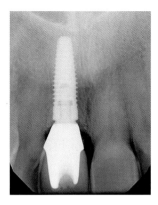

图4-2-53　术后2年根尖片示骨结合良好且稳定

牙龈退缩治疗

对双侧根面退缩区域进行软组织移植的根面覆盖术。

随访及维护

告知患者戴牙后注意事项，再次进行口腔卫生宣教，嘱定期复诊。

即刻种植适应证

即刻种植是指拔牙同期植入种植体，目前已经成为临床广泛接受的种植治疗方案，具有与延期种植相当的种植体留存率[1]，并且能满足患者缩短治疗周期的期望。在种植治疗中，临床医生需要仔细分析临床及影像学检查结果，评估治疗风险等级，综合考量以正确选择种植时机。严格把握适应证对于降低即刻种植失败风险至关重要。Buser等学者[2]指出种植位点应当具有完整唇侧骨壁、牙槽骨呈厚壁生物型（＞1mm），牙龈表型为厚龈生物型，以降低唇侧牙龈收缩和种植体颈部软组织塌陷的风险；无急性化脓性炎症；根尖和腭侧有足够的骨量以满足种植体植入的三维位置和初期稳定性的要求。本病例中，患者牙周生物型为中厚型，无骨缺损和软组织缺损，迫切要求恢复美观，故选择在拔牙后行即刻种植。

软组织移植促进即刻种植中软组织的稳定性

本病例中我们在不翻瓣植入种植体后，进行了上皮下结缔组织移植（subepithelial connective tissue graft，SCTG），旨在增加软组织的量，维持理想的软组织轮廓和龈缘高度。SCTG被证明能显著增宽种植体周围角化龈[3]，一项为期2年的前瞻性研究表明，美学区即刻种植中放置软组织移植物，具有更好的美学呈现，能稳定种植体唇侧的软组织[4]。若为薄龈生物型，结合软组织增量后能将薄龈生物型转变为厚龈生物型，也可获得不错的美学效果。因此软组织移植一定程度上有利于降低即刻种植本身的治疗风险，本病例中患者最终也获得了协调的软硬组织恢复。

临时义齿的重要性

对于美学区单颗牙的种植修复，种植体支持式临时义齿除了恢复美观外，还起着非常重要的功能作用。即刻种植中常常难以通过软组织封闭创口，而应用临时义齿进行即刻修复可以解决这一问题，即将其模拟成牙根的解剖外形，能很好地封闭创口，同时还能支撑软组织轮廓，不需采取外科手术，应用临时义齿便能诱导牙龈形成类似天然牙的穿龈袖口形态[5]。此外，即刻种植后采取种植体支持式临时义齿进行即刻修复，相比于延期修复，降低了边缘骨丧失和唇侧正中的牙龈退缩[6]，也减小了牙槽嵴轮廓的变化[7]。因此，应用种植体支持式临时义齿对于塑形软组织、稳定龈缘位置及牙龈形态有重要意义。

参考文献

[1] Chen ST, Wilson TG Jr, Hämmerle CH. Immediate or early placement of implants following tooth extraction: review of biologic basis, clinical procedures, and outcomes[J]. Int J Oral Maxillofac Implants, 2004, 19(Suppl):12-25.

[2] Buser D, Chappuis V, Belser UC, et al. Implant placement post extraction in esthetic single tooth sites: when immediate, when early, when late? [J]. Periodontol 2000, 2017, 73(1):84-102.

[3] Bassetti RG, Stähli A, Bassetti MA, et al. Soft tissue augmentation around osseointegrated and uncovered dental implants: a systematic review[J]. Clin Oral Investig, 2017, 21(1):53-70.

[4] Migliorati M, Amorfini L, Signori A, et al. Clinical and Aesthetic outcome with post-extractive implants with or without soft tissue augmentation: A 2-year randomized clinical trial[J]. Clin Implant Dent Relat Res, 2015, 17(5):983-995.

[5] Chu SJ, Kan JY, Lee EA, et al. Restorative emergence profile for single-tooth implants in healthy periodontal patients: Clinical guidelines and decision-making strategies[J]. Int J Periodont Restorat Dent, 2019, 40(1):19-29.

[6] De Rouck T, Collys K, Wyn I, et al. Instant provisionalization of immediate single-tooth implants is essential to optimize esthetic treatment outcome[J]. Clin Oral Implants Res, 2009, 20(6):566-570.

[7] Tarnow DP, Chu SJ, Salama MA, et al. Flapless post-extraction socket implant placement in the esthetic zone: part 1. The effect of bone grafting and/or provisional restoration on facial-palatal ridge dimensional change-a retrospective cohort study[J]. Int J Periodont Restorat Dent, 2014, 34(3):323-331.

病例4　美学区前牙即拔即种、即刻修复一例

（本病例由杨静文医生提供）

前言

本病例为上颌美学区两颗前牙种植修复病例。患者右上前牙修复体美观欠佳，经临床检查和评估，患牙无法保留，其唇侧骨壁菲薄，黏膜为薄龈生物型。

初诊情况

患者基本信息

性别：女性
年龄：28岁
职业：教师

主诉

上前牙旧修复体美观欠佳。

现病史

患者上前牙外院修复多年，近年来逐渐变色，部分脱落，无不适，要求重新修复。

既往史

系统病史
否认系统病史。

牙科病史

见表4-2-7。

个人社会史

患者不吸烟、不嗜酒。

家族史

无特殊。

全身情况

无特殊。

口腔检查

口外检查
颌面部检查
面部比例协调，面型对称，面下1/3丰满度正常。

颞下颌关节区检查
双侧关节活动度较对称，无疼痛及偏斜，开口型无偏斜，肌肉无压痛，开口度约4cm。

口内检查（图4-2-54和图4-2-55）
牙列检查
12、11、21大面积树脂充填体，12、21修复体边缘欠密合，可及龋坏，探软，龈缘红肿。

取下12、21修复体后可见12、21为残根，

表4-2-7　牙科病史调查表

牙周病史	□是 √否	正畸治疗史	□是 √否
修复治疗史	√是 □否	口腔外科治疗史	□是 √否
牙体牙髓治疗史	√是 □否	颞下颌关节治疗史	□是 √否
磨牙症	□是 √否	口腔黏膜治疗史	□是 √否
其他	无特殊		

根管内大面积继发龋，根管壁薄弱，叩（-），松动（-）。

牙体形态为方圆形，薄龈生物型，12、21牙龈透黑。12、11、21、22龈缘位置基本协调，无软组织缺损。

软组织检查

唇、舌、口底、前庭沟、软硬腭、腺体等软组织及系带附着未见异常。

咬合检查

前牙正常覆𬌗覆盖。

牙尖交错位时咬合较稳定，双侧咬合基本对称。

口内一般情况检查

菌斑（√）；牙石（×）；口臭（×）；溃疡/红肿/脓肿（×）。

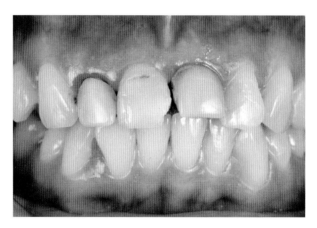

图4-2-54 初诊口内照

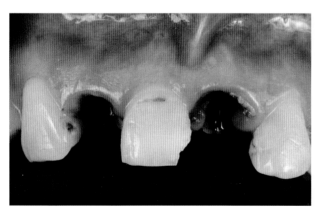

图4-2-55 12、21术前照

影像学检查（图4-2-56）

根尖片

12、11、21有根充影，12、11根尖区有低密度影像。12、21根管内可见螺纹桩影像。

CBCT

12、21牙根与牙槽骨方向基本一致，牙根位于牙槽骨中央，颊侧及腭侧骨板厚度接近。

12唇侧骨板连续、完整，唇舌向厚度约7mm，近远中向宽度约7mm，根方可用骨高度

10mm。

21唇侧牙槽骨唇侧骨板点状开窗，唇舌向厚度约7mm，近远中向宽度约9mm，根方可用骨高度8mm。

诊断

12、21牙体缺损。

治疗计划分析

根据以上信息，可得出如下**诊断阶段的3个**

三角：

牙槽窝三角

该患者属于SRP分类中的Ⅰ型，牙根靠近颊侧骨板。剩余骨量主要集中于牙槽窝的根方。

颊侧骨板三角

颊侧骨板基本完整，21根尖部颊侧骨板少量缺损，嵴顶处骨板约1mm厚。

颊侧软组织三角

该患者颊侧软组织无缺损，11和21、12和22龈缘对称，薄龈生物型。

患者因美观需求选择即刻种植、即刻修复。

对患者行术前种植美学风险评估（表4-2-

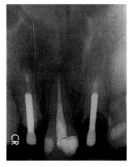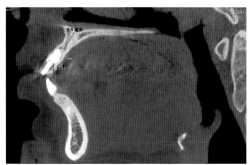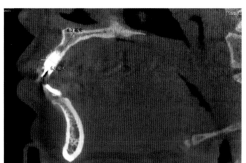

图4-2-56 术前X线检查：分别为12、21根尖片；CBCT示12骨形态；CBCT示21骨形态

表4-2-8 种植美学风险评估

风险因素	低	中	高
健康状况	健康，免疫功能正常		免疫功能低下
吸烟习惯	不吸烟	少量吸烟（<10支/天）	大量吸烟（>10支/天）
患者美学期望值	低	中	高
笑线	低位	中位	高位
牙龈生物型	低弧线，厚龈生物型	中弧线，中厚龈生物型	高弧线，薄龈生物型
牙冠形态	方圆形	卵圆形	尖圆形
位点感染情况	无	慢性	急性
邻牙牙槽嵴高度	到接触点<5mm	到接触点5.5~6.5mm	到接触点>7mm
缺牙间隙的宽度	单颗牙>7mm	单颗牙<7mm	2颗牙或2颗牙以上
软组织解剖	软组织完整		软组织缺损
牙槽嵴解剖	无骨缺损	水平向骨缺损	垂直向骨缺损

8）。告知患者术中及术后注意事项和可能的并发症，患者知情同意，签署知情同意书。

具体治疗步骤

牙周治疗

口腔健康指导

口腔卫生宣教及指导。

牙周基础治疗

全口牙周洁治，控制菌斑。

种植外科治疗（图4-2-57 ~ 图4-2-59）

口内外消毒。手术过程中认真考量**外科植入阶段的3个三角**，进行操作：

牙槽窝根尖区域三角

局麻下小心微创拔除12、21，探查颊侧骨壁确保嵴顶部骨壁完整，彻底搔刮牙槽窝。先锋钻定位，进入牙槽窝腭侧根尖区域6mm，指示杆指示植入方向及深度无误后，逐级备洞。

种植体三角

为获得更好的初期稳定性，选择Nobel Active Ø3.5mm×13mm和NobelActive Ø3.5mm×15mm锥形种植体2颗，通过种植体自攻性旋入备孔中，获得大于35N的初期稳定性。

种植体颊侧间隙三角

安装种植体覆盖螺丝后，可见种植体与颊侧骨板之间有2mm以上的跳跃间隙。在种植体与

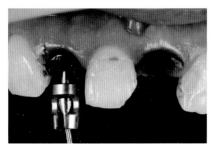
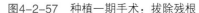
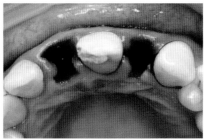
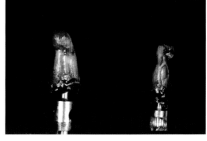

图4-2-57 种植一期手术：拔除残根

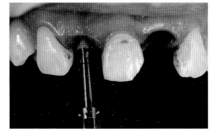
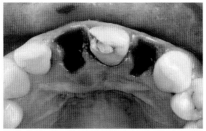
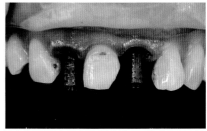

图4-2-58 种植一期手术：常规备洞，植入种植体，临时基台检查种植体穿出方向

颊侧骨壁之间的拔牙窝间隙内用"双区植骨"技术，植入小颗粒低替代率的Bio-Oss骨粉，轻度压实，变相将薄壁型颊侧骨板转为厚壁型颊侧骨板。

结缔组织移植

考虑到患者为薄龈生物型，为避免以后可能出现的牙龈退缩，以及维持良好唇侧轮廓丰满度，在种植同期进行了结缔组织移植。操作流程分为：15c刀片进行龈沟内切口，用隧道刀向根方进行潜行剥离，并越过膜龈联合线，制备半厚瓣。从上腭获取上皮下结缔组织移植物，口外调整CTG大小，在受区核对后放入受植床内，根方用水平褥式缝合固定。

种植修复治疗（图4-2-60～图4-2-65）

从即刻修复开始，认真考量**修复阶段的3个三角**，进行相应操作：

临时修复体三角

12、21取模，间接法制作12、21种植体支持式临时修复体，用15N螺丝固位12、21临时修复体，调整临时修复体咬合，使咬合无接触。

穿龈轮廓三角

21临时修复体的关键轮廓按照与11镜面对称的形态进行设计，以使两者的龈缘对称。12的理想龈缘顶点位于11和13龈缘顶点连线的冠方，按照这个位置设计和制作临时修复体的关键轮廓。即刻修复以后，12和21的黏膜按照临时修复体关

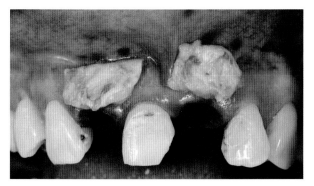

图4-2-59 种植同期制取上腭结缔组织移植物并在受区比对尺寸和形态

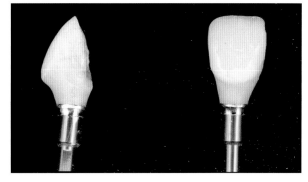

图4-2-60 制作临时修复体

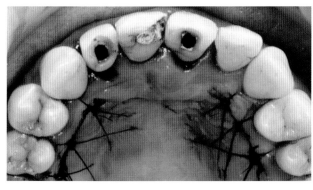

图4-2-61 戴入临时修复体后的口内照

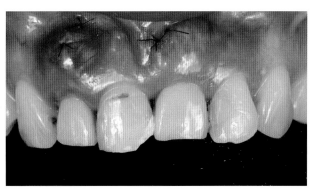

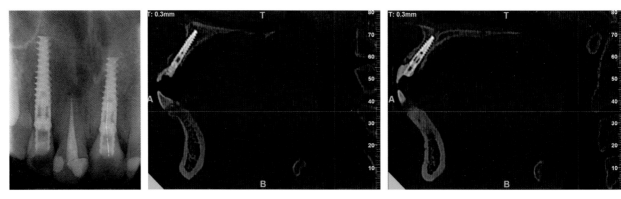

图4-2-62　最终修复前影像学检查：根尖片示12、21位点种植体角度、深度和骨嵴顶位置；CBCT分别示12、21位点种植体位置及唇侧骨板

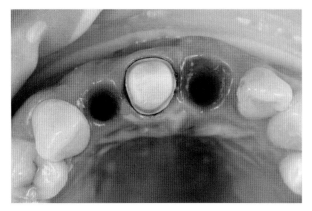

图4-2-63　最终修复前11牙体预备

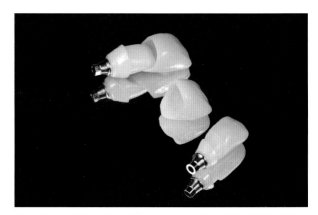

图4-2-64　制作最终修复体

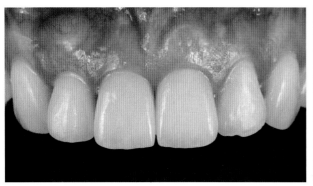

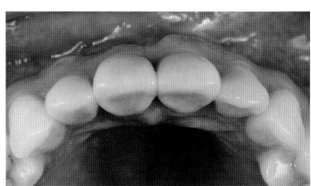

图4-2-65　最终修复后的口内照

键轮廓的设计塑形，并逐渐稳定在这个位置，形成一致、和谐的扇贝状外形。

待12、21种植体周围软组织稳定，且种植体骨结合完成以后，取下12、21临时修复体，用具备个性化穿龈轮廓的转移杆制取聚醚印模。

最终修复体三角

选择角度螺丝通道（angulated screw channel，ASC）个性化基台及二硅酸锂玻璃陶瓷全瓷冠行最终修复。设计12、21最终修复基台边缘位于龈下0.5mm。

将12、21基台以35N的力固位，试戴12、11、21全瓷冠，调整邻接及咬合，患者满意最终美学效果。抛光，消毒，去除多余粘接剂，粘接固位全瓷冠，保证修复体稳定预后。

讨论

结缔组织移植术作为牙周/种植体周软组织增量技术中的一种，主要用于增加手术位点的黏膜厚度。薄龈生物型位点可通过软组织增量技术改善为厚龈生物型外观。在即刻种植同期进行结缔组织移植术，意味着在种植体植入的同时完成对薄龈生物型位点的矫正。研究证实，结缔组织移植术可以有效缓解即刻种植术后种植体唇/颊侧软组织退缩的问题，并大大减少种植体唇/颊侧软组织凹陷的风险，对边缘骨水平无显著影响。

4.3 唇侧骨板完整–软组织移植–延期

病例1 美学区单颗前牙即拔即种、即刻修复一例

（本病例由杨静文医生提供）

前言

本病例为上颌美学区单颗前牙种植修复病例。患者因咬硬物导致上前牙根折，计划拔除。考虑前牙缺失对美观及工作的影响，特来我院咨询临时修复方案。经临床检查和评估，患牙满足即拔即种、即刻修复的条件。

初诊情况

患者基本信息

性别：女

年龄：37岁

职业：职员

主诉

上前牙外伤后松动，无明显不适，不敢咬物，要求检查。

现病史

5天前，患者因咬硬物导致上前牙松动。无明显不适，不敢咬硬物。曾于外院进行充填治疗。2天前外伤后检查发现牙根折断，建议拔除，今来我院检查明确治疗方案。

既往史

系统病史
否认系统病史。

牙科病史
见表4-3-1。

表4-3-1　牙科病史调查表

牙周病史	□ 是 √ 否	正畸治疗史	□ 是 √ 否
修复治疗史	□ 是 √ 否	口腔外科治疗史	□ 是 √ 否
牙体牙髓治疗史	√ 是 □ 否	颞下颌关节治疗史	□ 是 √ 否
磨牙症	□ 是 √ 否	口腔黏膜治疗史	□ 是 √ 否
其他	无特殊		

个人社会史

患者不吸烟、不嗜酒。

家族史

无特殊。

全身情况

无特殊。

口腔检查

口外检查

颌面部检查

面部比例协调，面部对称，面下1/3丰满度正常。

颞下颌关节区检查

双侧关节活动度较对称，无疼痛及偏斜，开口型无偏斜，肌肉无压痛，开口度约3.5cm。

口内检查（图4-3-1）

牙列检查

21冠部大面积树脂充填体，Ⅰ度松动，叩（＋）。牙龈未见红肿溢脓。

牙体形态为尖圆形，薄龈生物型。11、21牙龈曲线基本对称，可见1.5mm龈退缩，少量根面暴露。

13、22、23、24楔状缺损，唇侧伴明显的牙龈退缩，为4～5mm。上前牙轻度拥挤，12腭侧错位，与对颌牙对刃。

软组织检查

唇、舌、口底、前庭沟、软硬腭、腺体等软组织及系带附着未见异常。

咬合检查

前牙覆𬌗覆盖基本正常。

牙尖交错位时咬合较稳定，双侧咬合基本对称。

口内一般情况检查

菌斑（×）；牙石（×）；口臭（×）；溃疡/红肿/脓肿（×）。

影像学检查（图4-3-2）

根尖片

21冠根折裂线，未根充，根尖无暗影。

CBCT

21唇侧骨板连续、完整，骨板最薄处厚1.2mm，嵴顶宽度7mm，根尖可用骨高度10mm。

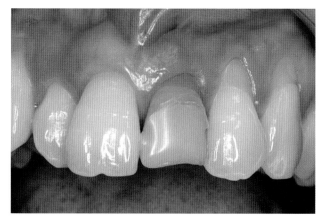
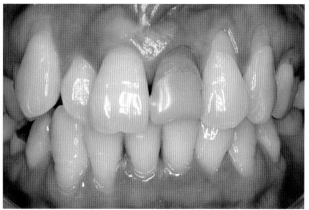

图4-3-1　11、21术前照

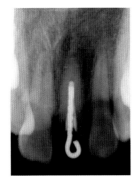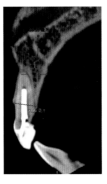

图4-3-2　术前根尖片和CBCT

根尖。

颊侧骨板三角

该患者颊侧骨板完整，无缺损，厚为1～2mm。

颊侧软组织三角

该患者颊侧软组织无缺损，11、21龈缘对称，薄龈生物型，均有一定程度退缩。

患者希望治疗过程中无缺牙期，故选择即刻种植、即刻修复。

对患者行术前种植美学风险评估（表4-3-2）。告知患者术中及术后注意事项和可能的并发症，患者知情同意，签署知情同意书。

诊断

21根折。

治疗计划分析

根据以上信息，可得出如下**诊断阶段的3个三角**：

牙槽窝三角

该患者属于SRP分类中的Ⅰ型，牙根贴近颊侧骨板。剩余骨量主要集中于牙槽窝的腭侧和

具体治疗步骤

牙周治疗

口腔健康指导

口腔卫生宣教及指导。

牙周基础治疗

全口牙周洁治，控制菌斑。

表4-3-2　种植美学风险评估

风险因素	低	中	高
健康状况	健康，免疫功能正常		免疫功能低下
吸烟习惯	不吸烟	少量吸烟（<10支/天）	大量吸烟（>10支/天）
患者美学期望值	低	中	高
笑线	低位	中位	高位
牙龈生物型	低弧线，厚龈生物型	中弧线，中厚龈生物型	高弧线，薄龈生物型
牙冠形态	方圆形	卵圆形	尖圆形
位点感染情况	无	慢性	急性
邻牙牙槽嵴高度	到接触点<5mm	到接触点5.5～6.5mm	到接触点>7mm
缺牙间隙的宽度	单颗牙>7mm	单颗牙<7mm	2颗牙或2颗牙以上
软组织解剖	软组织完整		软组织缺损
牙槽嵴解剖	无骨缺损	水平向骨缺损	垂直向骨缺损

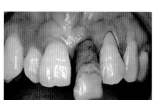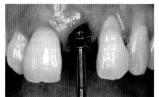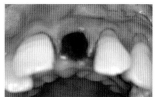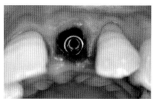

图4-3-3　种植一期手术：拔除患牙，常规备洞，种植窝洞检查，植入种植体1颗

种植外科治疗（图4-3-3和图4-3-4）

口内外消毒。手术过程中认真考量**外科植入阶段的3个三角**，进行操作：

牙槽窝根尖区域三角

局麻下小心微创拔除21，探查颊侧骨壁及整个牙槽窝完整，彻底搔刮牙槽窝。先锋钻定位，进入牙槽窝腭侧根尖区域4～5mm，指示杆指示植入方向及深度无误后，逐级备洞。

种植体三角

为获得更好的初期稳定性，选择NobelActive Ø3.5mm×13mm锥形种植体1颗，通过种植体自攻性旋入备孔中，获得大于35N的初期稳定性。

种植体颊侧间隙三角

安装种植体覆盖螺丝后，可见种植体与颊侧骨板之间有2mm以上的跳跃间隙。在种植体与颊侧骨壁之间的拔牙窝间隙内用"双区植骨"技术，植入小颗粒低替代率的Bio-Oss骨粉，轻度压实，变相将薄壁型颊侧骨板转为厚壁型颊侧骨板。

种植修复治疗（图4-3-5～图4-3-12）

从即刻修复开始，认真考量**修复阶段的3个三角**，进行相应操作：

临时修复体三角

直接法口内堆塑树脂制作21种植体支持的临时修复体，用15N的力螺丝固位21种植临时修复

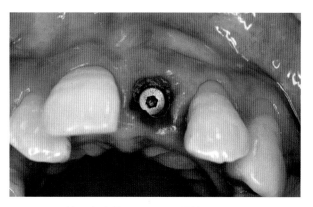

图4-3-4　拔牙窝内植入Bio-Oss骨粉

体，树脂封闭螺丝孔，调整临时修复体咬合，使咬合无接触。

穿龈轮廓三角

种植术后3个月，21黏膜边缘位置稳定，与11龈缘基本平齐。21唇侧轮廓可见一定程度改建。考虑到21可以通过结缔组织移植来补充唇侧轮廓的丰满度，而13、22、23、24的牙根暴露和牙龈退缩可以选择根面覆盖术，故设计包括13、21、22、23、24位点在内的一次膜龈手术来解决上述问题。根面覆盖术的方式是隧道+上皮下结缔组织移植。

在唇系带延长线上做纵行切口，长8mm。从纵行切口进入，在21、22、23、24的唇侧制备半厚隧道瓣，根方超过膜龈联合，冠方与22、23、24的沟内切口相通，使得22、23、24的颊侧黏膜可以被轻松抬起并冠向复位。测量21、22、23、24受植区的范围，约25mm×6mm。13颊侧从龈

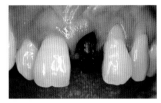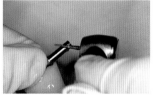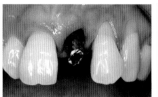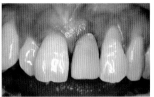

图4-3-5 即刻修复：口内试戴临时基台，口外调整基台形状，调整后基台戴回口内，口内树脂直接堆塑临时修复体

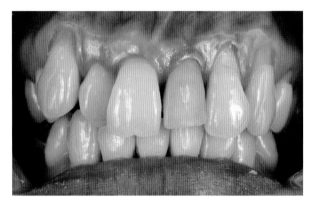

图4-3-6 术后3个月复查的口内照

沟内进入，用隧道刀制备半厚瓣超过膜龈联合。

从上腭获取两块总长约30mm的游离龈移植物并去上皮制备上皮下结缔组织移植物。修剪脂肪和腺体组织。测量并修剪其尺寸以匹配受植床的范围。

用缝线将移植物牵引至受植床内，用悬吊缝合的方式稳定移植物和隧道瓣，关闭创口。

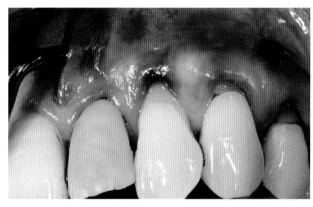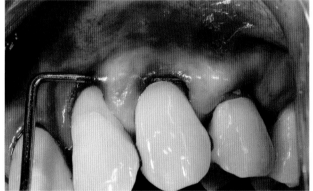

图4-3-7 结缔组织移植前：唇系带延长线处纵行切口，抬起22、23、24颊侧黏膜

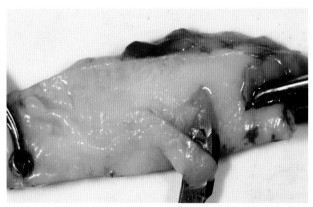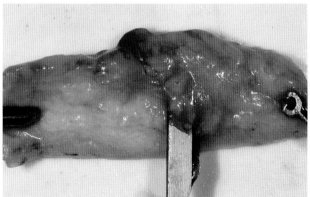

图4-3-8 用15c刀片修剪移植物：去掉上皮组织，去掉脂肪组织

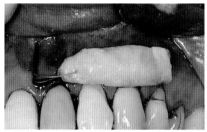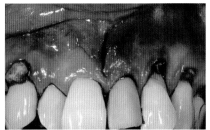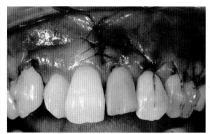

图4-3-9 移植结缔组织：缝线牵引结缔组织移植物进入受植床，移植物就位，悬吊缝合以及关闭垂直切口

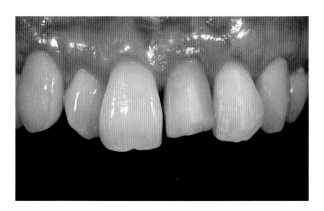

图4-3-10 膜龈手术后3个月

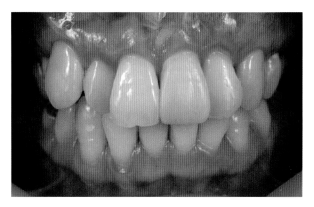

图4-3-11 最终修复后的口内照

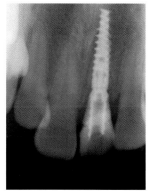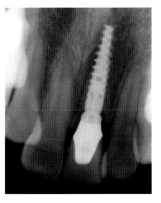

图4-3-12 根尖片：分别为即刻修复后与正式修复后

最终修复体三角

6个月后，选择钛基底氧化锆基台及全瓷冠行最终修复。粘接固位全瓷冠，唇侧粘接界面位于黏膜边缘下方0.5mm。患者满意最终美学效果。

讨论

在种植位点唇侧进行结缔组织移植的目的是增加唇侧黏膜的厚度，进而增加唇侧轮廓的丰满度。而在天然牙唇侧进行结缔组织移植和根面覆盖术则具有两个目的：一方面要增加黏膜的厚度和轮廓的丰满度；另一方面，让牙龈重新覆盖根面，获得协调的粉白美学效果。

选择唇系带延长线作为结缔组织移植物的入路是一种可选的手术方案。相较于龈沟内入路，其优点在于入路的范围不受限于龈缘的形态，如本病例获得了超8mm宽度的入路。同时，这样的设计可以避免操作过程中对龈缘的损伤，后者往往是直接影响最终美学效果的关键。

病例2 美学区单颗前牙即拔即种、即刻修复一例

（本病例由杨静文医生提供）

前言

本病例为上颌美学区单颗前牙种植修复病例。患者因外伤导致上前牙冠根折影响美观及功能，来我院求诊。临床检查和评估确认患牙无法保留，满足即拔即种、即刻修复的治疗方案。患者美学期望值高，在完成了种植修复后半年，提出了改善患牙唇侧丰满度的要求。

初诊情况

患者基本信息

性别：男

年龄：28岁

职业：职员

主诉

上前牙外伤3天要求修复。

现病史

3天前，患者因运动外伤导致上前牙折断，已于急诊进行牙髓处理，现无不适，需就下一步治疗进行全面评估制订治疗方案。

既往史

系统病史

否认系统病史。

牙科病史

见表4-3-3。

个人社会史

患者不吸烟、不嗜酒。

家族史

无特殊。

全身情况

无特殊。

口腔检查

口外检查

颌面部检查

面部比例协调，面部对称，面下1/3丰满度正常。

表4-3-3 牙科病史调查表

牙周病史	□是 √否	正畸治疗史	□是 √否
修复治疗史	□是 √否	口腔外科治疗史	□是 √否
牙体牙髓治疗史	√是 □否	颞下颌关节治疗史	□是 √否
磨牙症	□是 √否	口腔黏膜治疗史	□是 √否
其他	无特殊		

颞下颌关节区检查

双侧关节活动度对称，无疼痛及偏斜，开口型无偏斜，肌肉无压痛，开口度约4cm。

口内检查（图4-3-13和图4-3-14）

牙列检查

21冠根折，腭侧缺损达龈下4mm，牙髓暴露，叩（＋）。口内未见修复体。

牙体形态为尖圆形，薄龈生物型。11、21牙龈曲线对称，无软组织缺损。

软组织检查

唇、舌、口底、前庭沟、软硬腭、腺体等软组织及系带附着未见异常。

咬合检查

前牙覆𬌗覆盖正常。

牙尖交错位时咬合较稳定，双侧咬合基本对称。

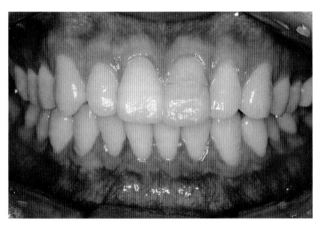
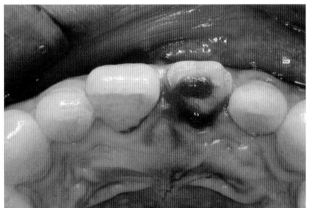

图4-3-13　初诊口内照：口内正面观；患牙21取下断片后𬌗面观

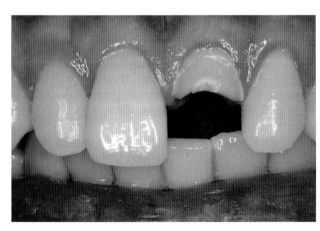
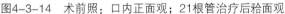
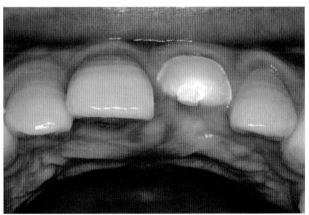

图4-3-14　术前照：口内正面观；21根管治疗后𬌗面观

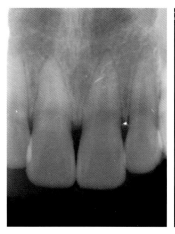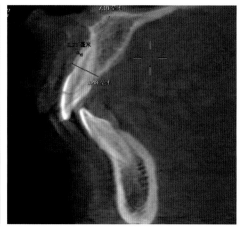

图4-3-15　术前根尖片和CBCT

口内一般情况检查

菌斑（√）；牙石（×）；口臭（×）；溃疡/红肿/脓肿（×）。

影像学检查（图4-3-15）

根尖片

21切端折断至髓腔，未根充，根尖无暗影。

CBCT

21唇侧骨板连续、完整，骨板最薄处厚1.2mm，嵴顶骨宽度8.5mm，根尖可用骨高度7mm。

诊断

21牙体缺损。

治疗计划分析

根据以上信息，可得出如下**诊断阶段的3个三角**：

牙槽窝三角

该患者属于SRP分类中的Ⅰ型，牙根贴近唇侧骨板。剩余骨量主要集中于牙槽窝的腭侧和根尖。

颊侧骨板三角

该患者颊侧骨板完整，无缺损，厚为1.2～1.5mm。

颊侧软组织三角

该患者颊侧软组织无缺损，11、21龈缘对称，薄龈生物型。

患者希望在不影响美观和语音功能的前提下尽快完成种植修复，选择即刻种植、即刻修复。

对患者行术前种植美学风险评估（表4-3-4）。告知患者术中及术后注意事项和可能的并发症，患者知情同意，签署知情同意书。

具体治疗步骤

牙周治疗

口腔健康指导

口腔卫生宣教及指导。

牙周基础治疗

全口牙周洁治，控制菌斑。

表4-3-4 种植美学风险评估

风险因素	低	中	高
健康状况	健康,免疫功能正常		免疫功能低下
吸烟习惯	不吸烟	少量吸烟（<10支/天）	大量吸烟（>10支/天）
患者美学期望值	低	中	高
笑线	低位	中位	高位
牙龈生物型	低弧线,厚龈生物型	中弧线,中厚龈生物型	高弧线,薄龈生物型
牙冠形态	方圆形	卵圆形	尖圆形
位点感染情况	无	慢性	急性
邻牙牙槽嵴高度	到接触点<5mm	到接触点5.5~6.5mm	到接触点>7mm
缺牙间隙的宽度	单颗牙>7mm	单颗牙<7mm	2颗牙或2颗牙以上
软组织解剖	软组织完整		软组织缺损
牙槽嵴解剖	无骨缺损	水平向骨缺损	垂直向骨缺损

牙体治疗

患牙的根管治疗,避免手术前出现牙髓炎或根尖周炎。

种植外科治疗（图4-3-16）

口内外消毒。手术过程中认真考量**外科植入阶段的3个三角**,进行操作:

牙槽窝根尖区域三角

局麻下小心微创拔除21,探查颊侧骨壁及整个牙槽窝完整,彻底搔刮牙槽窝。先锋钻定位,进入牙槽窝腭侧根尖区域4~5mm,指示杆指示植入方向及深度无误后,逐级备洞。

种植体三角

选择Bego Semadons S系列3.75mm×13mm种植体,获得大于35Ncm的初期稳定性。

种植体颊侧间隙三角

安装种植体覆盖螺丝后,可见种植体与颊侧骨板之间有2mm以上的跳跃间隙。在种植体与颊侧骨壁之间的拔牙窝间隙内用"双区植骨"技术,植入小颗粒低替代率的Bio-Oss骨粉,轻度压实,变相将薄壁型颊侧骨板转为厚壁型颊侧骨板。

种植修复治疗（图4-3-17~图4-3-20）

从即刻修复开始,认真考量**修复阶段的3个三角**,进行相应操作:

临时修复体三角

21改良印模法口外间接法制作21种植体支持的临时修复体,用15N的力螺丝固位21种植临时修复体,牙色树脂封闭螺丝孔,调整临时修复体咬合,使咬合无接触。

穿龈轮廓三角

通过21与11比对,利用临时修复体控制患者21穿龈轮廓,使11、21尽量对称,形成一致、和谐的扇贝状外形。

21种植体周围软组织基本趋于稳定后拟行永久修复,根尖片示种植体骨结合良好。取下21临

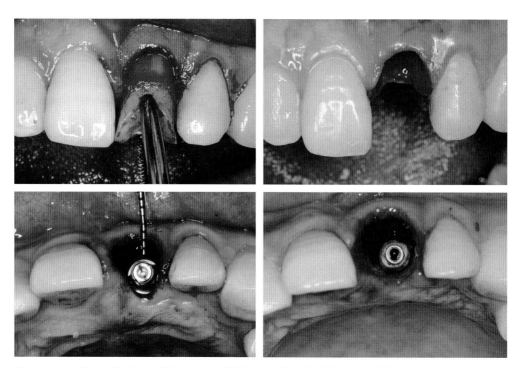

图4-3-16　种植一期手术：拔除患牙，常规备洞，放入种植体，种植体植入后

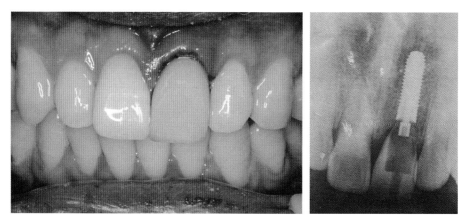

图4-3-17　戴入临时修复体后的口内照和根尖片：种植体三维位置良好

时修复体，安装转移杆，通过个性化穿龈轮廓的转移，制取聚醚硅橡胶印模。

最终修复体三角

选择个性化设计制作的金合金铸造基台及金属烤瓷冠行最终修复。为尽量避免粘接剂的残留，21最终修复基台边缘应位于龈下0.5mm，正式粘接前在口外制作粘接代型以去除多余粘接剂。

将21基台以35N的力固位，试戴21金属烤瓷冠，调整邻接及咬合，患者满意最终美学效果。抛光，消毒，去除多余粘接剂，粘接固位金属烤瓷冠，保证修复体稳定预后。

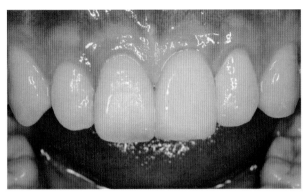
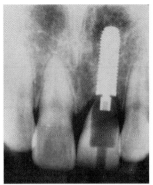

图4-3-18　最终修复前的口内照及根尖片

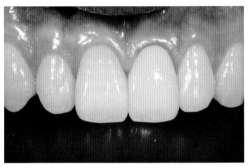
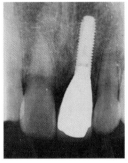
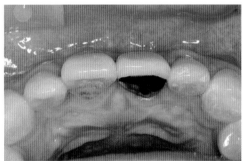

图4-3-19　最终修复后1年的口内照和根尖片

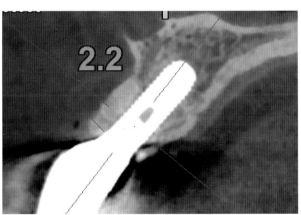
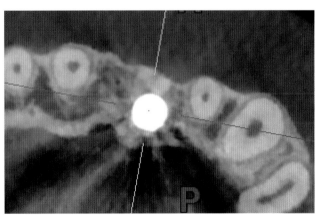

图4-3-20　最终修复后CBCT

结缔组织移植和再次修复（图4-3-21～图4-3-23）

正式修复1年后，由于唇侧束状骨板的改建

吸收，21唇侧轮廓塌陷。患者希望改善该情况，故设计了21唇侧轮廓的软组织增量。术式选择为根方入路的结缔组织移植。

操作流程分为：切口——21唇侧根方膜龈联

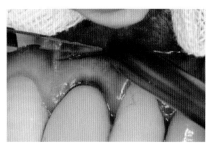
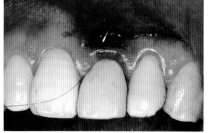
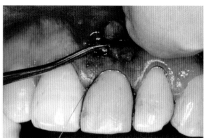

图4-3-21　结缔组织移植：21唇侧根方水平切口，穿入缝线，用缝线牵引移植物

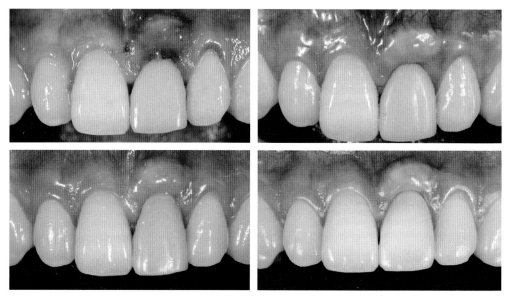

图4-3-22　CTG移植术后恢复及最终修复：术后2周；术后3个月调整临时修复体形态；术后1个月再次调整临时修复体；2个月后全瓷冠正式修复

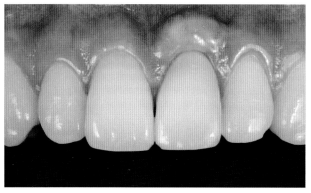
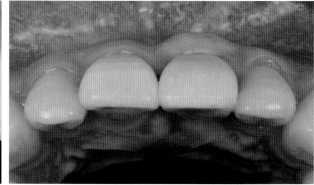

图4-3-23　CTG移植后软组织形态

合冠方1mm处水平切口，用隧道刀制备切口冠方和根方的半厚瓣，从上颌结节获取结缔组织移植物（connective tissue graft，CTG），放置CTG到21唇侧受植床并用缝线固定。

CTG术后3个月软组织形态及质地稳定，进而开始通过临时修复体进行黏膜塑形。嘱患者定期复诊，观察21唇侧软组织恢复情况，2个月后唇侧软组织轮廓饱满，21和11的龈缘对称，故进行白色美学修复，选择戴有饰面瓷的氧化锆全瓷冠进行上部修复。

讨论

正式修复后再进行结缔组织移植最大的困难在于手术操作的入路的选择：如果选择龈缘入路手术方案，需要在手术前取下上部修复体，否则龈缘位置狭小的空间会限制受植床的制备以及结缔组织移植物的植入。如果不取下修复体，保留基台甚至牙冠，则可选择侧方入路或者根方入路。根方入路的最大优势是可以获得更大的近远中向的距离。此外，根方入路可以隐藏瘢痕，同时还可以避免龈缘入路对菲薄的袖口黏膜可能造成的伤害，这对于瘢痕体质尤其是高位笑线的患者颇为重要。但在此病例中，由于21位点进行了二次修复并更换了修复材料，故更优的选择是取下基台，选择龈缘入路来进行结缔组织移植，可以避免根方入路对黏膜瓣血供的破坏。

结缔组织移植物有多种来源，一般常用的供区包括上腭、上颌结节，以及缺牙区牙槽嵴。这个病例采用了来自上颌结节的结缔组织移植物。这里的结缔组织韧性好、胶原成分高、脂肪成分少，移植后尺寸稳定，甚至还能在术后的数月内再生并表现出体积增大。在这个病例中，可以观察到21部位的过增量，美学效果有别于对侧同名天然牙。

另一方面，在结缔组织移植后的初期，可以根据理想龈缘位置来设计临时修复体的关键轮廓和次要轮廓，进而调控软组织的形态和位置，以避免多次调整临时修复体形态所花费的时间。总之，术者并未在一开始全面地考虑到美学区即刻种植、即刻修复的几个关键三角，导致后续不得不投入更多的时间和精力来完善病例。该病例诊治过程可以为我们提供一些思考的空间。

4.4 唇侧骨板完整–根盾术

病例1 美学区连续前牙即拔即种、即刻修复一例

（本病例由撒悦医生提供）

前言

本病例为上颌美学区种植修复病例。患者3天前外伤导致前牙冠折，严重影响其美观，特来我院求诊。经临床检查和评估，患牙无法保留，唇侧骨壁基本完整。患者完全无法接受缺牙期的存在，要求采取即拔即种、即刻修复的治疗方案。患者美学期望值高。

初诊情况

患者基本信息

性别：女

年龄：21岁

职业：学生

主诉

上颌前牙外伤冠折3天，影响美观。

现病史

3天前，患者外伤导致前牙冠折，于我院外科就诊，转诊修复科会诊能否保留牙齿行修复治疗现于我科就诊，要求尽量长久地修复缺失牙。

既往史

系统病史

否认系统病史。

牙科病史

见表4-4-1。

表4-4-1 牙科病史调查表

牙周病史	□ 是 √ 否	正畸治疗史	□ 是 √ 否
修复治疗史	□ 是 √ 否	口腔外科治疗史	□ 是 √ 否
牙体牙髓治疗史	□ 是 √ 否	颞下颌关节治疗史	□ 是 √ 否
磨牙症	□ 是 √ 否	口腔黏膜治疗史	□ 是 √ 否
其他	无特殊		

个人社会史

患者不吸烟、不嗜酒。

家族史

无特殊。

全身情况

无特殊。

口腔检查

口外检查（图4-4-1）

颌面部检查

面部比例协调，凸面型，面部肤色正常，口周围有擦伤。

颞下颌关节区检查

双侧关节活动度较对称，无疼痛及偏斜，开口型无偏斜，肌肉无压痛，开口度约3.7cm。

口内检查（图4-4-2和图4-4-3）

牙列检查

11、21松动Ⅲ度，探诊疼痛，冷诊疼痛，叩（＋）。邻牙无明显倾斜、移位，松动（－），牙体完好。

牙体形态为尖圆形，薄龈生物型。11、21牙龈曲线对称，无软组织缺损。12、22过小牙。

下前牙牙列拥挤。

软组织检查

上唇轻度擦伤及红肿，舌、口底、前庭沟、软硬腭、腺体等软组织及系带附着未见异常。

咬合检查

前牙覆𬌗覆盖基本正常。

牙尖交错位时咬合较稳定，双侧咬合基本对称。

口内一般情况检查

菌斑（√）；牙石（√）；口臭（×）；溃疡/红肿/脓肿（√）。

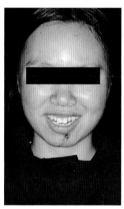
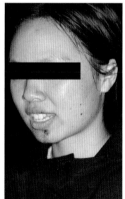
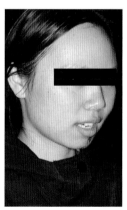
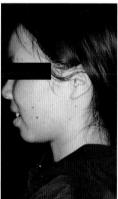
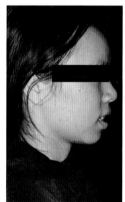
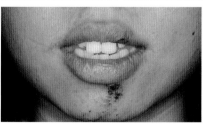
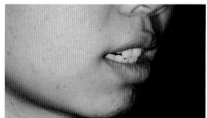
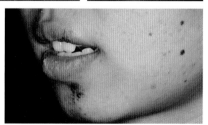

图4-4-1　初诊面像照和面下1/3照

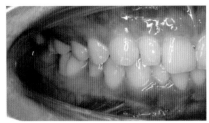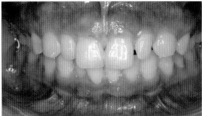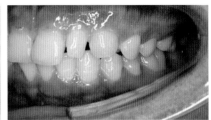

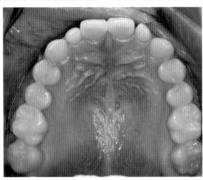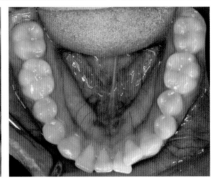

图4-4-2 初诊口内照

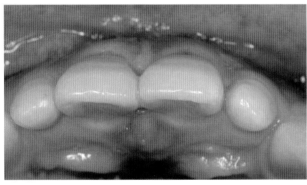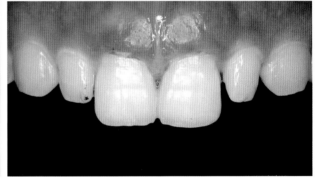

图4-4-3 11、21术前照

影像学检查（图4-4-4）

CBCT

11、21冠折至龈下，牙根断面位于牙槽骨上，唇侧骨板完整厚约1.5mm，牙槽骨宽约7.5mm，高约17.1mm，牙折位点根尖无感染和急性炎症。

诊断

11、21冠折。

12、22过小牙。

治疗计划分析

根据以上信息，可得出如下**诊断阶段的3个三角**：

牙槽窝三角

该患者属于SRP分类中的 I 型，牙根紧贴颊侧皮质骨壁。剩余骨量主要集中于牙槽窝的根尖和腭侧。

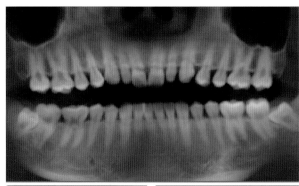

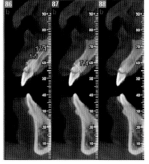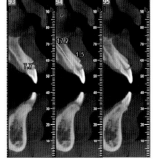

图4-4-4 术前CBCT

颊侧骨板三角

该患者颊侧骨板完整，无缺损，厚为1.5mm。

颊侧软组织三角

该患者颊侧软组织无缺损，11、21龈缘对称，薄龈生物型。

患者因工作需求，11、21冠折严重影响美观及发音，且患者不接受缺牙期，希望尽快恢复，故选择即刻种植、即刻修复。

对患者行术前种植美学风险评估（表4-4-2）。告知患者术中及术后注意事项和可能的并发症，患者知情同意，签署知情同意书。

具体治疗步骤

牙周治疗

口腔健康指导

口腔卫生宣教及指导。

牙周基础治疗

全口牙周洁治，控制菌斑。

表4-4-2 种植美学风险评估

风险因素	低	中	高
健康状况	健康，免疫功能正常		免疫功能低下
吸烟习惯	不吸烟	少量吸烟（<10支/天）	大量吸烟（>10支/天）
患者美学期望值	低	中	高
笑线	低位	中位	高位
牙龈生物型	低弧线，厚龈生物型	中弧线，中厚龈生物型	高弧线，薄龈生物型
牙冠形态	方圆形	卵圆形	尖圆形
位点感染情况	无	慢性	急性
邻牙牙槽嵴高度	到接触点<5mm	到接触点5.5~6.5mm	到接触点>7mm
缺牙间隙的宽度	单颗牙>7mm	单颗牙<7mm	2颗牙或2颗牙以上
软组织解剖	软组织完整		软组织缺损
牙槽嵴解剖	无骨缺损	水平向骨缺损	垂直向骨缺损

种植外科治疗（图4-4-5～图4-4-10）

口内外消毒。手术过程中认真考量**外科植入阶段的3个三角**，进行操作：

牙槽窝根尖区域三角

用探针进行牙周膜分离，用拔牙钳拔出牙冠部分，可清晰地看到断缘较深，位于牙槽嵴下，与术前评估一致。用美格真牙根屏障套盒进行根片的逐级预备，11保留唇侧大约1.5mm的根片，12在制备根片时牙根松动脱出，制备后可见牙槽窝唇侧根片。定点定位，钻针进入11、21牙槽窝腭侧根尖区域4～5mm，指示杆指示植入方向及深度无误后，逐级备洞。

种植体三角

为获得更好的初期稳定性，选择NobelActive Ø3.5mm×13mm锥形种植体2颗，通过种植体自攻性旋入备孔中，获得大于35N的初期稳定性。

种植体颊侧间隙三角

安装种植体覆盖螺丝后，可见11种植体和唇侧根片之间有大于1mm的间隙，21种植体和颊侧骨板之间有大于2mm的间隙。术前抽取患者静脉血，离心制取CGF和自体纤维凝胶，将离心所得自体纤维凝胶与Bio-Oss骨粉混合，制取黏性骨块。在种植体与唇侧根片或骨壁之间的间隙内植入黏性骨块，选择大直径的愈合基台。封闭拔牙窝。

种植修复治疗（图4-4-11～图4-4-19）

从即刻修复开始，认真考量**修复阶段的3个三角**，进行相应操作：

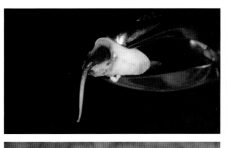
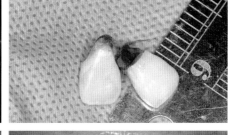
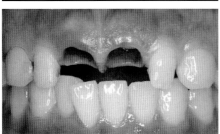
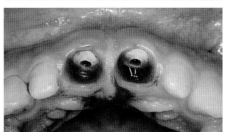

图4-4-5 拔除折断牙冠

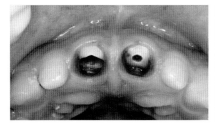
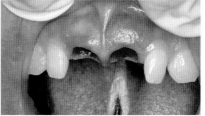
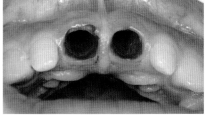

图4-4-6 根片预备

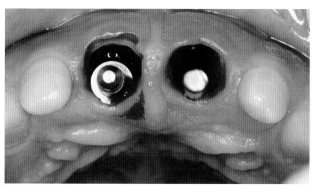
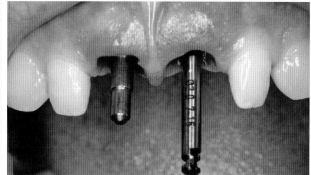

图4-4-7 拔牙窝预备,指示杆观察预备方向

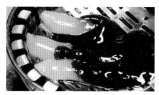
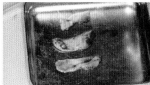
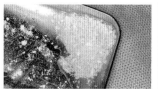
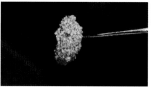

图4-4-8 制备CGF膜及黏性骨块

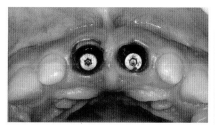
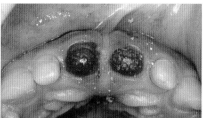
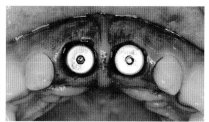

图4-4-9 跳跃间隙植骨至软组织水平,愈合基台暂时关闭术区

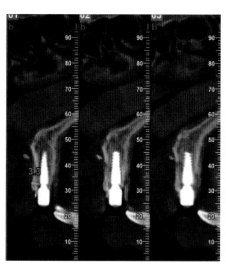
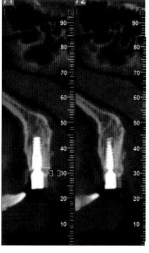

图4-4-10 术后即刻CBCT可见唇侧骨厚约3mm

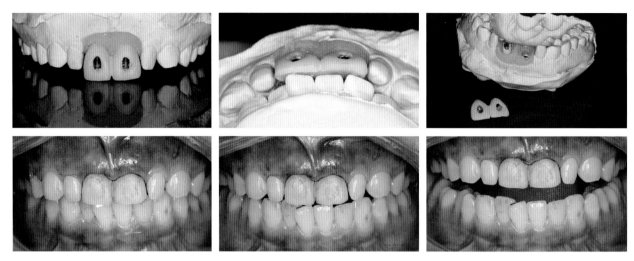

图4-4-11 临时修复体制作

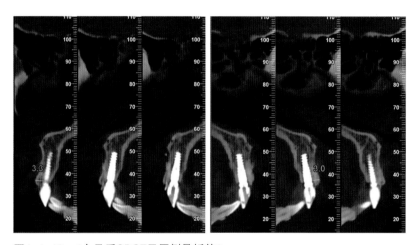

图4-4-12 4个月后CBCT示唇侧骨板约3mm

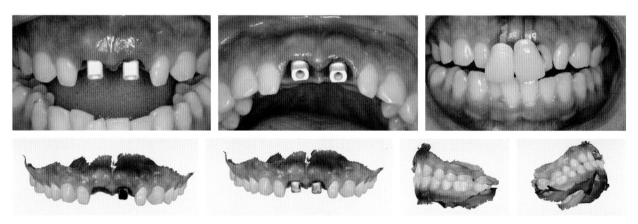

图4-4-13 安装扫描杆，比色，口内扫描制取数字化印模

临时修复体三角

11、21取模口外间接法制作种植临时修复体，用15N的力螺丝固位11、21种植临时修复体，调整临时修复体咬合，使咬合无接触。

嘱患者定期复诊，观察种植体情况及临时修复体对牙龈的诱导。

穿龈轮廓三角

利用临时修复体调整患者11、21穿龈轮廓，

使11、21尽量对称，形成一致、和谐的扇贝状外形。

11、21种植体周围软组织基本趋于稳定后拟行永久修复，CBCT示种植体骨结合良好。取下11、21临时修复体，安装扫描杆，扫描制取数字化模型，比色，拍摄比色照。

最终修复体三角

经与患者沟通，患者拒绝行12、22瓷贴面修

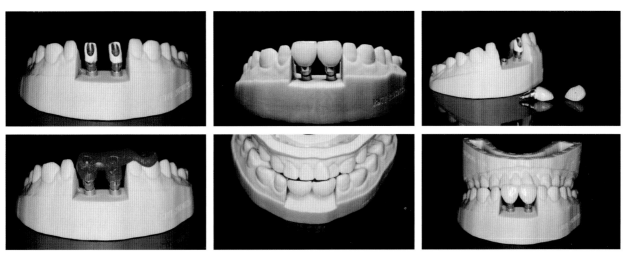

图4-4-14　钛基台及全瓷冠

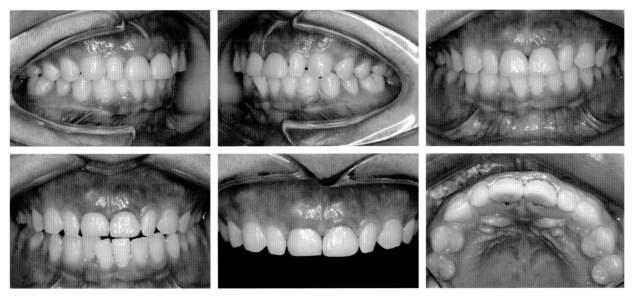

图4-4-15　戴牙后

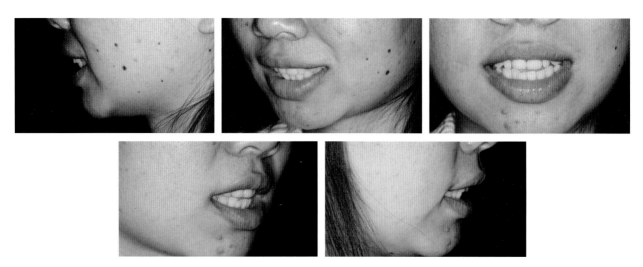

图4-4-16　戴牙后面下1/3照

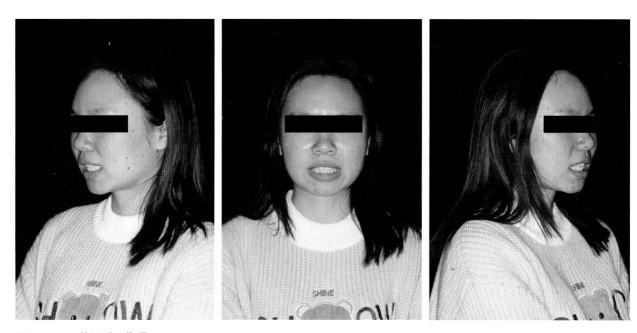

图4-4-17　戴牙后面像照

复改形。为获得更好的美学效果，11、21选择钛基台及全瓷冠行最终修复。为尽量避免粘接剂的残留，11、21最终修复基台边缘应位于龈下1mm以内，可在基台就位导板辅助下试戴修复基台以探查基台边缘，并在正式粘接前于口外制作粘接代型以去除多余粘接剂。

将11、21基台以35N的力固位，试戴11、

21全冠，调整邻接及咬合，患者满意最终美学效果。抛光，消毒，去除多余粘接剂，粘接固位全瓷冠，保证修复体稳定预后。

随访及维护

告知患者戴牙后注意事项，再次进行口腔卫生宣教，嘱定期复诊。

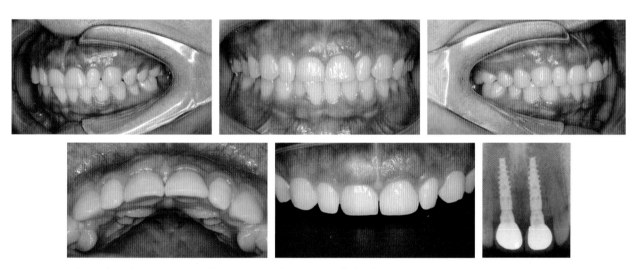

图4-4-18　术后2年随访显示骨及牙龈软组织情况良好，唇侧丰满度良好

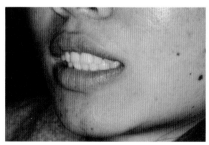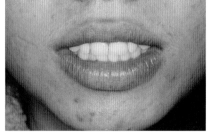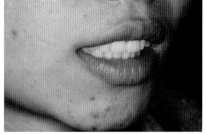

图4-4-19　术后2年面下1/3照

病例2 美学区即拔即种、即刻修复恢复连续前牙牙体缺损一例

（本病例由撒悦医生提供）

前言

本病例患者3天前因外伤导致上前牙多牙折断，严重影响其美观及工作，特来我院就诊。经临床检查和评估，患牙11因折断后剩余牙体组织较多，可考虑根管治疗后冠修复。患牙21、22因剩余牙体组织较少，无法保留，但患牙牙根完整无松动、无龋坏，骨折线唇侧位于龈上，故试行根盾术通过保留唇侧根片维持患者牙槽骨轮廓及龈乳头美观。

初诊情况

患者基本信息

性别：女
年龄：33岁
职业：护士

主诉

上前牙因外伤折断影响美观及发音3天。

现病史

3天前患者受外伤，上颌前牙折断，影响美观与进食，来我处就诊。

既往史

系统病史

否认系统病史。

牙科病史

见表4-4-3。

个人社会史

患者不吸烟、不嗜酒。

家族史

无特殊。

全身情况

无特殊。

口腔检查（图4-4-20）

口外检查

颌面部检查

颜面部基本对称，直面型，低位笑线。

颞下颌关节区检查

双侧关节活动度较对称，无疼痛及偏斜，开口型无偏斜，肌肉无压痛，开口度约4.3cm。

表4-4-3 牙科病史调查表

牙周病史	□是 √否	正畸治疗史	□是 √否
修复治疗史	□是 √否	口腔外科治疗史	□是 √否
牙体牙髓治疗史	□是 √否	颞下颌关节治疗史	□是 √否
磨牙症	□是 √否	口腔黏膜治疗史	□是 √否
其他	无特殊		

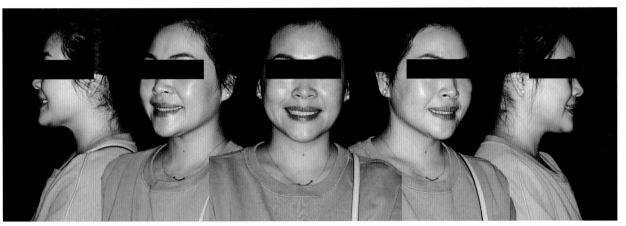

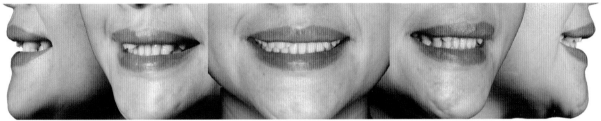

图4-4-20 初诊面像照和面下1/3照

口内检查（图4-4-21）

牙列检查

11、21、22牙外伤。

11冠折，远中切1/3至近中龈乳头折断，𬌗面观露髓，叩诊不适。

21、22冠折，舌侧至龈下，露髓，叩诊疼痛。

余牙无明显异常。

软组织检查

11龈缘水平与12齐平，21龈缘高于11龈缘1.5mm，22龈缘低于21龈缘0.5mm。

其余无明显异常。

咬合检查

前牙覆𬌗覆盖基本正常。

牙尖交错位时咬合较稳定，双侧咬合基本对称。

口内一般情况检查

菌斑（√）；牙石（√）；口臭（×）；溃疡/红肿/脓肿（×）。

影像学检查（图4-4-22）

11冠折，折裂位于龈缘之上。

21、22牙体折裂位于牙槽嵴顶。

21牙齿位置偏向于牙槽骨唇侧，腭侧骨质丰满。

诊断

11、21、22牙体缺损。

治疗计划分析

根据以上信息，可得出如下**诊断阶段的3个三角：**

牙槽窝三角

该患者属于SRP分类中的 I 型，牙根紧贴唇

195

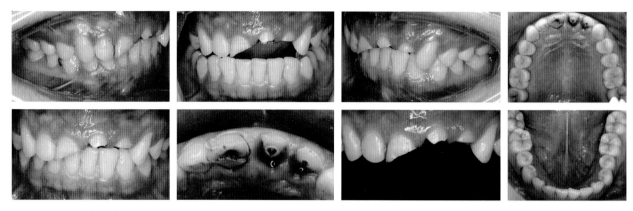

图4-4-21 初诊口内照

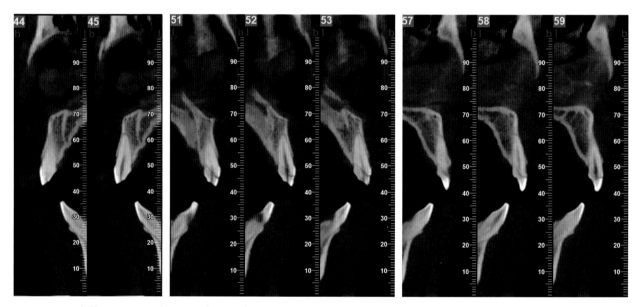

图4-4-22 术前CBCT：11（44、45），21（52~53），22（57~59）

侧皮质骨壁。剩余骨量主要集中于牙槽窝的根尖和腭侧。

颊侧骨板三角

该患者颊侧骨板完整，无缺损，约1mm厚。

颊侧软组织三角

该患者颊侧软组织无缺损，21龈缘略高于11，薄龈生物型。

CBCT显示患者11牙齿折裂仅局限于冠方未累及根部，可以考虑保留。21、22折裂处位于牙槽嵴顶，剩余牙体组织较少，故无法保留患牙

选择拔除。根据患者牙槽骨及牙根位置关系，符合即刻种植基本条件。且患者21、22牙根完整无松动无龋坏，骨折线唇侧位于龈上，可以保留唇侧根片维持患者牙槽骨轮廓及龈乳头美观。根据患牙保留情况及21、22修复间隙，制订如下治疗计划：

- 11根管治疗，行纤维桩+全瓷冠修复
- 21位点行根盾术，同时行21单端种植桥修复21、22

表4-4-4　种植美学风险评估

风险因素	低	中	高
健康状况	健康，免疫功能正常		免疫功能低下
吸烟习惯	不吸烟	少量吸烟（＜10支/天）	大量吸烟（＞10支/天）
患者美学期望值	低	中	高
笑线	低位	中位	高位
牙龈生物型	低弧线，厚龈生物型	中弧线，中厚龈生物型	高弧线，薄龈生物型
牙冠形态	方圆形	卵圆形	尖圆形
位点感染情况	无	慢性	急性
邻牙牙槽嵴高度	到接触点＜5mm	到接触点5.5~6.5mm	到接触点＞7mm
缺牙间隙的宽度	单颗牙＞7mm	单颗牙＜7mm	2颗牙或2颗牙以上
软组织解剖	软组织完整		软组织缺损
牙槽嵴解剖	无骨缺损	水平向骨缺损	垂直向骨缺损

对患者行术前种植美学风险评估（表4-4-4）。告知患者术中及术后注意事项和可能的并发症，患者知情同意，签署知情同意书。

具体治疗步骤

牙周治疗

口腔健康指导
口腔卫生宣教及指导。

牙周基础治疗
全口牙周洁治，控制菌斑。

牙体治疗

11行根管治疗后，置入纤维桩，进行牙体预备。

种植外科治疗（图4-4-23~图4-4-28）

口内外消毒。手术过程中认真考量**外科植入阶段的3个三角**，进行操作：

牙槽窝根尖区域三角

选用Root Membrane Kit工具盒沿21牙根近远中向分根，将21分成唇侧、腭侧两片牙根，微创拔除21腭侧根片，采用工具盒根片修整车针对21唇侧根片进行修整，使其平齐牙槽嵴顶，厚1~1.5mm。拔除22。定点定位，钻针进入21牙槽窝腭侧根尖区域4~5mm，指示杆指示植入方向及深度无误后，逐级备洞。

种植体三角

为获得更好的初期稳定性，选择Nobel Active Ø3.5mm×13mm锥形种植体1颗，通过种植体自攻性旋入21预备的窝洞中，获得大于35N的初期稳定性。

种植体颊侧间隙三角

植入种植体同时安装种植体覆盖螺丝后，可见种植体与21唇侧根片之间有2mm左右的跳跃间隙。此时将骨粉与血液提取物混合成为胶冻状黏性骨，取部分黏性骨填入21种植体与唇侧根片之间间隙，其余黏性骨填入22拔牙窝内进行位点保存。

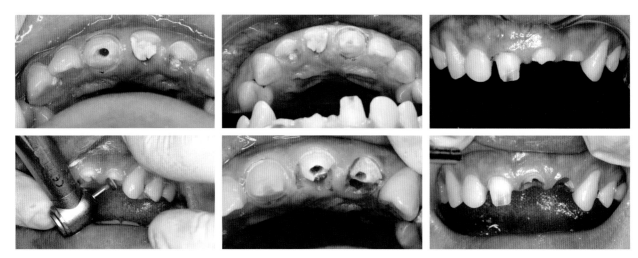

图4-4-23　术前进行11的桩道预备，21、22牙齿修整

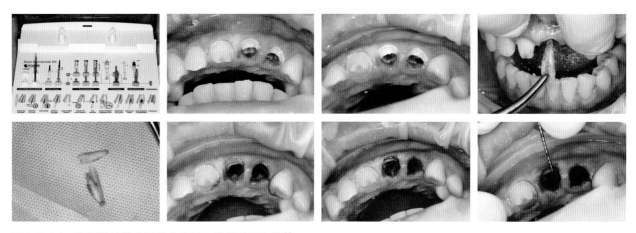

图4-4-24　使用根片技术工具盒分根、拔牙后根片修整

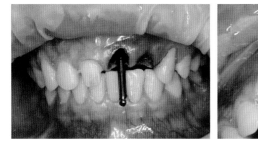
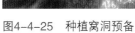
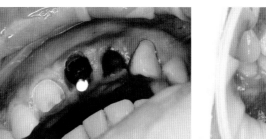

图4-4-25　种植窝洞预备

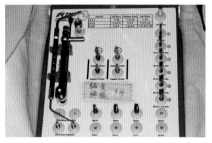 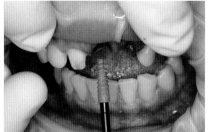 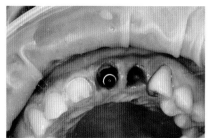

图4-4-26 Nobel种植工具盒植入种植体

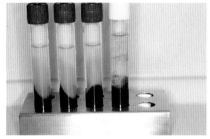 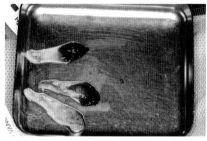 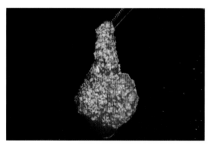

图4-4-27 CGF与黏性骨块制备

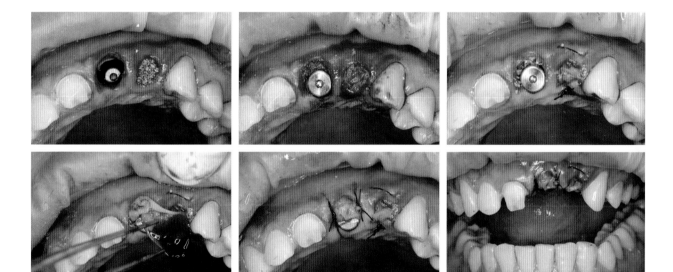

图4-4-28 植入黏性骨块同时使用CGF压膜封闭创口、缝合

种植修复治疗（图4-4-29～图4-4-34）

从即刻修复开始，认真考量**修复阶段的3个三角**，进行相应操作：

临时修复体三角

21取模口外间接法制作种植临时修复体，制作21、22临时单端桥行临时修复，调整咬合使其无咬合接触，用15N的力螺丝固位21、22种植临时单端桥，涂布临时粘接剂粘接固位11临时修复体，再次调整临时修复体咬合，使咬合无接触。

穿龈轮廓三角

21种植体周围软组织基本趋于稳定后拟行永久修复，根尖片示种植体骨结合良好。取下21临时修复体，安装扫描杆，通过数字化口扫印模进行个性化穿龈轮廓的转移，比色，拍摄比色照。

最终修复体三角

将21基台以35N的力固位，试戴11全冠，21、22全瓷桥，调整邻接及咬合，患者满意最终美学效果。抛光，消毒，去除多余粘接剂，粘接固位全瓷冠，保证修复体稳定预后。

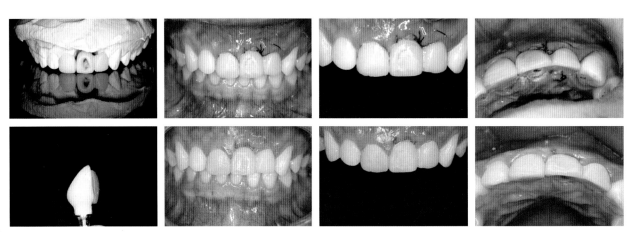

图4-4-29　临时修复体制作与佩戴，2周后拆线

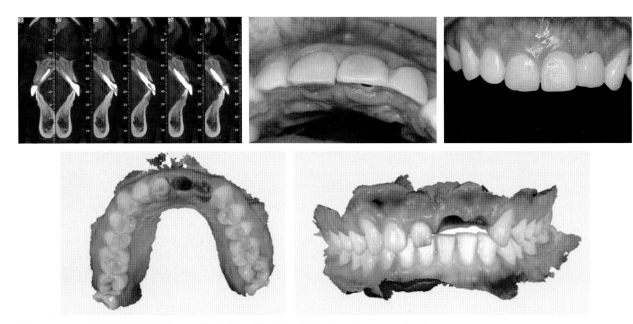

图4-4-30　临时修复4个月后，CBCT示21种植体骨结合良好，制取数字化印模

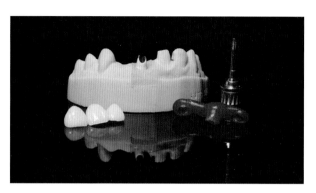

图4-4-31　最终修复体

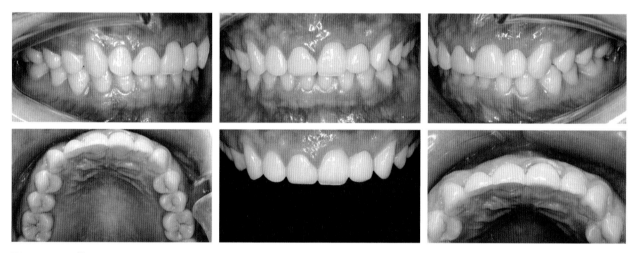

图4-4-32　戴牙

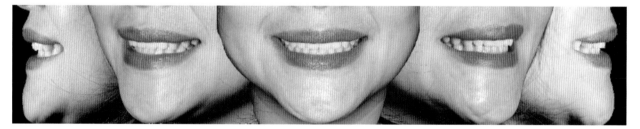

图4-4-33　戴牙后面下1/3照

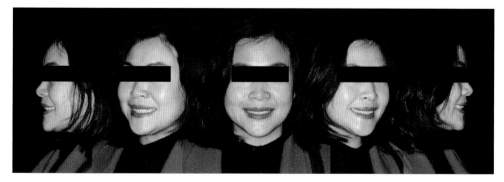

图4-4-34　戴牙后面像照

（本病例由撒悦医生提供）

前言

本病例为上颌美学区单颗前牙种植修复病例。患者1天前因咬硬物导致上前牙折断，自觉疼痛不适，特来我院求诊。经临床检查和评估，患牙无法保留，唇侧骨壁基本完整。因工作关系，患者完全无法接受缺牙期的存在，要求采取即拔即种、即刻修复的治疗方案。患者美学期望值高。

初诊情况

患者基本信息

性别：男

年龄：50岁

职业：民警

主诉

上前牙因咬硬物折断1天。

现病史

1天前，患者因不慎咬筷子后致上前牙折断松动，自觉疼痛不适，特来我院求诊。

既往史

系统病史

否认系统病史。

牙科病史

见表4-4-5。

个人社会史

患者不吸烟、不嗜酒。

家族史

无特殊。

口腔检查

口外检查（图4-4-35）

颌面部检查

面部比例协调，直面型，面部肤色正常。

颞下颌关节区检查

双侧关节活动度较对称，无疼痛及偏斜，开口型无偏斜，肌肉无压痛，开口度约4.3cm。

口内检查（图4-4-36和图4-4-37）

牙列检查

11唇侧根折至龈下3~4mm，腭侧根折至龈下2~3mm，松动Ⅲ度，叩（+）。21全瓷冠修

表4-4-5 牙科病史调查表

牙周病史	□是 √否	正畸治疗史	□是 √否
修复治疗史	√是 □否	口腔外科治疗史	□是 √否
牙体牙髓治疗史	√是 □否	颞下颌关节治疗史	□是 √否
磨牙症	□是 √否	口腔黏膜治疗史	□是 √否
其他	无特殊		

复，边缘密合，冷热诊（﹣），叩（﹣）。16、15、14、26、25、24、35、34楔状缺损，上下颌牙列拥挤。

牙体形态为尖圆形，薄龈生物型。11、21牙龈曲线基本对称，无软组织缺损。

软组织检查

舌、口底、前庭沟、软硬腭、腺体等软组织及系带附着未见异常。

咬合检查

前牙覆𬌗覆盖基本正常。

牙尖交错位时咬合较稳定，双侧咬合基本对称。

口内一般情况检查

菌斑（√）；牙石（√）；口臭（×）；溃疡/红肿/脓肿（×）。

影像学检查（图4-4-38）

CBCT

11唇侧断至平齐骨缘，唇侧骨板完整，可用牙槽骨高度为14~15mm，唇腭侧宽度6~7mm，无根尖周病变，牙根未见横向或纵向折裂纹。

诊断

11冠根折。

16、15、14、26、25、24、35、34楔状缺损。

慢性牙周炎。

上下颌牙列不齐。

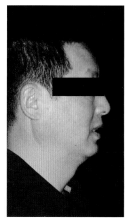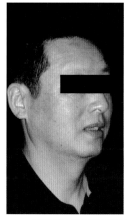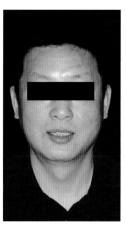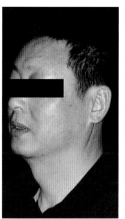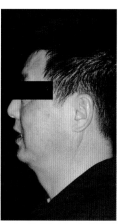
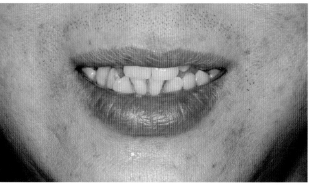

图4-4-35 初诊面像照和面下1/3照

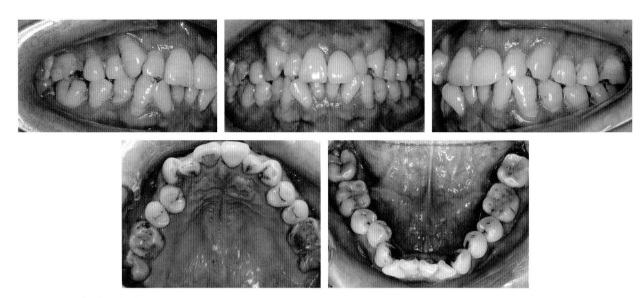

图4-4-36 初诊口内照

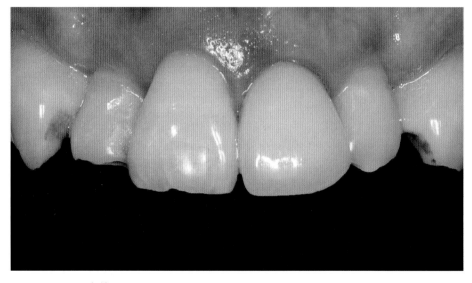

图4-4-37 11术前照

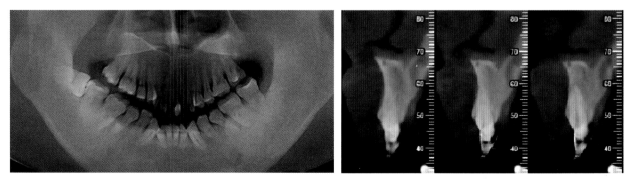

图4-4-38 术前CBCT

治疗计划分析

根据以上信息，可得出如下**诊断阶段的3个三角**：

牙槽窝三角

该患者属于SRP分类中的 I 型，牙根紧贴颊侧皮质骨壁。剩余骨量主要集中于牙槽窝的根尖和腭侧。

颊侧骨板三角

该患者颊侧骨板完整，无缺损，厚为0.5～1mm。

颊侧软组织三角

该患者颊侧软组织无缺损，11、21龈缘基本对称，薄龈生物型。

11、21冠折严重影响美观及发音，且患者不接受缺牙期，希望尽快恢复，故选择即刻种植、即刻修复。

对患者行术前种植美学风险评估（表4-4-6）。告知患者术中及术后注意事项和可能的并发症，患者知情同意，签署知情同意书。

具体治疗步骤

牙周治疗

口腔健康指导

口腔卫生宣教及指导。

牙周基础治疗

全口牙周洁治，控制菌斑。

种植外科治疗（图4-4-39）

口内外消毒。手术过程中认真考量**外科植入阶段的3个三角**，进行操作：

牙槽窝根尖区域三角

局部浸润麻醉后先采用微创不翻瓣的方法拔除11牙冠部断裂牙体组织。再用高速涡轮机近远中向分根，分离腭侧牙龈，用血管钳拔除腭侧根片。用细颗粒金刚砂钻修整剩余唇侧根片，高度平牙槽嵴顶。小心搔刮牙槽窝，避免破坏唇侧根片及其牙周膜完整性。在拔牙窝偏腭侧定位，进入牙槽窝腭侧根尖区域4～5mm，指示杆指示植入方向及深度无误后，逐级备洞。

表4-4-6 种植美学风险评估

风险因素	低	中	高
健康状况	健康，免疫功能正常		免疫功能低下
吸烟习惯	不吸烟	少量吸烟（＜10支/天）	大量吸烟（＞10支/天）
患者美学期望值	低	中	高
笑线	低位	中位	高位
牙龈生物型	低弧线，厚龈生物型	中弧线，中厚龈生物型	高弧线，薄龈生物型
牙冠形态	方圆形	卵圆形	尖圆形
位点感染情况	无	慢性	急性
邻牙牙槽嵴高度	到接触点＜5mm	到接触点5.5～6.5mm	到接触点＞7mm
缺牙间隙的宽度	单颗牙＞7mm	单颗牙＜7mm	2颗牙或2颗牙以上
软组织解剖	软组织完整		软组织缺损
牙槽嵴解剖	无骨缺损	水平向骨缺损	垂直向骨缺损

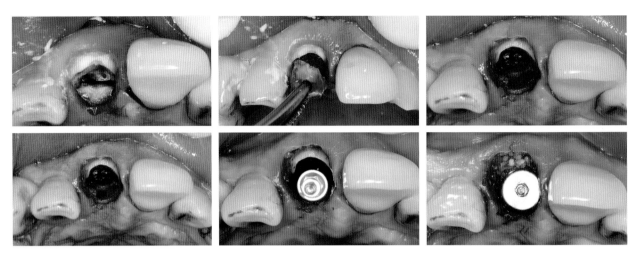

图4-4-39 种植一期手术：唇侧根片修整&常规备洞，植入种植体

种植体三角

为获得更好的初期稳定性，选择Nobel Active Ø3.5mm×11.5mm锥形种植体1颗，通过种植体自攻性旋入备孔中，获得大于35N的初期稳定性。

种植体颊侧间隙三角

安装种植体覆盖螺丝后，在种植体与根片之间的间隙植入小颗粒低替代率的Bio-Oss骨粉，轻度压实，更换覆盖螺丝为愈合基台。缝合创口。

种植修复治疗（图4-4-40～图4-4-46）

从即刻修复开始，认真考量**修复阶段的3个三角**，进行相应操作：

临时修复体三角

术后11种植体取模，灌注石膏模型，口外利用拔除的天然牙牙冠制作临时修复体，进行即刻修复。用15N的力螺丝固位11种植临时修复体，调整临时修复体咬合，使咬合无接触。

术后即刻CBCT显示种植体三维位置良好，唇侧根片完整，两者之间的间隙可见骨替代物影像。嘱患者定期复诊，观察种植体情况及临时修复体对牙龈的诱导。

穿龈轮廓三角

通过拔除的天然牙牙冠制作临时修复体调整患者11穿龈轮廓，使11、21尽量对称，形成一致、和谐的扇贝状外形。

5个月后复查CT显示根片与种植体间充满新

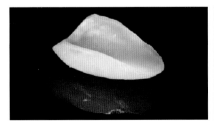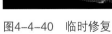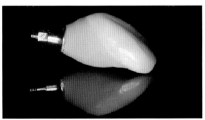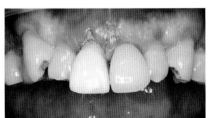

图4-4-40 临时修复

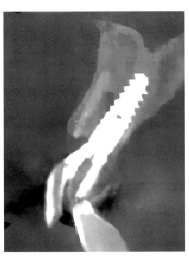
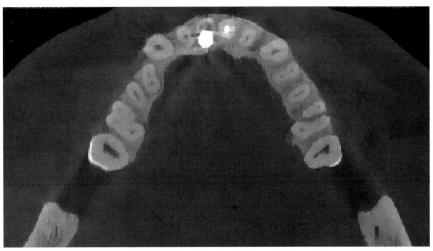

图4-4-41　术后CBCT

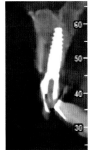
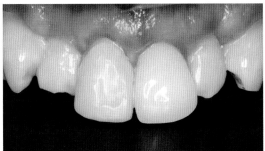
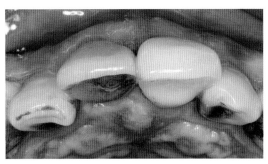

图4-4-42　术后CBCT及口内照

生骨组织。口内检查见种植体周围牙龈健康，颊侧骨板丰满，未见明显骨吸收。取下11临时修复体，安装扫描杆，数字化制取印模，比色，拍摄比色照。

最终修复体三角

为获得更好的美学效果，选择全瓷冠行最终修复。试戴11，以35N的力固位，调整邻接及咬合，患者满意最终美学效果。抛光，消毒。

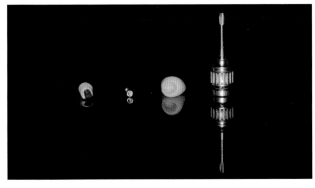
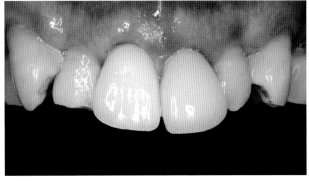

图4-4-43　戴牙

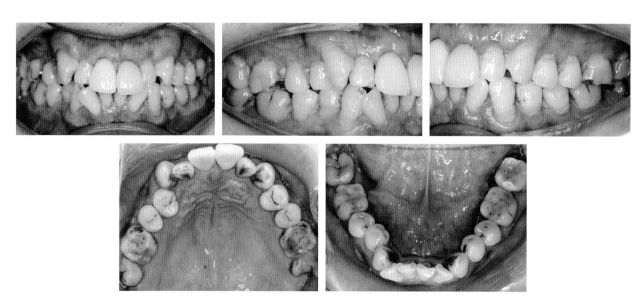

图4-4-44　戴牙后口内照

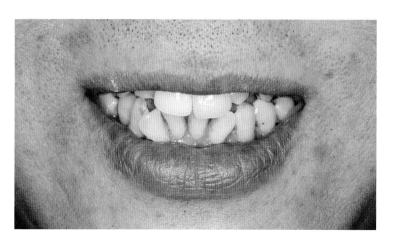

图4-4-45　戴牙后面下1/3照

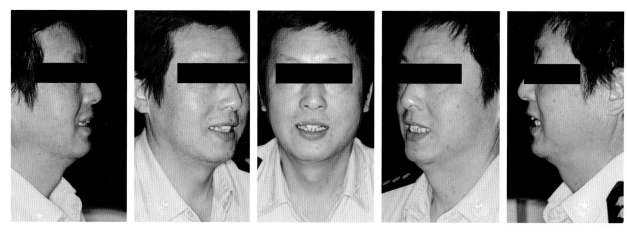

图4-4-46　戴牙后面像照

4.5　唇侧骨板不完整–"蛋筒冰淇淋"技术

病例1　美学区单颗前牙即拔即种、即刻修复一例——"蛋筒冰淇淋"技术的应用

（本病例由撒悦医生提供）

前言

本病例为前牙美学区单颗种植修复病例。患者数天前因外伤导致上前牙折断，严重影响其美观及发音，特来我院就诊。经临床检查和评估，患牙无法保留，唇侧骨壁缺损至根尖1/3，患者恢复美观要求迫切，可考虑试行即拔即种、即刻修复的治疗方案。

初诊情况

患者基本信息

性别：男

年龄：29岁

职业：销售

主诉

上前牙因外伤折断影响美观及发音数天。

现病史

数天前，患者因外伤导致上前牙折断，曾于外院行急诊处理，后来我科寻求进一步治疗方案。

既往史

系统病史

否认系统病史。

牙科病史

见表4–5–1。

表4-5-1　牙科病史调查表

牙周病史	□ 是　√ 否	正畸治疗史	□ 是　√ 否
修复治疗史	□ 是　√ 否	口腔外科治疗史	□ 是　√ 否
牙体牙髓治疗史	√ 是　□ 否	颞下颌关节治疗史	□ 是　√ 否
磨牙症	□ 是　√ 否	口腔黏膜治疗史	□ 是　√ 否
其他	无特殊		

个人社会史

患者不吸烟、不嗜酒。

家族史

无特殊。

全身情况

无特殊。

口腔检查

口外检查（图4-5-1）

颌面部检查

面部比例协调，直面型，面部肤色正常。

颞下颌关节区检查

双侧关节活动度较对称，无疼痛及偏斜，开口型无偏斜，肌肉无压痛，开口度约4.3cm。

口内检查（图4-5-2和图4-5-3）

牙列检查

21唇侧断端平龈，舌侧折裂至龈下2~3mm，颌面可见暂封物留存，叩（+）。

11、21牙龈曲线对称，无软组织缺损。

牙体形态为卵圆形，薄龈生物型。

下前牙牙列拥挤。

软组织检查

舌、口底、前庭沟、软硬腭、腺体等软组织及系带附着未见异常。

咬合检查

前牙覆𬌗覆盖基本正常。

牙尖交错位时咬合较稳定，双侧咬合基本对称。

口内一般情况检查

菌斑（√）；牙石（√）；口臭（×）；溃疡/红肿/脓肿（×）。

影像学检查（图4-5-4）

CBCT

21根管内存部分充填物，根尖无暗影。

21唇侧骨板缺损至根尖1/3。

21牙根与牙槽骨方向基本一致。

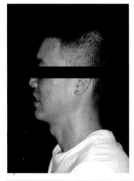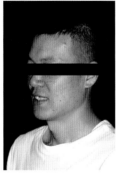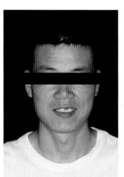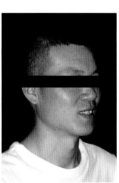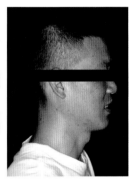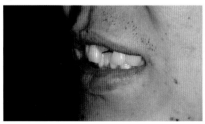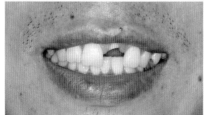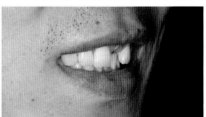

图4-5-1 初诊面像照和面下1/3照

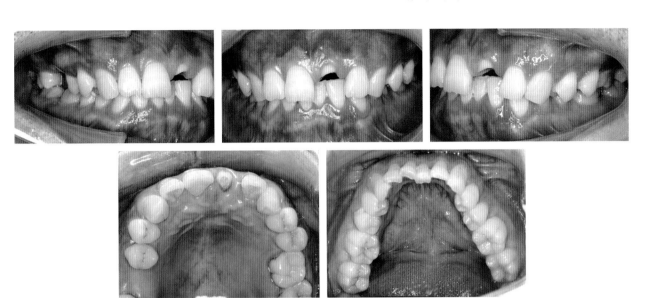

图4-5-2 初诊口内照

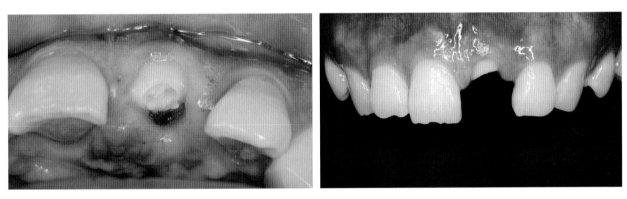

图4-5-3 21术前照

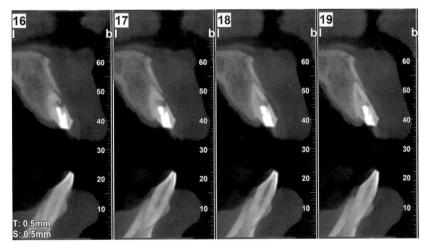

图4-5-4 术前CBCT

21牙体缺损。

治疗计划分析

根据以上信息，可得出如下**诊断阶段的3个三角**：

牙槽窝三角

该患者属于SRP分类中的Ⅰ型，牙根紧贴颊侧皮质骨壁，剩余骨量主要集中于牙槽窝的根尖和腭侧。

颊侧骨板三角

该患者颊侧骨板缺损至根尖1/3。

颊侧软组织三角

该患者颊侧软组织无缺损，11、21龈缘对称，薄龈生物型。

对患者行术前种植美学风险评估（表4-5-2）。告知患者术中及术后注意事项和可能的并发症，患者知情同意，签署知情同意书。

具体治疗步骤

牙周治疗

口腔健康指导

口腔卫生宣教及指导。

牙周基础治疗

全口牙周洁治，控制菌斑。

种植外科治疗（**图4-5-5和图4-5-6**）

口内外消毒。手术过程中认真考量**外科植入阶段的3个三角**，进行操作：

牙槽窝根尖区域三角

局麻下小心微创拔除21，探查颊侧骨壁缺损至龈下7mm，彻底搔刮牙槽窝。先锋钻定位，进入牙槽窝腭侧根尖区域4～5mm，指示杆指示植入方向及深度无误后，逐级备洞。

种植体三角

为获得更好的初期稳定性，选择NobelActive Ø3.5mm×13mm锥形种植体1颗，通过种植体自攻性旋入备孔中，获得大于35N的初期稳定性。

表4-5-2 种植美学风险评估

风险因素	低	中	高
健康状况	健康，免疫功能正常		免疫功能低下
吸烟习惯	不吸烟	少量吸烟（<10支/天）	大量吸烟（>10支/天）
患者美学期望值	低	中	高
笑线	低位	中位	高位
牙龈生物型	低弧线，厚龈生物型	中弧线，中厚龈生物型	高弧线，薄龈生物型
牙冠形态	方圆形	卵圆形	尖圆形
位点感染情况	无	慢性	急性
邻牙牙槽嵴高度	到接触点<5mm	到接触点5.5～6.5mm	到接触点>7mm
缺牙间隙的宽度	单颗牙>7mm	单颗牙<7mm	2颗牙或2颗牙以上
软组织解剖	软组织完整		软组织缺损
牙槽嵴解剖	无骨缺损	水平向骨缺损	垂直向骨缺损

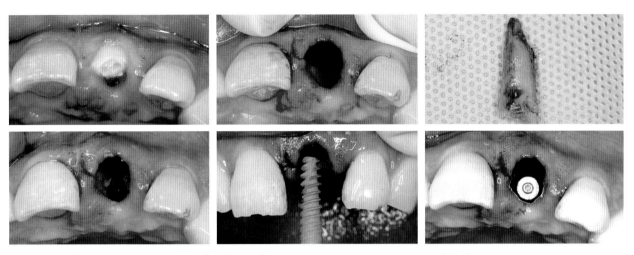

图4-5-5　种植一期手术：拔除患牙&常规备洞，植入NobelActive Ø3.5mm×13mm种植体1颗

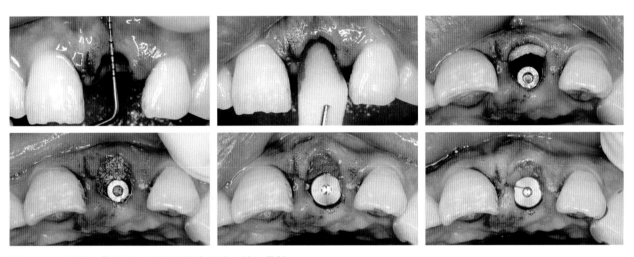

图4-5-6　种植一期手术：唇侧覆盖胶原膜，植入骨粉

种植体颊侧间隙三角

安装种植体覆盖螺丝后，可见种植体与颊侧骨板之间存在2mm以上的跳跃间隙，同时可探查颊侧骨壁缺损至龈下7mm，修整并插入胶原膜于颊侧骨板及颊黏膜之间用于保护植入跳跃间隙内的骨粉，缝合伤口。

种植修复治疗（图4-5-7～图4-5-13）

从即刻修复开始，认真考量**修复阶段的3个三**角，进行相应操作：

临时修复体三角

21取模口外间接法制作种植临时修复体，用15N的力螺丝固位21种植临时修复体，调整临时修复体咬合，使咬合无接触。嘱患者定期复诊，观察种植体情况，利用临时修复体对牙龈诱导成形。

穿龈轮廓三角

通过11与21比对，利用临时修复体调整患者

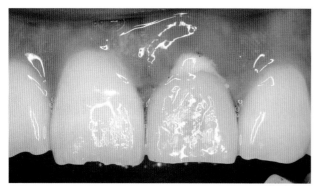
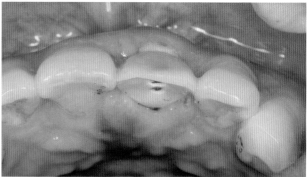

图4-5-7 佩戴临时修复体

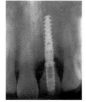
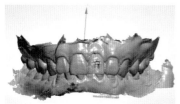
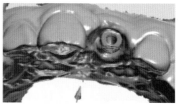
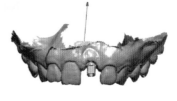

图4-5-8 术后根尖片示21种植体骨结合良好，种植体周围无明显暗影，制取数字化口扫印模

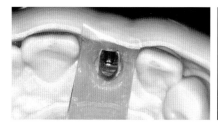
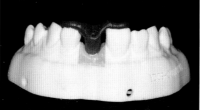
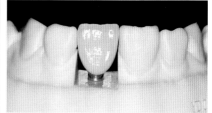

图4-5-9 最终修复体

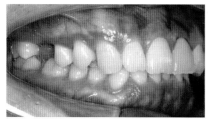
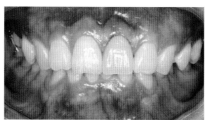
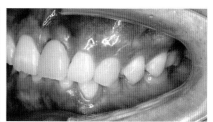

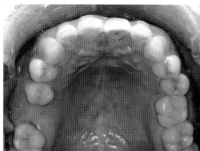
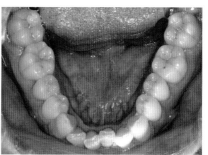

图4-5-10 戴牙后

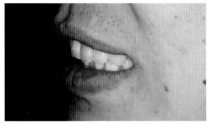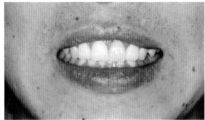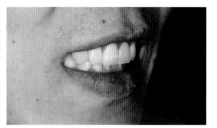

图4-5-11 戴牙后面下1/3照

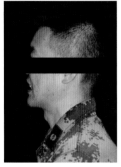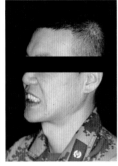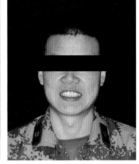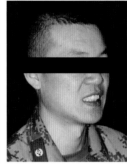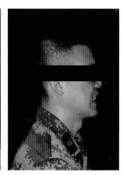

图4-5-12 戴牙后面像照

21穿龈轮廓，使11、21尽量对称，形成一致、和谐的扇贝状外形。11种植体周围软组织基本趋于稳定后拟行永久修复。根尖片示种植体骨结合良好，取下21临时修复体，安装扫描杆，数字化口扫印模记录穿龈轮廓形态、种植体位点、上下颌形态及其咬合记录，比色，拍摄比色照。

最终修复体三角

将11基台以35N的力固位，试戴21全冠，调整邻接及咬合，患者满意最终美学效果。抛光，消毒，去除多余粘接剂，粘接固位全瓷冠，保证修复体稳定预后。

随访及维护

告知患者戴牙后注意事项，再次进行口腔卫生宣教，嘱定期复诊。

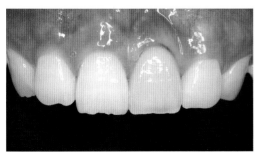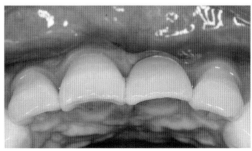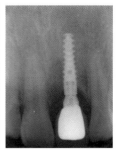

图4-5-13 术后1年随访显示骨及牙龈软组织略有退缩，嘱患者加强口腔清洁卫生

4.6 唇侧骨板不完整-IDR技术

（本病例由刘琦医生提供）

前言

本病例为上颌美学区单颗前牙种植修复病例。患者7天前由于外伤导致上前牙松动就诊，因为美观及其工作需求，要求进行即刻种植、即刻修复。但是常规检查后发现11牙齿唇侧骨板部分缺损。按照Buser D及Kan JY的观点，在唇侧骨板不足1mm或者缺损的情况下，即刻种植、即刻修复会造成术后的牙龈退缩。我们在遇到这种情况下，一般会选择拔牙后早期种植或者延期种植。IDR即刻牙槽嵴保存技术给了我们一个全新的视角，来解决这部分患者的即刻种植、即刻修复的需求。

初诊情况

患者基本信息

性别：女
年龄：63岁
职业：退休

主诉

上前牙因外伤折断影响美观及发音7天。

现病史

7天前，患者因外伤，导致上前牙折断，牙冠松动，严重影响其美观及工作，特来我院求诊。

既往史

系统病史

否认系统病史。

牙科病史

见表4-6-1。

个人社会史

患者不吸烟、不嗜酒。

家族史

无特殊。

全身情况

因外伤对其容貌及工作的影响，精神焦虑。无其他症状。

表4-6-1　牙科病史调查表

牙周病史	□是 √否	正畸治疗史	□是 √否
修复治疗史	□是 √否	口腔外科治疗史	□是 √否
牙体牙髓治疗史	□是 √否	颞下颌关节治疗史	□是 √否
磨牙症	□是 √否	口腔黏膜治疗史	□是 √否
其他	无特殊		

口腔检查

口外检查（图4-6-1）

颌面部检查

面部比例协调，直面型，面部肤色正常。

颞下颌关节区检查

双侧关节活动度较对称，无疼痛及偏斜，开口型无偏斜，肌肉无压痛，开口度约三横指。

口内检查（图4-6-2和图4-6-3）

牙列检查

11冠根折裂至龈下4~5mm，叩（＋）。松动Ⅱ度，17、15、27、36、46缺失。

牙体形态为卵圆形，薄龈生物型。11、21牙龈曲线基本对称，无软组织缺损。

下前牙牙列轻度拥挤。

软组织检查

舌、口底、前庭沟、软硬腭、腺体等软组织及系带附着未见异常。

咬合检查

前牙深覆𬌗，覆盖基本正常。

牙尖交错位时咬合较稳定，双侧咬合基本对称。

口内一般情况检查

菌斑（√）；牙石（√）；口臭（×）；溃疡/红肿/脓肿（×）。

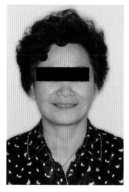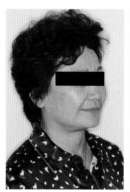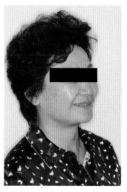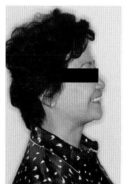
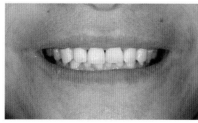

图4-6-1　初诊面像照和面下1/3照

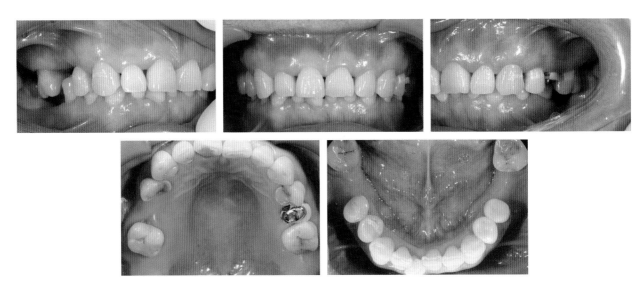

图4-6-2 初诊口内照

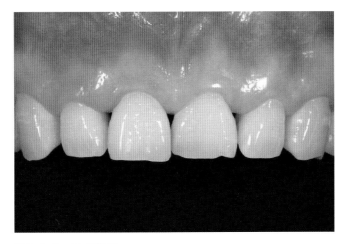

图4-6-3 11术前照

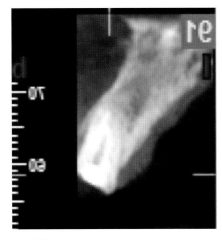

图4-6-4 术前CBCT

影像学检查（图4-6-4）

CBCT

11唇侧骨板缺损、V形骨缺损。

11、21牙根与牙槽骨方向基本一致。

11唇侧牙槽骨上部略微凹陷，唇舌向厚度约7mm，近远中向宽度约8mm。

诊断

冠根折，上下颌牙列缺损。

治疗计划分析

根据以上信息，可得出如下**诊断阶段的3个三角**：

牙槽窝三角

该患者属于SRP分类中的Ⅰ型，牙根紧贴颊侧皮质骨壁。剩余骨量主要集中于牙槽窝的根尖和腭侧。

颊侧骨板三角

该患者颊侧骨板不完整，V形缺损。

颊侧软组织三角

该患者颊侧软组织无缺损，11、21龈缘对称，薄龈生物型。

患者因工作需求，11冠根折严重影响美观及发音，且患者不接受缺牙期，希望尽快恢复，故选择即刻种植、即刻修复。

对患者行术前种植美学风险评估（表4-6-2）。告知患者术中及术后注意事项和可能的并发症，患者知情同意，签署知情同意书。

具体治疗步骤

牙周治疗

口腔健康指导

口腔卫生宣教及指导。

牙周基础治疗

全口牙周洁治，控制菌斑。

种植外科治疗（图4-6-5和图4-6-6）

口内外消毒。手术过程中认真考量**外科植入阶段的3个三角**，进行操作：

牙槽窝根尖区域三角

局麻下小心微创拔除11，探查颊侧骨壁V形骨缺损，彻底搔刮牙槽窝。先锋钻定位，进入牙

表4-6-2 种植美学风险评估

风险因素	低	中	高
健康状况	健康，免疫功能正常		免疫功能低下
吸烟习惯	不吸烟	少量吸烟（<10支/天）	大量吸烟（>10支/天）
患者美学期望值	低	中	高
笑线	低位	中位	高位
牙龈生物型	低弧线，厚龈生物型	中弧线，中厚龈生物型	高弧线，薄龈生物型
牙冠形态	方圆形	卵圆形	尖圆形
位点感染情况	无	慢性	急性
邻牙牙槽嵴高度	到接触点<5mm	到接触点5.5~6.5mm	到接触点>7mm
缺牙间隙的宽度	单颗牙>7mm	单颗牙<7mm	2颗牙或2颗牙以上
软组织解剖	软组织完整		软组织缺损
牙槽嵴解剖	无骨缺损	水平向骨缺损	垂直向骨缺损

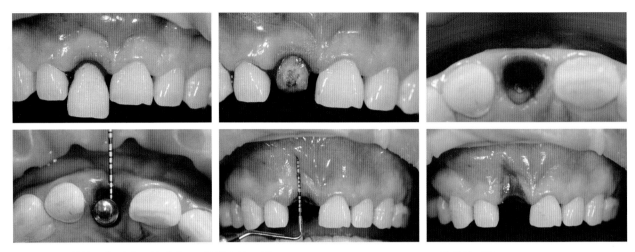

图4-6-5　种植一期手术：拔除患牙&常规备洞，植入NobelActive Ø3.5mm×13mm种植体1颗

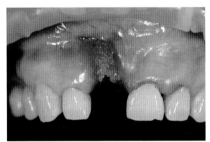
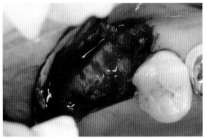
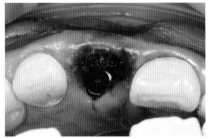

图4-6-6　上颌结节处制取骨片置入跳跃间隙内

槽窝腭侧根尖区域4~5mm，指示杆指示植入方向及深度无误后，逐级备洞。

种植体三角

为获得更好的初期稳定性，选择NobelActive Ø3.5mm×13mm锥形种植体1颗，通过种植体自攻性旋入备孔中，获得大于35N的初期稳定性。

种植体颊侧间隙三角

安装种植体覆盖螺丝后，可见种植体与颊侧牙龈之间有2mm以上的间隙。可见种植体颊侧骨板有部分缺损，从上颌结节处取双层皮质松质骨骨片，修整形态后放入间隙，来恢复缺损的颊侧骨板，在其他间隙处放入从上颌结节制取的骨颗粒填入周围间隙。轻度压实。

种植修复治疗（图4-6-7~图4-6-11）

从即刻修复开始，认真考量**修复阶段的3个三角**，进行相应操作：

临时修复体三角

11取模口外间接法制作种植临时修复体，因11根折，牙冠部分完整，故修整牙冠，保留唇侧牙片外形，用于临时牙冠的唇侧部分，穿龈部分用树脂恢复。制作凹陷型的穿龈轮廓，高度抛光。调整咬合使其无咬合接触。用15N的力螺丝固位11种植临时修复体，再次调整临时修复体咬合，使咬合无接触。嘱患者定期复诊，观察种植体情况及临时修复体对牙龈的诱导。

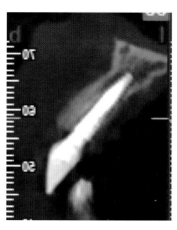

图4-6-7 术后即刻CBCT：骨结合良好

穿龈轮廓三角

通过11与21比对，利用临时修复体维持患者11穿龈轮廓，尽量使11、21对称，形成一致、和谐的扇贝状外形。

11种植体周围软组织基本趋于稳定后拟行永久修复，CBCT示种植体骨结合良好。取下11临时修复体，安装转移杆，通过个性化穿龈轮廓的转移，制取硅橡胶印模。比色，拍摄比色照。

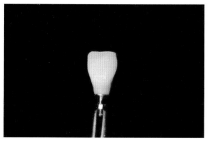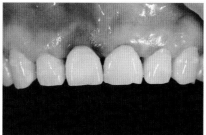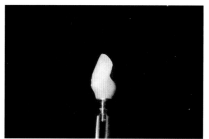

图4-6-8 临时修复体制作

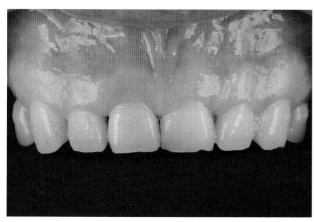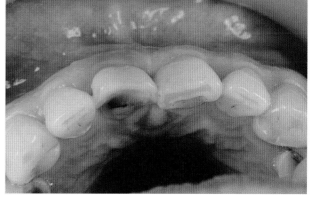

图4-6-9 11种植体周围软组织趋于稳定后复诊

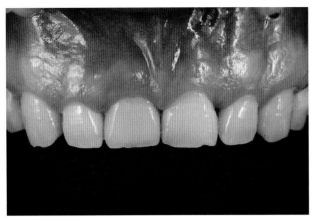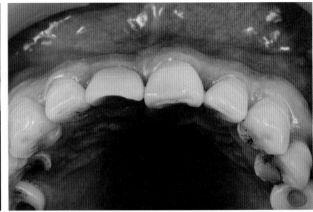

图4-6-10 戴牙

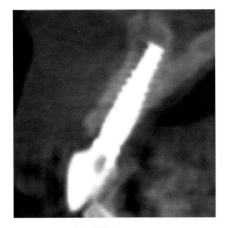

图4-6-11 戴牙后影像学检查

最终修复体三角

将11基台以35N的力固位，调整邻接及咬合，患者满意最终美学效果。抛光，消毒，去除多余粘接剂，粘接固位全瓷冠，保证修复体稳定预后。

讨论

按照Buser D及Kan JY的观点，在唇侧骨板不足1mm或者缺损的情况下，即刻种植、即刻修复会造成术后很大概率的牙龈退缩。给患者带来美学相关的并发症。我们在遇到这种情况下，一般会选择拔牙后早期种植或者延期种植。IDR即刻牙槽嵴保存技术给了我们一个全新的视角，来解决这部分患者的即刻种植、即刻修复的需求。IDR术式发明人巴西的Rosa博士，利用上颌结节制取的皮质松质骨片，来修复缺损的唇侧骨板，在种植体和皮质松质骨片间植入从上颌结节制取的松质骨颗粒来填充跳跃间隙。并利用种植体支持式临时修复体来支撑原有的穿龈形态。达到很好的术后效果。但是在笔者的临床工作中有如下几个方面的问题，一是次术式操作难度大，技术敏感性高，很难做到临床的可复制性；二是在临床工作中，很难遇到上颌结节的位置有足够的骨量来制取皮质松质骨片；三是在笔者的临床工作中，观察到术后两年，还是会发生唇侧骨板的部分吸收，造成唇侧丰满度不足的情况，后续需要使用上皮下结缔组织移植的方式来补偿唇侧骨板部分吸收带来的凹陷。综上所述，在使用IDR技术前要进行全面的评估，包括外源性因素（例如操作医师的技术水平），以及内源性因素（例如患者的局部条件）做整体思考。尽量避免造成美学并发症。

第5章

美学区即刻种植临床病例解析——数字化

Clinical cases of digital workflow
of immediate implant placement
in the aesthetic zone

近年来，越来越多的临床医生开始接触并使用数字化技术来辅助种植。有了数字化导板或数字化导航的助力，医生可以在术前就预测出种植体植入的位置和未来的修复方式。这对于美学区即刻种植的诊断、手术和修复的顺利实施有着非常重要的意义。本章列举了数字化助力下在美学区进行不同解剖条件下即刻种植的典型病例。

5.1 唇侧骨板完整–无软组织移植

病例1 美学区单颗前牙即拔即种、即刻修复一例

（本病例由撒悦医生提供）

前言

本病例为上颌美学区单颗前牙种植修复病例。患者上颌中切牙曾行金属桩核冠修复，今修复体折断，未行治疗，严重影响其美观及工作，特来我院求诊。经临床检查和评估，患牙无法保留，唇侧骨壁基本完整。患者完全无法接受缺牙期的存在，要求采取即拔即种、即刻修复的治疗方案。患者美学期望值高。

初诊情况

患者基本信息

性别：女

年龄：35岁

职业：税务师

主诉

上前牙因修复体折断影响美观及发音数天。

现病史

数天来，患者前牙因原修复体折断，严重影响其美观及工作，未行治疗，特来我院求诊。

既往史

系统病史

否认系统病史。

牙科病史

见表5-1-1。

个人社会史

患者不吸烟、不嗜酒。

表5-1-1 牙科病史调查表

牙周病史	□是 √否	正畸治疗史	□是 √否
修复治疗史	√是 □否	口腔外科治疗史	□是 √否
牙体牙髓治疗史	√是 □否	颞下颌关节治疗史	□是 √否
磨牙症	□是 √否	口腔黏膜治疗史	□是 √否
其他	无特殊		

家族史

无特殊。

全身情况

无其他症状。

口腔检查

口外检查（图5-1-1）

颌面部检查

面部比例协调，直面型，面部肤色正常。

颞下颌关节区检查

双侧关节活动度较对称，无疼痛及偏斜，开口型无偏斜，肌肉无压痛，开口度约4.3cm。

口内检查（图5-1-2和图5-1-3）

牙列检查

21断端至齐龈，骀面可见根管。叩（－）。

口内未见修复体。

牙体形态为方圆形，中厚龈生物型。11、21牙龈曲线对称，无软组织缺损。

软组织检查

舌、口底、前庭沟、软硬腭、腺体等软组织及系带附着未见异常。

咬合检查

前牙深覆骀、深覆盖。

牙尖交错位时咬合较稳定，双侧咬合基本对称。

口内一般情况检查

菌斑（√）；牙石（×）；口臭（×）；溃疡/红肿/脓肿（×）。

影像学检查（图5-1-4）

CBCT

21已根充，根尖无暗影。21唇侧骨板连续、

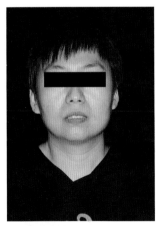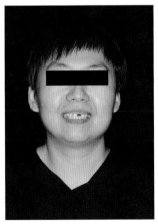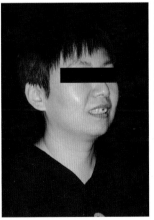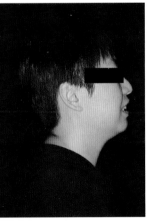
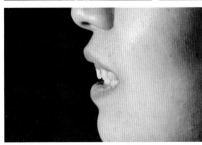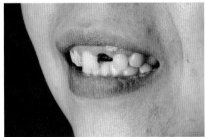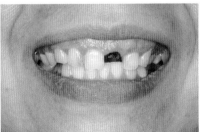

图5-1-1　初诊面像照和面下1/3照

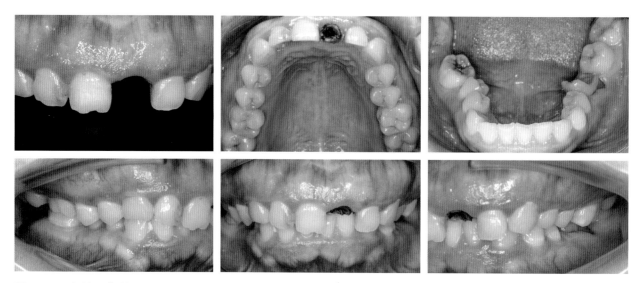

图5-1-2　初诊口内照

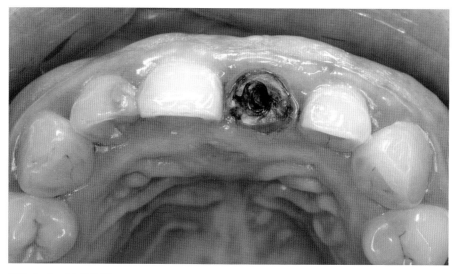

图5-1-3　21术前照

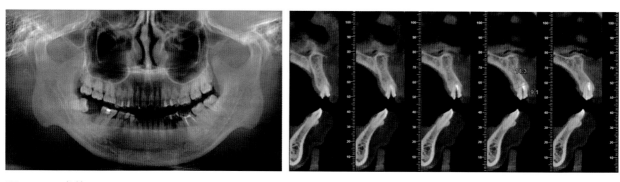

图5-1-4　术前CBCT

完整。

21切端折裂至髓腔。

21牙根偏向唇侧。

21唇侧牙槽骨上部略微凹陷，唇舌向厚度约9.1mm，近远中向宽度约8mm。

诊断

21牙体缺损。

治疗计划分析

根据以上信息，可得出如下**诊断阶段的3个三角**：

牙槽窝三角

该患者属于SRP分类中的Ⅰ型，牙根紧贴颊侧皮质骨壁。剩余骨量主要集中于牙槽窝的根尖和腭侧。

颊侧骨板三角

该患者颊侧骨板完整，无缺损，约1mm厚。

颊侧软组织三角

该患者颊侧软组织无缺损，11、21龈缘对称，中厚龈生物型。

患者因工作需求，21原修复体折断严重影响美观及发音，且患者不接受缺牙期，希望尽快恢复，故选择即刻种植、即刻修复。

对患者行术前种植美学风险评估（表5-1-2）。告知患者术中及术后注意事项和可能的并发症，患者知情同意，签署知情同意书。

具体治疗步骤

牙周治疗

口腔健康指导

口腔卫生宣教及指导。

表5-1-2　种植美学风险评估

风险因素	低	中	高
健康状况	健康，免疫功能正常		免疫功能低下
吸烟习惯	不吸烟	少量吸烟（<10支/天）	大量吸烟（>10支/天）
患者美学期望值	低	中	高
笑线	低位	中位	高位
牙龈生物型	低弧线，厚龈生物型	中弧线，中厚龈生物型	高弧线，薄龈生物型
牙冠形态	方圆形	卵圆形	尖圆形
位点感染情况	无	慢性	急性
邻牙牙槽嵴高度	到接触点<5mm	到接触点5.5~6.5mm	到接触点>7mm
缺牙间隙的宽度	单颗牙>7mm	单颗牙<7mm	2颗牙或2颗牙以上
软组织解剖	软组织完整		软组织缺损
牙槽嵴解剖	无骨缺损	水平向骨缺损	垂直向骨缺损

牙周基础治疗

全口牙周洁治，控制菌斑。

种植外科治疗（图5-1-5和图5-1-6）

口内外消毒。手术过程中认真考量**外科植入阶段的3个三角**，进行操作：

牙槽窝根尖区域三角

局麻下小心微创拔除21，探查颊侧骨壁及整个牙槽窝完整，彻底搔刮牙槽窝。导板引导下逐级备洞，进入牙槽窝腭侧根尖区域4~5mm，指示杆指示植入方向及深度无误。

种植体三角

为获得更好的初期稳定性，选择Zimmer TSV Ø3.7mm×11.5mm锥形种植体1颗，通过种植体自攻性旋入备孔中，获得大于35N的初期稳定性。

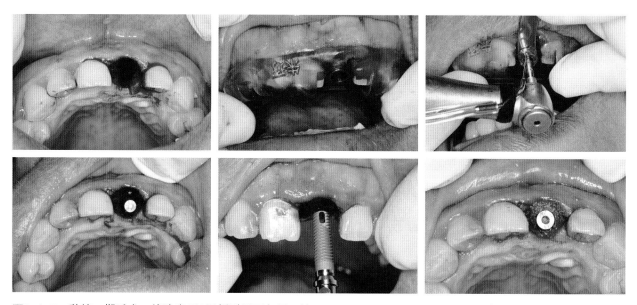

图5-1-5　种植一期手术：拔除患牙&导板引导下备洞，植入Zimmer TSV Ø3.7mm×13mm种植体1颗，跳跃间隙植骨

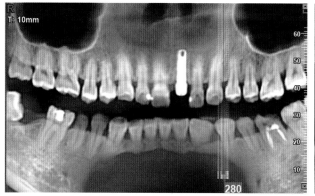
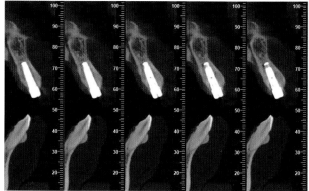

图5-1-6　术后CBCT

种植体颊侧间隙三角

安装种植体覆盖螺丝后，可见种植体与颊侧骨板之间有2mm以上的跳跃间隙。在种植体与颊侧骨壁之间的拔牙窝间隙内用"双区植骨"技术，植入小颗粒低替代率的Bio-Oss骨粉，轻度压实，变相将薄壁型颊侧骨板转为厚壁型颊侧骨板。

种植修复治疗（图5-1-7～图5-1-15）

从即刻修复开始，认真考量**修复阶段的3个三角**，进行相应操作：

临时修复体三角

21取模口外间接法利用原修复体制作种植临时修复体，用15N的力螺丝固位21种植临时修复体，用光固化树脂封闭螺丝孔，调𬌗，保证与对颌无接触。

穿龈轮廓三角

通过11与21比对，利用临时修复体调整患者21穿龈轮廓，使11、21尽量对称，形成一致、和谐的扇贝状外形。

21种植体周围软组织基本趋于稳定后拟行永久修复，根尖片示种植体骨结合良好。取下21临时修复体，扫描临时修复体以及穿龈轮廓，安装扫描杆，进行数字化扫描。比色，拍摄比色照。

最终修复体三角

为获得更好的美学效果，选择钛基底氧化锆基台及全瓷冠行最终修复。为尽量避免粘接剂的残留，21最终修复基台边缘应位于龈下1mm以内，可在基台就位导板辅助下试戴修复基台以探查基台边缘。

将21基台以35N的力固位，试戴21全冠，调整邻接及咬合，患者满意最终美学效果。抛光，消毒，去除多余粘接剂，粘接固位全瓷冠，保证修复体稳定预后。

随访及维护

告知患者戴牙后注意事项，再次进行口腔卫生宣教，嘱定期复诊。

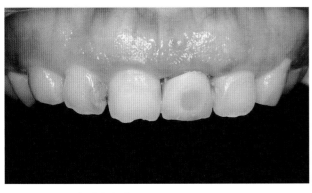
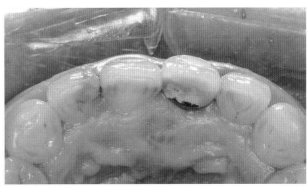

图5-1-7　戴临时修复体

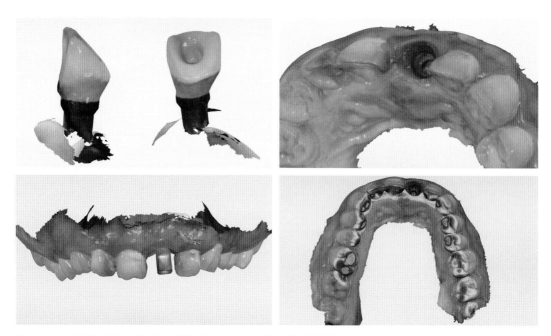

图5-1-8　扫描21临时修复体以及穿龈轮廓，安装扫描杆进行扫描

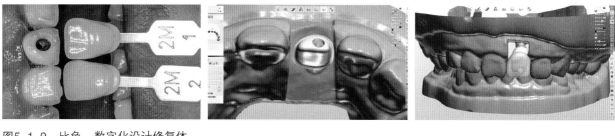

图5-1-9　比色，数字化设计修复体

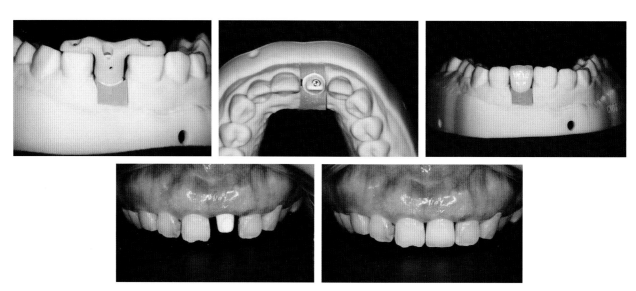

图5-1-10　戴牙

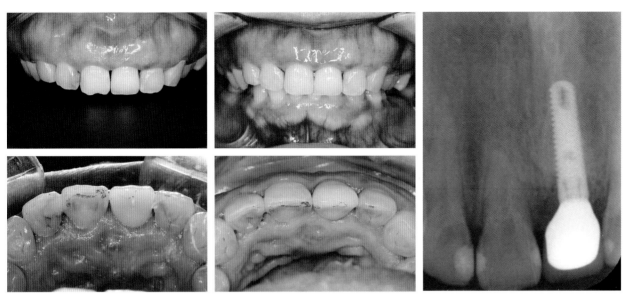

图5-1-11 戴牙后

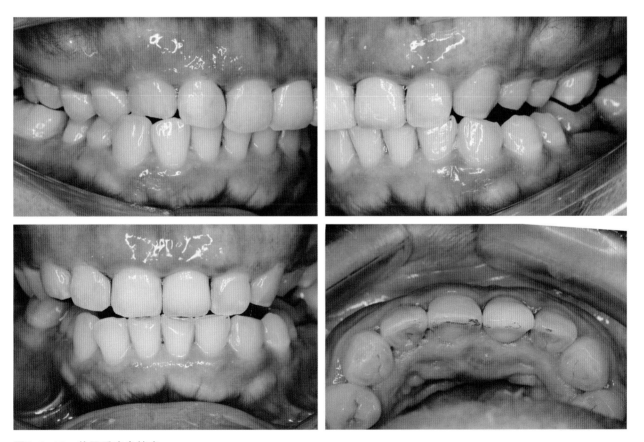

图5-1-12 戴牙后咬合检查

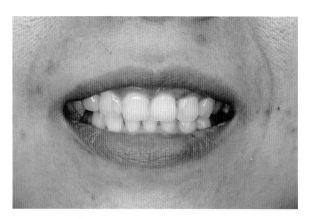

图5-1-13　戴牙后面下1/3照

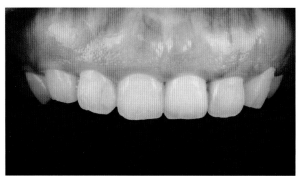

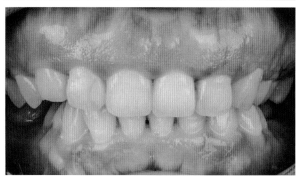

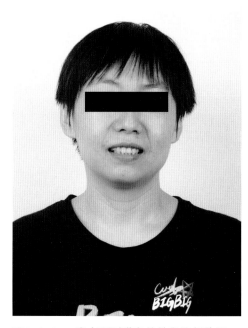

图5-1-15　患者得到满意的美学修复效果

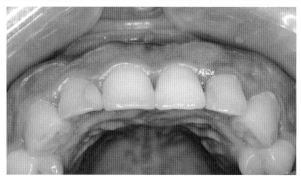

图5-1-14　术后6个月随访显示轮廓及牙龈软组织情况良好，唇侧丰满度良好

病例2　美学区诊断蜡型引导下单颗前牙即刻种植、即刻修复一例

（本病例由刘艳医生提供）

前言

本病例是一名牙周炎导致的右上前牙松动移位的患者，牙周科会诊无法保留，特来种植科求诊。经临床检查和评估，患牙移位偏斜且松动明显，无法保留。余留骨量充足且唇侧骨壁基本完整。患者无法接受缺牙期的存在，拟行单颗前牙即刻种植、即刻修复。经与患者沟通，术者术前根据DSD原则制作术前诊断蜡型恢复理想修复体形态，并在即刻修复时有效利用患者的自体牙片获得具有仿生意义的白色美学效果。

初诊情况

患者基本信息

性别：男

年龄：54岁

职业：经商

主诉

右上前牙扭转松动明显，咨询种植治疗方案。

现病史

患者右上前牙松动移位，牙周科会诊无法保留，特来种植科求诊。

既往史

系统病史

否认系统病史。

牙科病史

见表5-1-3。

个人社会史

患者自述有吸烟史，10支/天。

家族史

无特殊。

全身情况

患者自述无高血压、心脏病、糖尿病等全身系统性疾病。

口腔检查

口外检查（图5-1-16）

颌面部检查

面部比例对称协调，直面型，面部肤色正常。

颞下颌关节区检查

双侧关节活动度较对称，无疼痛及偏斜，开

表5-1-3　牙科病史调查表

牙周病史	□是 √否	正畸治疗史	□是 √否
修复治疗史	□是 √否	口腔外科治疗史	□是 √否
牙体牙髓治疗史	□是 √否	颞下颌关节治疗史	□是 √否
磨牙症	□是 √否	口腔黏膜治疗史	□是 √否
其他	无特殊		

口型无偏斜，肌肉无压痛，开口度约4cm。

口内检查（图5-1-17）

牙列检查

11远中扭转，与21位置明显不对称。11牙体形态为方圆形，厚龈生物型。11、21牙龈曲线不对称，11软组织退缩1mm。11、21切端深咖色条纹状染色，切端明显磨耗痕迹。11松动（++）。22、23牙龈退缩约2mm，下前牙中度拥挤。口内未见修复体。

软组织检查

患者唇部，舌、口底、前庭沟、软硬腭、腺体等软组织及系带附着未见异常。

咬合检查

前牙覆𬌗覆盖基本正常。

牙尖交错位时咬合较稳定，双侧咬合基本对称。

口内一般情况检查

菌斑（√）；牙石（√）；口臭（×）；溃疡/红肿/脓肿（×）。

影像学检查（图5-1-18）

CBCT

11牙根较短，根尖周可见低密度影像。

11唇侧骨板连续、完整；11牙根与牙槽骨方向基本一致且剩余骨量充足，容易获得良好的初期稳定性。

11唇侧牙槽骨上部略微凹陷，唇舌向厚度约7mm，近远中向宽度约8mm。

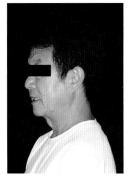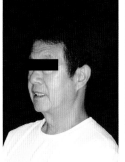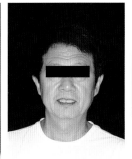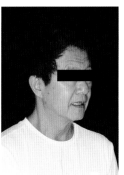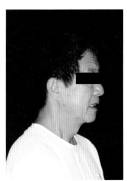

图5-1-16　患者初诊正面与侧面照

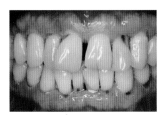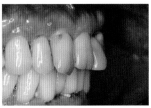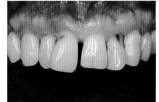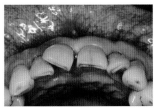

图5-1-17　初诊口内照可见11明显倾斜扭转

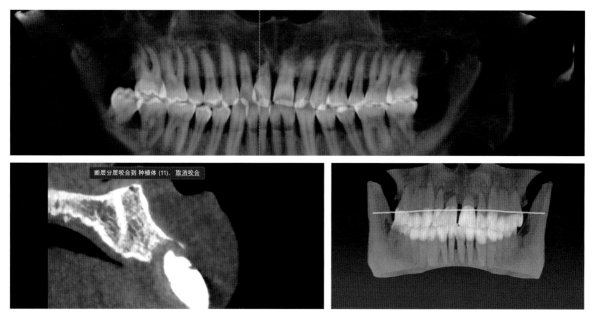

图5-1-18　术前CBCT和矢状位分析

诊断

11慢性牙周炎。

治疗计划分析：

根据以上信息，可得出如下**诊断阶段的3个三角**：

牙槽窝三角

该患者属于SRP分类中的Ⅰ型，牙根较短，距离同名牙釉牙骨质线水平约4mm，剩余骨量主要集中于牙槽窝的根尖和腭侧。

颊侧骨板三角

该患者剩余骨组织存在凹坑状缺损，但是缺损高度在1.5mm以内，且颊侧骨壁存在，可以有效地支撑植骨材料。

颊侧软组织三角

该11颊侧软组织较之21有约1mm牙龈退缩，但患者全口存在普遍不均衡的牙周退缩现象，11牙龈形态饱满曲线与邻牙和谐一致，且患者牙龈为厚龈生物型，权衡利弊后暂不处理。

患者因美观需求，11扭转松动严重影响美观及发音，希望尽量缩短缺牙期，故选择即刻种植、即刻修复。

对患者行术前种植美学风险评估（表5-1-4）。告知患者术中及术后注意事项和可能的并发症，患者知情同意，签署知情同意书。

具体治疗步骤

牙周治疗

口腔健康指导

口腔卫生宣教及指导。

牙周基础治疗

全口牙周洁治，控制菌斑。

诊断蜡型辅助导板设计（图5-1-19和图5-1-20）

数字化设计修复结果提前可视化，修复阶段可在手术之前或稍后完成，且能在虚拟软件上精

表5-1-4 种植美学风险评估

风险因素	低	中	高
健康状况	健康，免疫功能正常		免疫功能低下
吸烟习惯	不吸烟	少量吸烟（＜10支/天）	大量吸烟（＞10支/天）
患者美学期望值	低	中	高
笑线	低位	中位	高位
牙龈生物型	低弧线，厚龈生物型	中弧线，中厚龈生物型	高弧线，薄龈生物型
牙冠形态	方圆形	卵圆形	尖圆形
位点感染情况	无	慢性	急性
邻牙牙槽嵴高度	到接触点＜5mm	到接触点5.5～6.5mm	到接触点＞7mm
缺牙间隙的宽度	单颗牙＞7mm	单颗牙＜7mm	2颗牙或2颗牙以上
软组织解剖	软组织完整		软组织缺损
牙槽嵴解剖	无骨缺损	水平向骨缺损	垂直向骨缺损

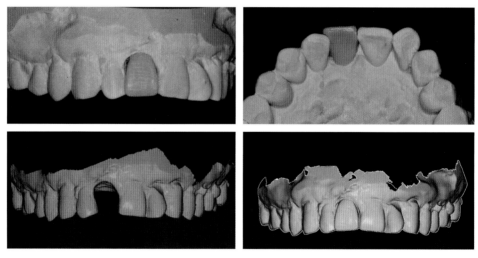

图5-1-19 DSD引导下术前完成诊断蜡型并转录成数字化格式

确地测量牙槽骨的宽度和高度，有效避开相关重要解剖结构。该例患者11远中倾斜扭转，与21不对称，术前根据DSD原则对11进行蜡型模拟重建，确认11理想的修复体形态和位置。

术前取藻酸盐模型灌注研究模型，石膏模型上磨除11，随后根据21形态完成11诊断蜡型。

待医患双方满意后，口外扫描仪器（3Shape）记录患者牙列咬合关系、牙冠位置、龈缘形态以及牙槽轮廓外形状况，并以STL格式数据与上颌前牙区CBCT中的DICOM数据图像软件（NobelClinician）中进行"best fit"重叠。按照"理想修复体位置"为引导，根据3A-2B原

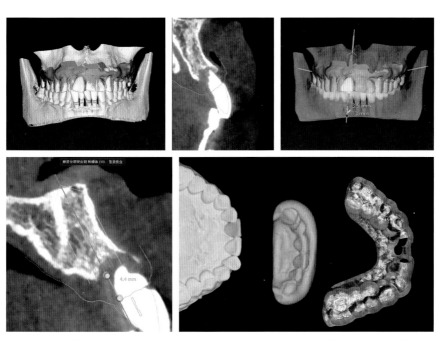

图5-1-20　按照诊断蜡型设计的"理想修复体位置"为引导进行种植三维位置设计并生成外科导板

则，并尽量按照螺丝固位理想轴向进行种植三维位置设计，随后生成外科导板。

种植外科治疗（图5-1-21和图5-1-22）

口内外消毒。手术过程中认真考量**外科植入阶段的3个三角**，进行操作：

牙槽窝根尖区域三角

局麻下小心微创拔除21，将下方炎症组织按照"兜帽技术"从腭侧掀开推向唇侧备用，显露腭侧骨面。导板确认就位后，先锋钻定位，按照导板指引逐级预备种植窝。

种植体三角

为获得更好的初期稳定性，选择NobelActive Ø3.5mm×13mm锥形种植体1颗，通过种植体自攻性旋入备孔中，检查种植体初期稳定性良好，扭矩≥35Ncm，种植体方向和间隙良好。

种植体颊侧间隙三角

种植体旋上愈合帽保护螺丝通道，可见种植体与颊侧骨板之间有2mm以上的跳跃间隙。在种植体与颊侧骨壁之间的拔牙窝间隙内用"双区植骨"技术，将Bio-Oss Collagen骨胶原少量多次填入跳跃间隙，重复压实直到填充至游离龈水平位置，支撑拔牙窝轮廓。

种植修复治疗（图5-1-23～图5-1-29）

从即刻修复开始，认真考量**修复阶段的3个三角**，进行相应操作：

临时修复体三角

11种植术中利用PMMA+取模柱转移种植体三维位置，光固化树脂材料将取模柱与邻牙连接后固化，转移种植体三维位置。取模柱取出后旋上替代体与患者自体牙冠一并交技工中心，在原研究模型反向灌注超硬石膏，在模型上重现种植体口内三维位置。临时基台调磨后，在自体牙冠舌侧窝区预备圆形基台空间，在硅橡胶备板引导下复位于模型流动树脂充填预留空间。将临时牙冠适当轻微打开咬合，避免后期咬合创伤，抛光和消毒后口内就位试戴，严密封闭拔牙窝并对龈乳头起到了良好的支撑作用。前伸殆、侧方殆充

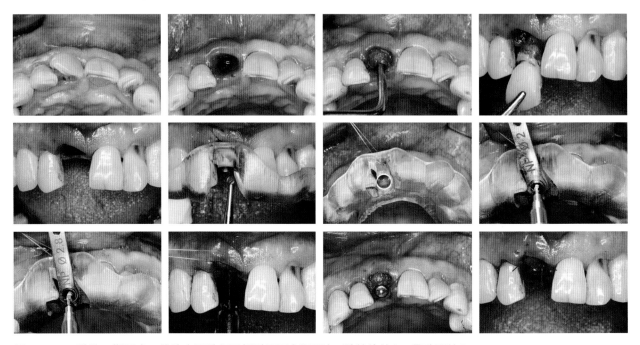

图5-1-21　种植一期手术：拔除患牙并行导板引导下窝洞预备＋种植体植入＋骨胶原植入

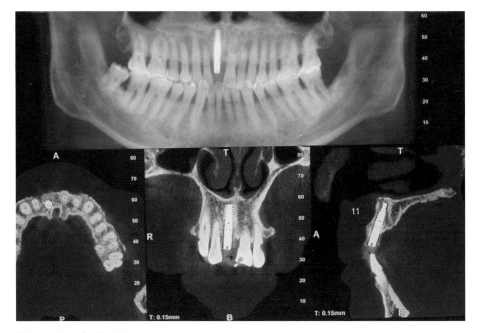

图5-1-22　术后CBCT

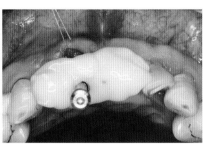
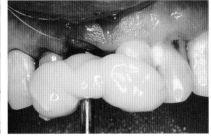
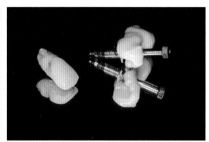

图5-1-23　种植术中利用口内PMMA+取模柱转移种植体三维位置

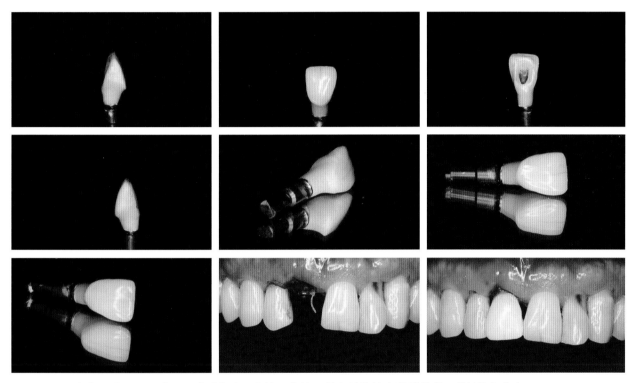

图5-1-24　自体牙片可以生动再现釉质纹路、斑块，将拔牙前完美的粉白美学传递至种植修复体上

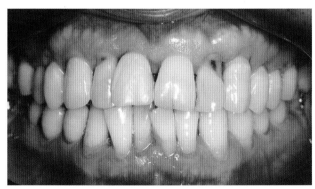
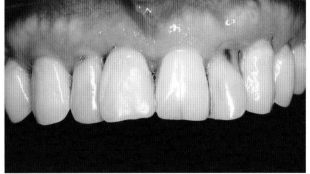

图5-1-25　最终印模前复诊可见过渡义齿美学效果满意

分缓冲。加力矩至15Ncm，树脂封闭螺丝孔。

穿龈轮廓三角

通过11与21比对，利用临时修复体调整患者11穿龈轮廓，使11、21尽量对称，形成一致、和谐的扇贝状外形。11过渡义齿塑形结束后，患者软组织轮廓自然协调，牙龈软组织质地健康形态饱满，拟行永久修复。取下11临时修复体，安装转移杆通过个性化穿龈轮廓的转移，制取聚醚硅橡胶印模。制取对颌藻酸盐印模，比色。

最终修复体三角

患者为厚龈生物型牙颈部遮色效果良好，考量到生物力学强度，选择钛基底氧化锆基台及全瓷冠行最终修复。为尽量避免粘接剂的残留，11最终修复基台边缘位于龈下1mm以内。

11个性化基台就位，扭矩扳手加力。试戴11全冠，调整邻接及咬合。

可见最终试戴修复体完全就位，牙龈轮廓支撑饱满无透色，牙冠形态对称美观，龈乳头充盈健康。患者微笑时展现了和谐的动态美学效果。

随访及维护

告知患者戴牙后注意事项，再次进行口腔卫生宣教，嘱定期复诊。

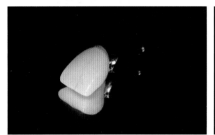 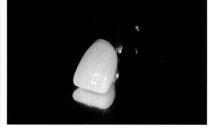 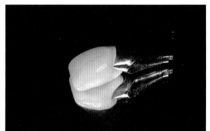

图5-1-26 个性化钛基台+全瓷冠

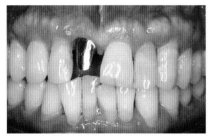 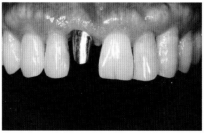 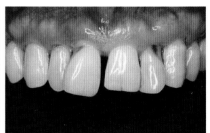

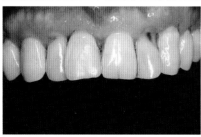 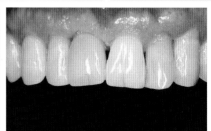

图5-1-27 戴牙后口内照

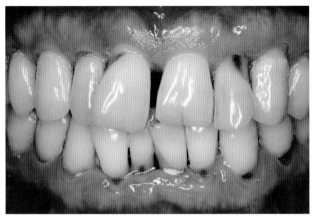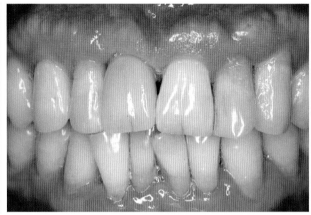

图5-1-28　术前、术后口内对比照

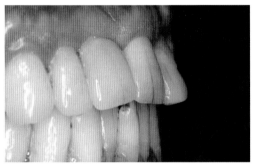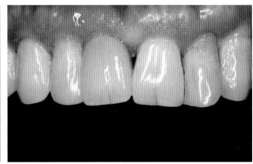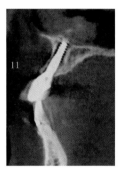

图5-1-29　1年后随访可见11龈缘稳定，患者对美学效果满意

讨论

本病例强调了种植治疗前进行修复规划的重要性。美学区种植最常见的问题，即缺乏满足精细美学的近远中空间规划以及符合生物学宽度重建的垂直空间规划。该病例拟拔牙形态扭转与邻牙不和谐，种植修复时常常需要对理想的龈缘（即关键轮廓）位置进行重建，修复设计尤为重要。通过使用诊断蜡型可以进行前期预览，模拟最终修复效果，便于与患者沟通美学预期，为种植体位置规划提供了准确的参考点。明确未来关键轮廓的位置后再确定种植体的三维位置，更能保证后期良好的穿龈轮廓的形成和整体美学的实现。

该病例将即刻种植、即刻修复的优势结合自体牙冠制作的解剖型义齿，保留了天然牙的解剖形态及釉面自然纹路，与聚甲基丙烯酸甲酯（PMMA）以及树脂、CAD/CAM切削或者PEEK材料等材质的过渡义齿相比较，自体牙冠解剖型义齿可生动的再现患者釉质纹路、斑块和质地，维持天然的美学效果；还能充分利用天然牙根轮廓形态恢复并封闭种植区穿龈轮廓，支撑维持拔牙区原软组织形态。这种兼顾天然牙理想形态和牙龈轮廓曲度的修复方式是拔牙窝双区处理理念的延伸，既能对拔牙窝软硬组织进行微创保存，获得更加具有可预期性的临床效果，又能最大程度获得仿生意义的粉白美学效果，是一种极具临床应用意义的治疗方案。

病例3 数字化导板引导美学区即刻种植、即刻修复一例

（本病例由宋珂医生提供）

前言

本病例为上颌美学区单颗前牙种植修复病例。患者1周前因进食硬物导致上前牙牙冠折断，严重影响美观，特来我院求诊。临床检查可见残根存留，唇侧骨壁基本完整。因患者完全无法接受缺牙期的存在，且美学期望值高。结合临床检查及充分的医患沟通后，计划采取即刻种植、即刻修复的治疗方案。

初诊情况

患者基本信息

性别：女

年龄：38岁

职业：自由职业

主诉

上前牙折断1周余。

现病史

患者上前牙数年前曾因龋坏穿髓行根管治疗后冠修复，1周前进食时牙冠折断。余留牙无明显松动，来我院要求修复。

既往史

系统病史

否认系统病史。

牙科病史

见表5-1-5。

个人社会史

患者不吸烟、不嗜酒。

家族史

无特殊。

全身情况

无特殊。

口腔检查

口外检查（图5-1-30）

颌面部检查

面部基本对称，无明显肿胀。

颞下颌关节区检查

双侧关节活动度较对称，无疼痛及偏斜，开口型无偏斜，肌肉无压痛。

表5-1-5　牙科病史调查表

牙周病史	□是 √否	正畸治疗史	□是 √否
修复治疗史	√是 □否	口腔外科治疗史	□是 √否
牙体牙髓治疗史	√是 □否	颞下颌关节治疗史	□是 √否
磨牙症	□是 √否	口腔黏膜治疗史	□是 √否
其他	无特殊		

口内检查（图5-1-31）

牙列检查

口腔卫生情况一般，牙石（+）；11冠折，折断线大部分位于龈下1~2mm，少量唇侧边缘位于龈上1mm；12、21、22牙冠比例不协调；中厚龈生物型。

软组织检查

唇，舌、口底、前庭沟、软硬腭、腺体等软组织及系带附着未见异常。

咬合检查

前牙深覆𬌗。

牙尖交错位时咬合较稳定，双侧咬合基本对称。

口内一般情况检查

菌斑（√）；牙石（√）；口臭（×）；溃疡/红肿/脓肿（×）。

影像学检查（图5-1-32）

CBCT

11冠折，根管内可见充填物，根尖无明显暗影；11、12根方可见多生牙影像；牙槽骨内11牙根长度约8.53mm；牙根腭侧及根方可用骨量充足，可用骨高度约15.13mm；11唇侧牙槽骨厚度约1.35mm。

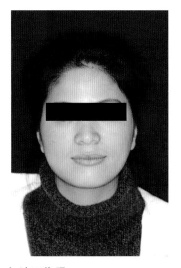

图5-1-30　初诊面像照

11残根。

12、21、22形态不协调。

根据以上信息，可得出如下**诊断阶段的3个三角**：

牙槽窝三角

该患者属于SRP分类中的Ⅰ型，牙根紧贴唇

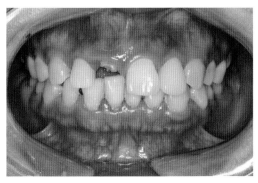

图5-1-31　11、21、12、22术前照

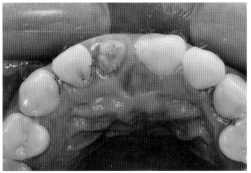

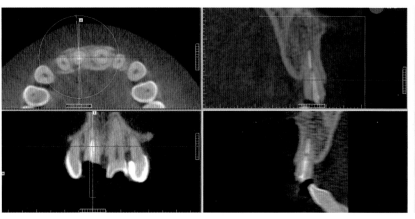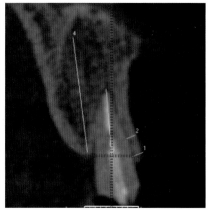

图5-1-32　术前CBCT

侧皮质骨壁。剩余骨量主要集中于牙槽窝的根尖和腭侧。

颊侧骨板三角

该患者颊侧骨板完整，无缺损，厚约1.35mm。

颊侧软组织三角

该患者颊侧软组织无缺损，11、21龈缘对称，中厚龈生物型。

患者认为11冠折严重影响美观及发音，且不接受缺牙期，希望尽快恢复，故选择11即刻种植、即刻修复；12、21、22行瓷贴面修复。

对患者行术前种植美学风险评估（表5-1-6）。告知患者术中及术后注意事项和可能的并发症，患者知情同意，签署知情同意书。

具体治疗步骤

牙周治疗

口腔健康指导

口腔卫生宣教及指导。

表5-1-6　种植美学风险评估

风险因素	低	中	高
健康状况	健康，免疫功能正常		免疫功能低下
吸烟习惯	不吸烟	少量吸烟（<10支/天）	大量吸烟（>10支/天）
患者美学期望值	低	中	高
笑线	低位	中位	高位
牙龈生物型	低弧线，厚龈生物型	中弧线，中厚龈生物型	高弧线，薄龈生物型
牙冠形态	方圆形	卵圆形	尖圆形
位点感染情况	无	慢性	急性
邻牙牙槽嵴高度	到接触点<5mm	到接触点5.5~6.5mm	到接触点>7mm
缺牙间隙的宽度	单颗牙>7mm	单颗牙<7mm	2颗牙或2颗牙以上
软组织解剖	软组织完整		软组织缺损
牙槽嵴解剖	无骨缺损	水平向骨缺损	垂直向骨缺损

牙周基础治疗

全口牙周洁治，控制菌斑。

修复治疗

12、21、22计划与11同期行上部修复，拟行瓷贴面修复改善外形。

种植外科治疗（图5-1-33和图5-1-34）

口内外消毒。手术过程中认真考量**外科植入阶段的3个三角**，进行操作：

牙槽窝根尖区域三角

局麻下小心微创拔除11，探查颊侧骨壁及整个牙槽窝完整，彻底搔刮牙槽窝。导板下逐级备洞，指示杆指示进入牙槽窝腭侧根尖区域4~5mm，植入方向及深度无误。

种植体三角

为获得更好的初期稳定性，选择Axiom PX Ø3.4mm×12mm锥形种植体1颗，通过种植体自攻性旋入备孔中，获得大于35N的初期稳定性。

种植体颊侧间隙三角

安装种植体覆盖螺丝后，可见种植体与颊侧骨板之间有2mm以上的跳跃间隙。在种植体与颊侧骨壁之间的拔牙窝间隙内，植入小颗粒低替代率的Bio-Oss骨粉，压实，变相将薄壁型颊侧骨板转为厚壁型颊侧骨板。

种植修复治疗（图5-1-35~图5-1-47）

从即刻修复开始，认真考量**修复阶段的3个三角**，进行相应操作：

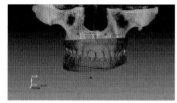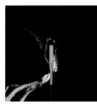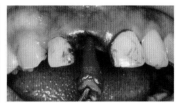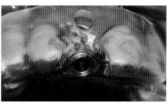
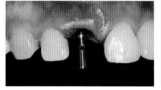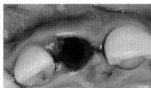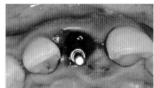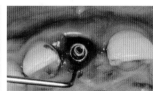

图5-1-33　种植一期手术：术前以修复为导向设计种植体位置，术中拔除患牙&常规备洞，植入Axiom PX Ø3.4mm×12mm种植体1颗

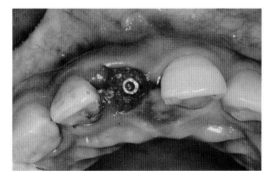

图5-1-34　跳跃间隙及软组织再生区植入低替代率的Bio-Oss骨粉

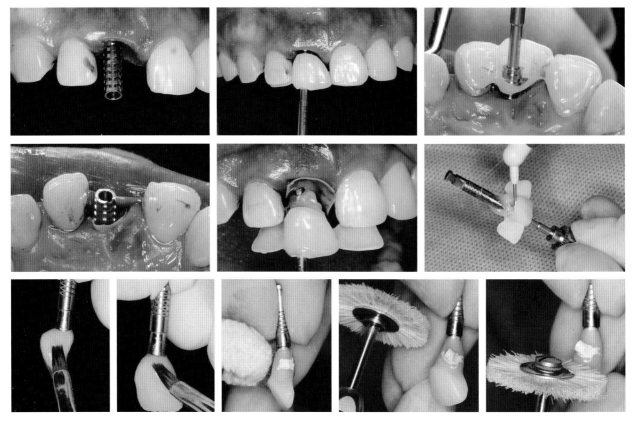

图5-1-35　临时修复体制作

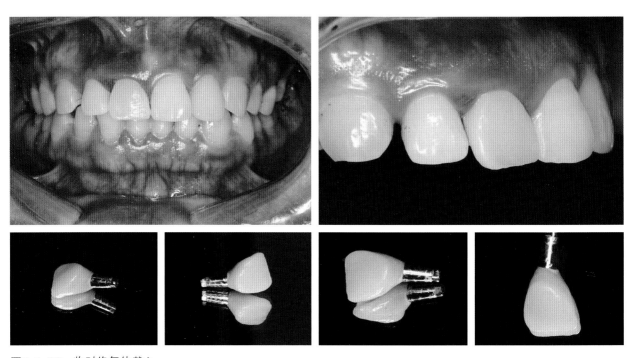

图5-1-36　临时修复体戴入

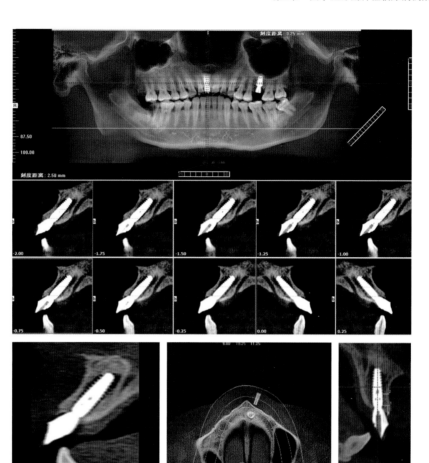

图5-1-37　术后即刻CBCT

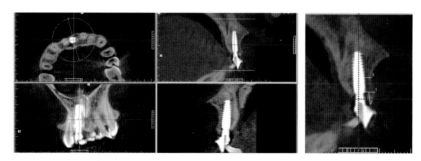

图5-1-38　术后7个月CBCT

临时修复体三角

术前已按照数字化设计方案打印出带有侧翼的临时修复体。11安装∅4.0mm、穿龈高度3mm的Axiom临时基台，调整临时基台高度，将过渡修复体与临时基台粘接，树脂堆塑穿龈部分，修整并抛光。螺丝固位11种植临时修复体，调整临时修复体咬合，使咬合无接触。嘱患者定期复诊，观察种植体情况及临时修复体对牙龈的诱导。

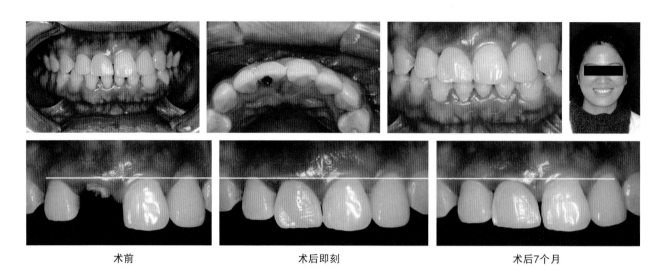

术前　　　　　　　　　术后即刻　　　　　　　　术后7个月

图5-1-39　术后7个月复查口内照

穿龈轮廓三角

通过11与21比对，利用临时修复体调整患者11穿龈轮廓，使11、21尽量对称，形成一致、和谐的扇贝状外形。

11种植体周围软组织基本趋于稳定后拟行永久修复，CBCT示种植体骨结合良好。取下11临时修复体，安装转移杆，12、21、22贴面预备，数字化制取印模，比色，拍摄比色照。

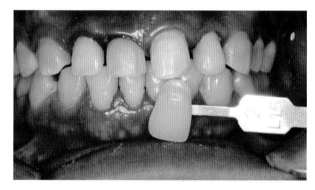

图5-1-40　12、21、22牙体预备，比色

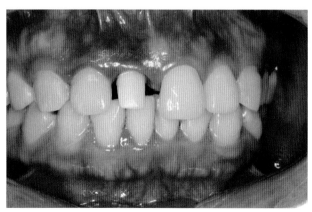

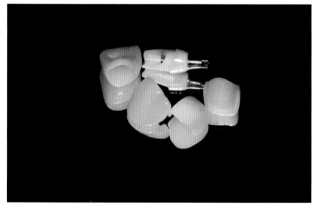

图5-1-41　个性化氧化锆全瓷基台+铸瓷全冠+铸瓷贴面

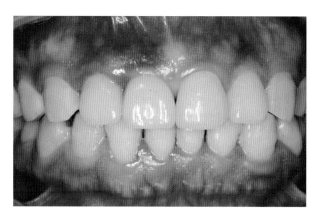

图5-1-42　戴牙

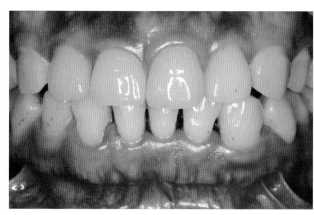

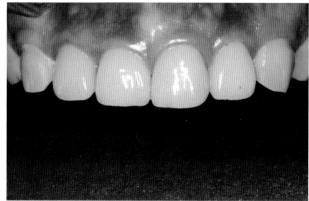

图5-1-43　戴牙后3个月

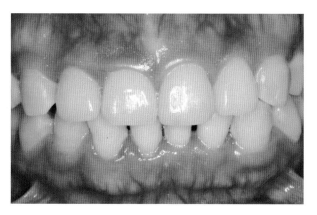

图5-1-44　戴牙后1年6个月

最终修复体三角

为获得更好的美学效果，选择个性化全瓷基台及铸瓷贴面行最终修复。在基台就位导板辅助下试戴修复基台以探查基台边缘，并于口外粘接，去除多余粘接剂。

将11以25N的力固位，试戴12、21、22铸

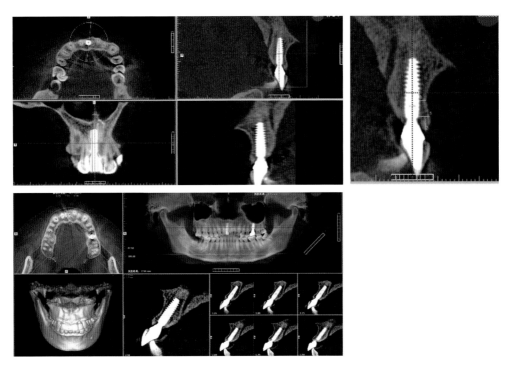

图5-1-45　复查CBCT：术后2年9个月，修复后1年6个月

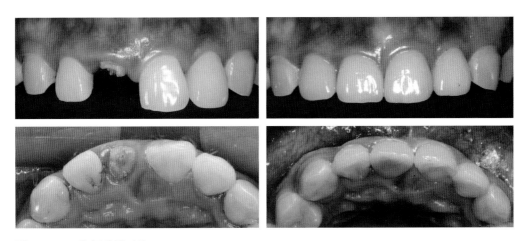

图5-1-46　修复前后对比

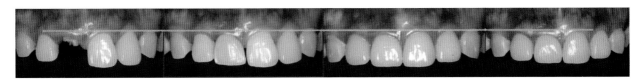

图5-1-47　龈缘稳定性对比

瓷贴面，调整邻接及咬合，患者满意最终美学效果。抛光，消毒，粘接固位，去除多余粘接剂，保证修复体稳定预后。

随访及维护

告知患者戴牙后注意事项，再次进行口腔卫生宣教，嘱定期复诊。

讨论

前牙美学区牙齿缺失往往会影响患者的发音、咀嚼及美观，甚至会导致患者产生负面的心理情绪。近年来，随着种植技术的发展，种植医生在保证种植修复高成功率的同时，更应注重如何采取快速、微创的治疗方法，尽早恢复缺牙区的功能与美观。而对于前牙美学区，软硬组织轮廓的恢复是影响美学效果的关键因素，种植时机的选择对能否获得良好的软硬组织轮廓至关重要。ITI第三次共识研讨会根据拔牙后种植体植入时间不同将种植时机分为4类：Ⅰ型种植（即刻种植），即拔牙后立即在牙槽窝内植入种植体；Ⅱ型种植（软组织愈合的早期种植），通常在拔牙后4~8周，在大部分软组织愈合之后、牙槽窝内具有临床意义的骨充填之前植入种植体；Ⅲ型种植（部分骨愈合的早期种植），通常在拔牙后12~16周，牙槽窝内牙槽骨大部分愈合后植入种植体，牙槽骨轮廓和尺寸发生变化；Ⅳ型种植（延期种植），即常规种植，通常在拔牙后6个月或更长时间，在牙槽窝完全愈合后植入种植体。美学区即刻种植同延期种植相比，种植体边缘骨吸收速度更慢，可延长种植体寿命；不翻瓣术则有利于修复后美观度的提升，获得良好的美学效果。美学区即刻种植最关键点仍在于对适应证的把控。ITI口腔种植临床指南第十卷提出了即刻种植的有利条件：①牙槽窝骨壁完整，且唇侧骨壁厚度≥1mm；②厚龈生物型；③拔牙位点无急性炎症或脓性渗出；④根尖区或腭侧有足够的骨量保证种植体植入正确的三维位置；⑤种植体具有良好的初期稳定性。如果不能满足这些理想条件，该指南建议在软组织愈合4~8周后早期植入种植体；如果预计4~8周后种植体无法达到初期稳定性，则应延长拔牙后愈合时间以达到部分骨愈合后再行种植。

另外，在种植过程中种植体植入的位置和角度非常重要，如若位置或角度不理想，则不利于美学效果的实现，为后续治疗增加难度。因此如何以修复为导向进行精准种植是前牙区美学种植修复成功的关键，数字化技术可帮助术者更好地完善术前设计、实现精准的种植手术操作、获得更好的种植手术精确度，为获得良好的美学修复效果奠定基础。

在种植体植入完成后即刻戴入临时修复体，使修复体与对颌牙无功能性接触即为即刻修复。种植体的初期稳定性是即刻修复获得成功的首要因素，且在上前牙即刻修复时，正中、侧方和前伸咬合均应避免过度负荷。即刻修复的应用，可以让患者没有缺牙期，更重要的是，可通过诱导牙龈成形术调改临时修复体的颈部，塑造出最佳的穿龈形态，使软组织轮廓和美观得以保持。

本病例中，即采用拔牙后在数字化导板引导下即刻植入种植体的方式以修复缺失的牙齿，有效的保存了软硬组织并缩短了治疗周期，在种植体能获得良好的初期稳定性之后又进行了即刻修复，保证最快地恢复缺失的牙齿，提高了患者的心理舒适度。

病例4 静态导板辅助下左上前牙即刻种植、即刻修复一例

（本病例由李少冰医生提供）

前言

本病例为上颌美学区单颗前牙种植修复病例。患者约1个月前因外伤导致左上前牙冠根折断，严重影响其美观，要求种植治疗。经临床检查和评估，患牙无法保留，唇侧骨壁基本完整。因患者无法接受缺牙期，要求采取即拔即种、即刻修复的治疗方案。

初诊情况

患者基本信息

性别：女

年龄：41岁

职业：不详

主诉

左上前牙折断1个月余。

现病史

5年余前左上前牙曾行根管治疗及冠修复（具体不详）。1个月余前，左上前牙折断，现影响咀嚼及美观，要求种植修复。

既往史

系统病史

否认系统病史。

牙科病史

见表5-1-7。

个人社会史

患者不吸烟、不嗜酒。

家族史

无特殊。

全身情况

未见明显异常。

口腔检查

口外检查

颌面部检查

面部对称，面中下1/3比例协调，面部肤色正常。

颞下颌关节区检查

开口型、开口度正常，双侧关节活动对称无偏斜，无明显弹响、压痛。

表5-1-7 牙科病史调查表

牙周病史	□是 √否	正畸治疗史	□是 √否
修复治疗史	√是 □否	口腔外科治疗史	□是 √否
牙体牙髓治疗史	□是 √否	颞下颌关节治疗史	□是 √否
磨牙症	□是 √否	口腔黏膜治疗史	□是 √否
其他	无特殊		

口内检查（图5-1-48和图5-1-49）

牙列检查

口腔卫生一般，牙面色素（+），软垢（+），BOP（+），PD 2~3mm，CAL 0~1mm，GR 0~1mm。

21大面积缺损至龈下3mm，髓腔暴露，内见根管充填物。

21牙槽嵴较丰满，邻牙倾斜，对颌牙移位。

11、12、22为全瓷修复，龈缘轻微退缩，牙龈薄。

上前牙牙体形态为尖圆形，薄龈生物型，龈缘不对称。

下牙列轻度拥挤。

软组织检查

21缺牙区附着龈宽度约4mm，其余软组织及系带附着未见异常。

咬合检查

咬合紧。

前牙覆𬌗深Ⅱ度，覆盖深Ⅰ度。

正中咬合较稳定，双侧咬合基本对称。

口内一般情况检查

菌斑（√）；牙石（√）；口臭（×）；溃疡/红肿/脓肿（×）。

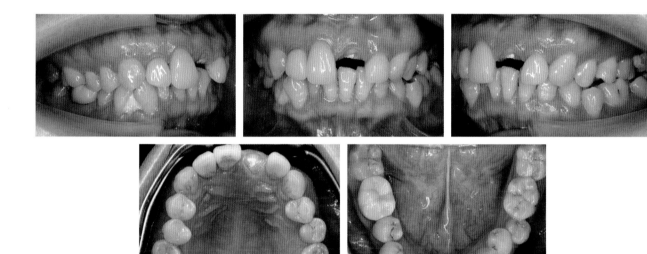

图5-1-48　初诊口内照

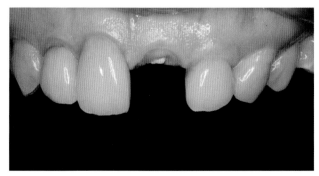
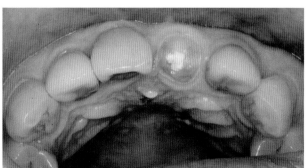

图5-1-49　21术前照

影像学检查（图5-1-50）

曲面断层片

全口牙槽骨呈不同程度吸收。

CBCT

21已行RCT，根尖未见明显异常。

21附着丧失约1mm，骨内根长小于10mm。

21唇侧骨板连续、完整。

21牙根与牙槽骨方向基本一致。

21根方及腭侧可用骨高度及宽度部分充足。

诊断

21残根。

慢性牙周炎。

治疗计划分析

根据以上信息，可得出如下**诊断阶段的3个三角**：

牙槽窝三角

该患者属于SRP分类中的Ⅰ型，牙根紧贴颊侧皮质骨壁。剩余骨量主要集中于牙槽窝的根尖和腭侧。

颊侧骨板三角

该患者颊侧骨板完整，无缺损，约1mm厚。

颊侧软组织三角

该患者颊侧软组织无缺损，11、21龈缘不对称，薄龈生物型。

患者对美观要求较高，不接受缺牙期，希望尽快恢复，故选择即刻种植、即刻修复。

对患者行术前种植美学风险评估（表5-1-8）。告知患者术中及术后注意事项和可能的并发症，患者知情同意，签署知情同意书。

具体治疗步骤

牙周治疗

口腔健康指导

口腔卫生宣教及指导。

牙周基础治疗

全口牙周洁治，控制菌斑。

种植外科治疗（图5-1-51 ~ 图5-1-54）

口内外消毒。手术过程中认真考量**外科植入阶段的3个三角**，进行操作：

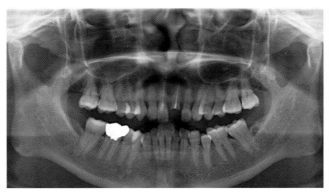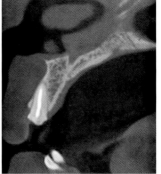

图5-1-50 术前曲面断层片和CBCT

表5-1-8　种植美学风险评估

风险因素	低	中	高
健康状况	健康，免疫功能正常		免疫功能低下
吸烟习惯	不吸烟	少量吸烟（＜10支/天）	大量吸烟（＞10支/天）
患者美学期望值	低	中	高
笑线	低位	中位	高位
牙龈生物型	低弧线，厚龈生物型	中弧线，中厚龈生物型	高弧线，薄龈生物型
牙冠形态	方圆形	卵圆形	尖圆形
位点感染情况	无	慢性	急性
邻牙牙槽嵴高度	到接触点＜5mm	到接触点5.5~6.5mm	到接触点＞7mm
缺牙间隙的宽度	单颗牙＞7mm	单颗牙＜7mm	2颗牙或2颗牙以上
软组织解剖	软组织完整		软组织缺损
牙槽嵴解剖	无骨缺损	水平向骨缺损	垂直向骨缺损

牙槽窝根尖区域三角

局麻下微创拔除21，探查颊侧骨壁及整个牙槽窝完整，彻底搔刮牙槽窝。种植外科导板下先锋钻定位，进入牙槽窝腭侧根尖区域4~5mm，指示杆指示植入方向及深度无误后，逐级备洞。

种植体三角

为获得更好的初期稳定性，选择Nobel Active Ø3.5mm×13mm锥形种植体1颗，通过种植体自攻性旋入备孔中，获得大于35N的初期稳定性。

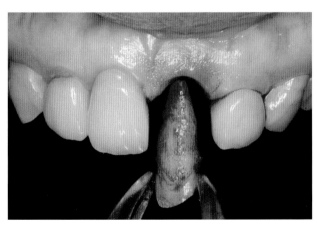 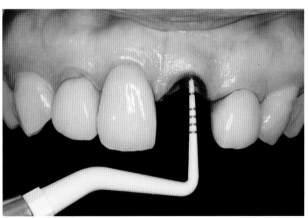

图5-1-51　微创拔牙，测量唇侧骨板顶端位于龈缘根方3mm处

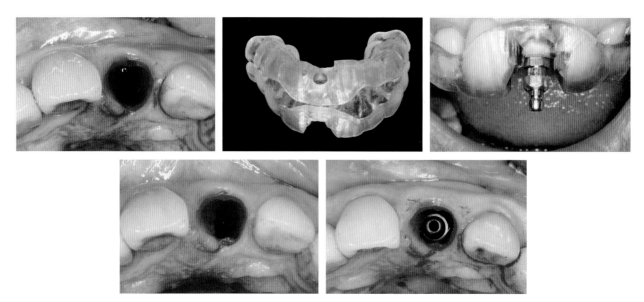

图5-1-52　种植一期手术：外科导板引导下常规备洞，植入NobelActive Ø3.5mm×13mm种植体1颗

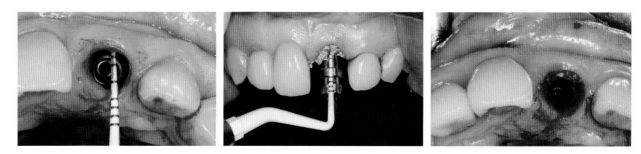

图5-1-53　拔牙窝跳跃间隙及袖口内植入Bio-Oss骨粉

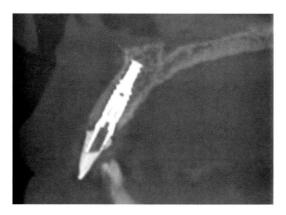

图5-1-54　术后CBCT

种植体颊侧间隙三角

测量可见种植体与颊侧骨板之间有约2mm的跳跃间隙。在种植体与颊侧骨壁之间的拔牙窝间隙内植入小颗粒低替代率的Bio-Oss骨粉，轻度压实，充填完整，牙龈袖口处也填充部分骨粉颗粒，完成"双区植骨"。

种植修复治疗（图5-1-55～图5-1-63）

从即刻修复开始，认真考量**修复阶段的3个三角**，进行相应操作：

临时修复体三角

21戴入临时基台，口内调改，试戴临时修复体，调整邻接与咬合，与临时基台进行Pick-up粘接固位，取出后调磨抛光，就位口内，调整咬合，使正中、前伸及侧方咬合无接触。可见即刻修复体良好支撑牙龈及龈乳头。

穿龈轮廓三角

通过21与11比对，利用临时修复体调整21穿龈轮廓，使11和21龈缘尽量协调。由于11龈缘退缩明显，跟患者商量后，21采取与22、23协调的龈缘水平。

种植一期术后4个月，21种植体周围软组织基本趋于稳定，CBCT示种植体骨结合良好。取下21临时修复体，制作个性化转移杆，通过个性化穿龈轮廓的转移，制取聚醚硅橡胶印模，记录咬合关系，比色，拍照记录。

最终修复体三角

设计要点：①为实现理想的美观效果，以钛基底和全瓷冠设计最终修复体；②为利于清洁维护，将修复体设计为舌隆突处开孔的螺丝固位。

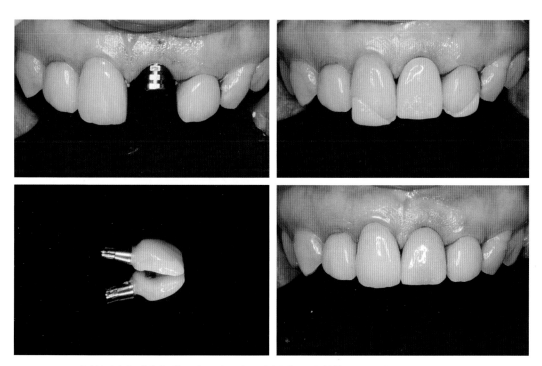

图5-1-55 术前设计临时修复体，术后当天行即刻修复，支撑软组织形态

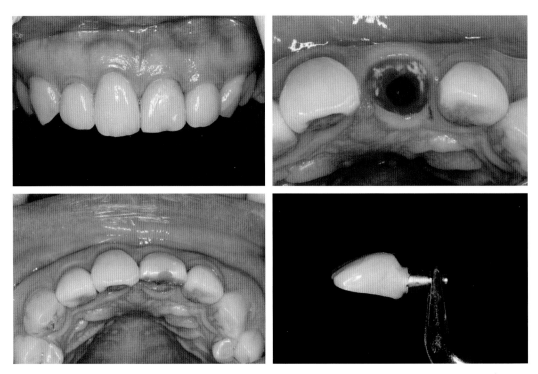

图5-1-56　调整临时修复体的穿龈形态，进一步塑形牙龈

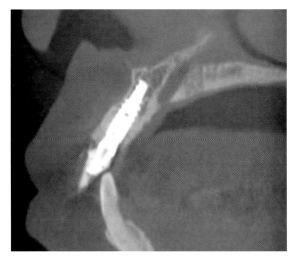

图5-1-57　种植一期术后4个月复查CBCT示种植体骨结合良好

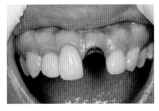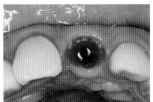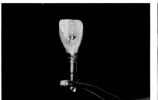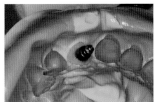

图5-1-58　制作个性化转移杆，制取硅橡胶印模

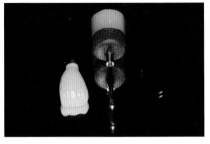
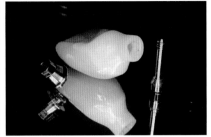
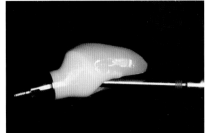

图5-1-59 ASC基台+全瓷冠

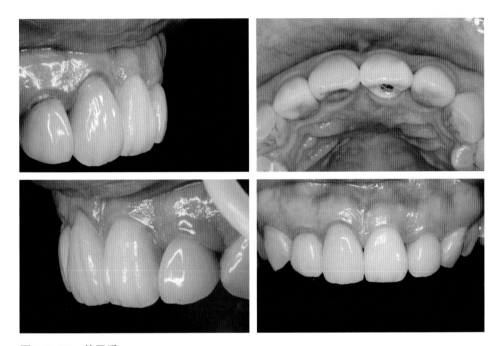

图5-1-60 戴牙后

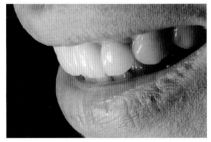
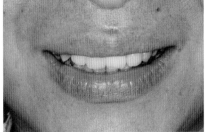
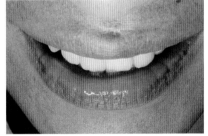

图5-1-61 戴牙后口外照

故采用角度螺丝通道的ASC基台及全瓷冠行最终修复。

　　试戴21基台及全瓷冠，基台被动就位，调整全冠邻接及咬合，患者满意最终美学效果。抛光，螺丝固位全瓷冠，进一步调整咬合，基台螺丝加力30N，树脂封洞。

随访及维护

　　告知患者戴牙后注意事项，再次进行口腔卫生宣教，嘱定期复诊。

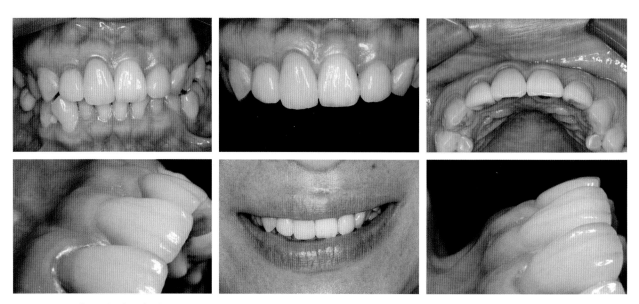

图5-1-62　戴牙后3个月复查

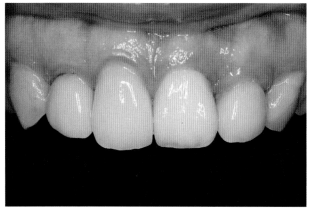
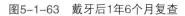
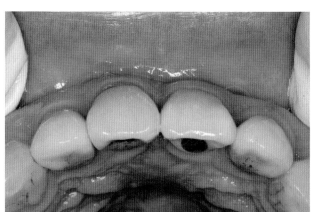

图5-1-63　戴牙后1年6个月复查

病例5　美学区单颗前牙即拔即种、即刻修复一例

（本病例由史俊宇医生提供）

前言

本病例为上颌美学区单颗前牙即刻种植修复病例。患者2周前因交通事故导致上前牙部分折断，影响美观及发音，曾于外院行相关治疗，具体不详，今来我科进一步治疗。经临床检查和评估，无法保留。因工作关系，患者无法接受缺牙期的存在，结合患牙条件，我们决定采取即拔即种、即刻修复的治疗方案。值得一提的是，患者美学期望值高。

初诊情况

患者基本信息

性别：女
年龄：27岁
职业：外企职员

主诉

上前牙因外伤折断影响美观及发音2周。

现病史

2周前，患者因交通事故导致上前牙部分折断，影响美观及发音，曾于外院行牙体治疗，建议拔除，今来我科进一步治疗。

既往史

系统病史及药物过敏史

否认系统病史，否认药物过敏史。

牙科病史

见表5-1-9。

个人社会史

患者不吸烟、不嗜酒。

家族史

无特殊。

全身情况

无特殊。

口腔检查

口外检查

颌面部检查

面部比例协调，直面型，面部肤色正常，面部及口周皮肤未见明显损伤。

颞下颌关节区检查

双侧关节活动度较对称，无疼痛及偏斜，开口型无偏斜，肌肉无压痛，开口度约3.9cm。

表5-1-9　牙科病史调查表

牙周病史	□是 √否	正畸治疗史	□是 √否
修复治疗史	□是 √否	口腔外科治疗史	√是 □否
牙体牙髓治疗史	√是 □否	颞下颌关节治疗史	□是 √否
磨牙症	□是 √否	口腔黏膜治疗史	□是 √否
其他	无特殊		

口内检查（图5-1-64）

牙列检查

12牙冠冠方1/2折断缺失，折断至龈下 > 2mm，折断面可见充填体，牙髓暴露，叩（+），松动（-），牙龈红肿，探诊出血。11远中切角可见裂纹，叩（-），松动（-）。口内未见修复体。

牙体形态为方圆形，薄龈生物型。11、21牙龈曲线对称，无软组织缺损。

软组织检查

唇、舌、口底、前庭沟、软硬腭、腺体等软组织及系带附着未见异常。

咬合检查

前牙覆𬌗覆盖基本正常。

牙尖交错位时咬合较稳定，双侧咬合基本对称。

口内一般情况检查

菌斑（√）；牙石（√）；口臭（×）；溃疡/红肿/脓肿（√）。

影像学检查（图5-1-65）

CBCT

12根尖折断影，根尖周未见异常低密度影。唇舌向厚度约7.5mm，近远中向宽度约7mm。

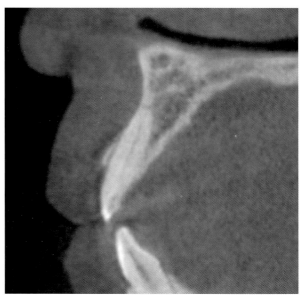

图5-1-65　术前CBCT

诊断

12冠根折。

治疗计划分析

根据以上信息，可得出如下**诊断阶段的3个三角**：

牙槽窝三角

该患者属于SRP分类中的Ⅰ型，牙根紧贴唇

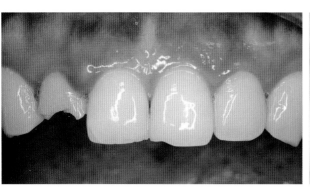

图5-1-64　初诊口内照

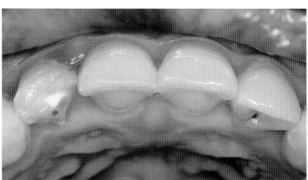

侧皮质骨壁。剩余骨量主要集中于牙槽窝的根尖和腭侧。

颊侧骨板三角

该患者颊侧骨板约0.8mm厚。

颊侧软组织三角

该患者颊侧软组织无缺损，12、11、21、22龈缘基本对称，薄龈生物型。

因工作关系，患者无法接受缺牙期的存在，结合患牙条件，我们决定采取即拔即种、即刻修复的治疗方案。

对患者行术前种植美学风险评估（表5-1-10）。告知患者术中及术后注意事项和可能的并发症，患者知情同意，签署知情同意书。

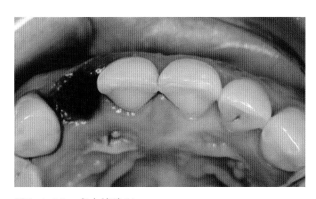

图5-1-66　术中拔除21

牙周基础治疗

全口牙周洁治，控制菌斑。

种植外科治疗（图5-1-66和图5-1-67）

口内外消毒。手术过程中认真考量**外科植入阶段的3个三角**，进行操作：

牙槽窝根尖区域三角

局麻下小心微创拔除12，探查颊侧骨壁部分缺损，彻底搔刮牙槽窝。在NobelGuide全程导

具体治疗步骤

牙周治疗

口腔健康指导

口腔卫生宣教及指导。

表5-1-10　种植美学风险评估

风险因素	低	中	高
健康状况	健康，免疫功能正常		免疫功能低下
吸烟习惯	不吸烟	少量吸烟（＜10支/天）	大量吸烟（＞10支/天）
患者美学期望值	低	中	高
笑线	低位	中位	高位
牙龈生物型	低弧线，厚龈生物型	中弧线，中厚龈生物型	高弧线，薄龈生物型
牙冠形态	方圆形	卵圆形	尖圆形
位点感染情况	无	慢性	急性
邻牙牙槽嵴高度	到接触点＜5mm	到接触点5.5~6.5mm	到接触点＞7mm
缺牙间隙的宽度	单颗牙＞7mm	单颗牙＜7mm	2颗牙或2颗牙以上
软组织解剖	软组织完整		软组织缺损
牙槽嵴解剖	无骨缺损	水平向骨缺损	垂直向骨缺损

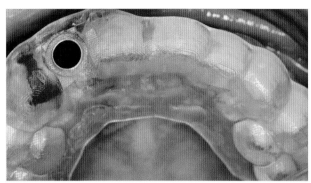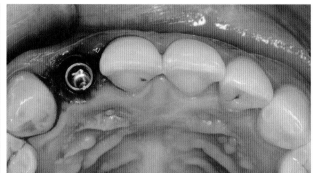

图5-1-67　导板辅助下植入NobelActive Ø3.5mm×13mm种植体1颗

板引导下进行种植体预备，先锋钻定位，进入牙槽窝腭侧根尖区域4~5mm，指示杆指示植入方向及深度无误后，逐级备洞。

种植体三角

为获得更好的初期稳定性，选择Nobel Active Ø3.5mm×13mm锥形种植体1颗，通过种植体自攻性旋入备孔中，获得大于35N的初期稳定性。

种植体颊侧间隙三角

安装种植体覆盖螺丝后，可见种植体与颊侧骨板之间有2mm以上的跳跃间隙。在种植体与颊侧骨壁之间的拔牙窝间隙内用"双区植骨"技术，植入小颗粒低替代率的Bio-Oss Collagen，

轻度压实，变相将薄壁型颊侧骨板转为厚壁型颊侧骨板。

种植修复治疗（图5-1-68~图5-1-72）

从即刻修复开始，认真考量**修复阶段的3个三角**，进行相应操作：

临时修复体三角

12术前预成临时修复体，调整近远中邻面和穿龈轮廓并抛光，制作完成后，用15N的力螺丝固位12种植临时修复体，再次调整临时修复体咬合，使咬合无接触。

嘱患者定期复诊，观察种植体情况及临时修复体对牙龈的诱导。

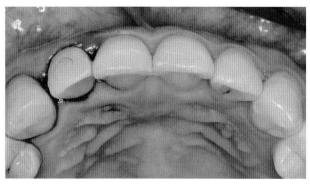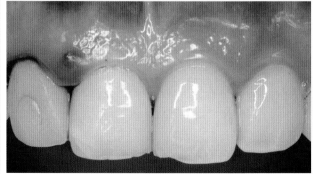

图5-1-68　临时修复体制作

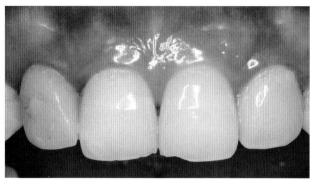
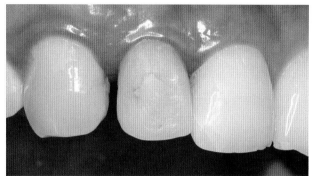

图5-1-69　种植术后4个月，临时修复体口内照，种植体周围软组织稳定，穿龈轮廓对称美观

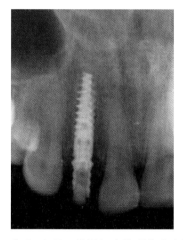

图5-1-70　术后4个月，拍摄根尖片观察愈合情况

穿龈轮廓三角

通过12与22比对，参考12、11、21、22牙龈轮廓的过渡，利用临时修复体调整12穿龈轮廓，使左右两侧尽量对称，形成一致、和谐的扇贝状外形。

12种植体周围软组织基本趋于稳定后（4个月后）拟行永久修复，根尖片示种植体骨结合良好。取下12临时修复体，安装转移杆，通过个性化穿龈轮廓的转移，制取聚醚硅橡胶印模。制取对颌硅橡胶印模，比色。

最终修复体三角

选择钛基底氧化锆基台及全瓷冠行最终修复。为尽量避免粘接剂的残留，12最终修复基台边缘应位于龈下1mm以内，可在基台就位导板辅助下试戴修复基台以探查基台边缘，并在正式粘接前于口外制作粘接代型以去除多余粘接剂。

拍摄根尖片确认基台就位后，将12基台以35N的力固位，试戴12全瓷冠，调整邻接及咬合，患者满意最终美学效果。抛光，消毒，去除多余粘接剂，粘接固位全瓷冠，保证修复体稳定

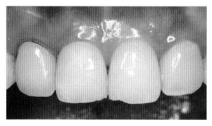
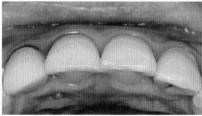
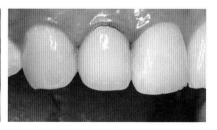

图5-1-71　最终修复体全瓷冠戴牙后

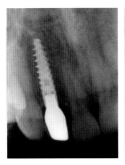
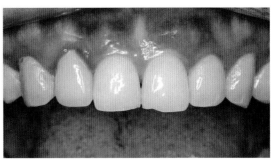
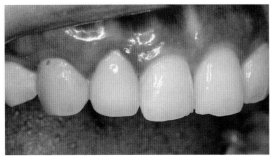
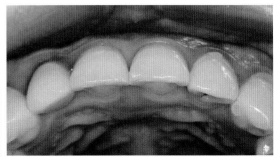

图5-1-72 术后3年随访根尖片及口内照

预后。

随访及维护

告知患者戴牙后注意事项，再次进行口腔卫生宣教，嘱定期复诊。患者术后3年回我科进行随访检查，可见12牙龈红肿，退缩约1mm，探诊深度3～4mm，全口菌斑2度，口腔卫生不佳，拍摄根尖片提示12种植体周围骨水平稳定。使用钛刮治器去除12位点龈下菌斑，使用生理盐水冲洗，再次进行口腔卫生宣教，嘱2周后复查。

5.2　唇侧骨板完整–软组织移植–同期

病例1 美学区多颗前牙导板引导下即拔即种、即刻修复一例

（本病例由林弘恺医生提供）

前言

本病例为上颌美学区前牙种植修复病例。患者3天前因外伤导致上前牙折断，严重影响其美观，特来我院求诊。经临床检查和评估，患牙无法保留，唇侧骨壁基本完整。因美观原因，患者无法接受缺牙期的存在，要求采取即拔即种、即刻修复的治疗方案。患者美学期望值高。

初诊情况

患者基本信息

性别：男

年龄：48岁

职业：自由职业

主诉

上前牙因外伤折断影响美观及发音3天。

现病史

3天前，患者因外伤导致上前牙折断，严重影响其美观，特来我院求诊。

既往史

系统病史

否认系统病史。

牙科病史

见表5-2-1。

个人社会史

患者不吸烟、不嗜酒。

表5-2-1　牙科病史调查表

牙周病史	□ 是 √ 否	正畸治疗史	□ 是 √ 否
修复治疗史	□ 是 √ 否	口腔外科治疗史	□ 是 √ 否
牙体牙髓治疗史	√ 是 □ 否	颞下颌关节治疗史	□ 是 √ 否
磨牙症	□ 是 √ 否	口腔黏膜治疗史	□ 是 √ 否
其他	无特殊		

家族史

无特殊。

全身情况

无特殊。

口腔检查

口外检查

颌面部检查

面部比例协调，直面型，面部肤色正常。

颞下颌关节区检查

双侧关节活动度较对称，无疼痛及偏斜，开口型无偏斜，肌肉无压痛，开口度约三横指。

口内检查（**图5-2-1~图5-2-3**）

牙列检查

11缺失，12、21折裂至颈1/3，髓腔暴露，根管内见根管充填物。牙体形态为卵圆形，薄龈生物型。11、21牙龈曲线对称，无软组织缺损。未见牙列拥挤。

软组织检查

上唇轻度擦伤及红肿，舌、口底、前庭沟、软硬腭、腺体等软组织及系带附着未见异常。

咬合检查

前牙覆𬌗覆盖基本正常。

牙尖交错位时咬合较稳定，双侧咬合基本对称。

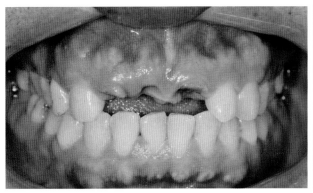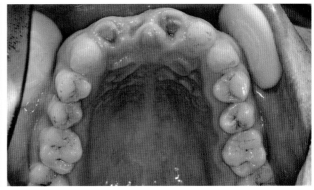

图5-2-1　初诊口内照

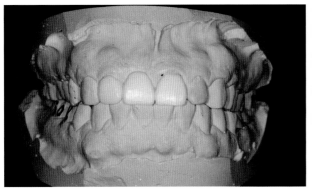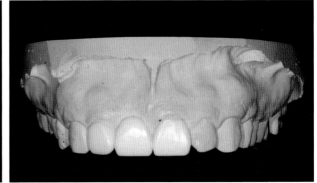

图5-2-2　工作模型上排美蜡

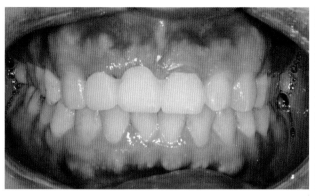
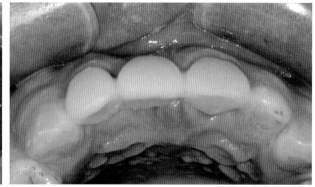

图5-2-3 诊断饰面戴入口内

口内一般情况检查

菌斑（√）；牙石（√）；口臭（×）；溃疡/红肿/脓肿（×）。

影像学检查（图5-2-4）

CBCT

12、21已根充，根尖无暗影。

12、21唇侧骨板连续、完整。

12、21牙根与牙槽骨方向基本一致，牙槽骨丰满度尚可。

诊断

12、21牙体缺损，上颌牙列缺损。

治疗计划分析

根据以上信息，可得出如下**诊断阶段的3个**

三角：

牙槽窝三角

该患者属于SRP分类中的Ⅰ型，牙根紧贴颊侧皮质骨壁。剩余骨量主要集中于牙槽窝的根尖和腭侧。

颊侧骨板三角

该患者12、21颊侧骨板完整，无缺损，约1mm厚。

颊侧软组织三角

该患者颊侧软组织无缺损，12-22龈缘对称，薄龈生物型。

患者12、21残根无法保留，且患者不接受缺牙期，希望尽快恢复，故选择即刻种植、即刻修复。上前牙美学区对于种植体三维位置要求较高，需满足3A-2B-1P原则，拟采用导板辅助完成种植体的精准植入。

对患者行术前种植美学风险评估（表5-2-2）。告知患者术中及术后注意事项和可能的并发

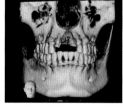
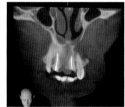
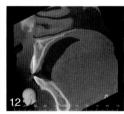
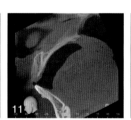
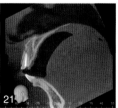

图5-2-4 术前CBCT

表5-2-2 种植美学风险评估

风险因素	低	中	高
健康状况	健康，免疫功能正常		免疫功能低下
吸烟习惯	不吸烟	少量吸烟（＜10支/天）	大量吸烟（＞10支/天）
患者美学期望值	低	中	高
笑线	低位	中位	高位
牙龈生物型	低弧线，厚龈生物型	中弧线，中厚龈生物型	高弧线，薄龈生物型
牙冠形态	方圆形	卵圆形	尖圆形
位点感染情况	无	慢性	急性
邻牙牙槽嵴高度	到接触点＜5mm	到接触点5.5~6.5mm	到接触点＞7mm
缺牙间隙的宽度	单颗牙＞7mm	单颗牙＜7mm	2颗牙或2颗牙以上
软组织解剖	软组织完整		软组织缺损
牙槽嵴解剖	无骨缺损	水平向骨缺损	垂直向骨缺损

症，患者知情同意，签署知情同意书。

具体治疗步骤

牙周治疗

口腔健康指导

口腔卫生宣教及指导。

牙周基础治疗

全口牙周洁治，控制菌斑。

种植外科治疗（图5-2-5 ~ 图5-2-9）

口内外消毒。手术过程中认真考量**外科植入阶段的3个三角**，进行操作：

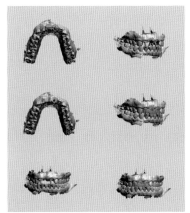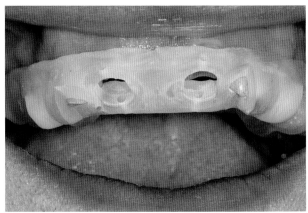

图5-2-5 术前设计口腔种植外科导板，口内试戴导板

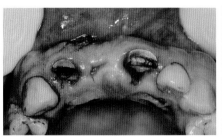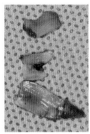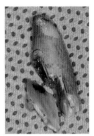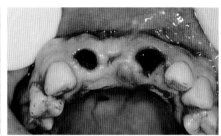

图5-2-6 微创拔除患牙

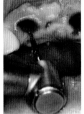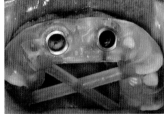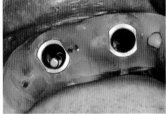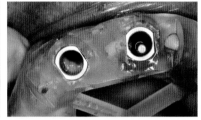

图5-2-7 侧切钻初预备拔牙窝，向腭侧加压预备；导板下2.2mm先锋钻预备，平行杆检查轴向

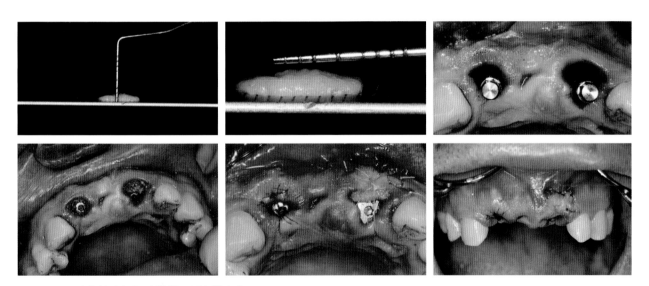

图5-2-8 游离结缔组织移植增厚唇侧软组织

牙槽窝根尖区域三角

局麻下微创拔除12、21，探查颊侧骨壁及整个牙槽窝完整，彻底搔刮牙槽窝。术前以修复为导向虚拟摆放种植体，在导板引导下逐级备孔，精准控制备孔深度及轴向，平行杆检查种植体轴向。

种植体三角

为获得更好的初期稳定性，选择Straumann BLT Ø3.3mm×14mm锥形种植体2颗，通过种植体自攻性旋入备孔中。

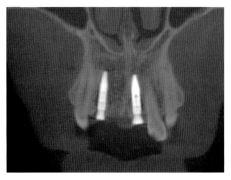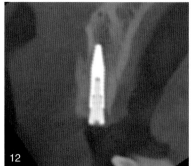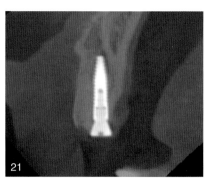

图5-2-9　术后即刻CBCT

种植体颊侧间隙三角

安装种植体覆盖螺丝后，可见种植体与颊侧骨板之间有2mm左右的跳跃间隙。在种植体与颊侧骨壁之间的拔牙窝间隙内用"双区植骨"技术，植入小颗粒低替代率的Bio-Oss骨粉，轻度压实，变相将薄壁型颊侧骨板转为厚壁型颊侧骨板。考虑到患者为薄龈生物型，为避免以后可能出现的牙龈退缩，术中在24、25腭侧行一横行切口获取中厚瓣，行上皮下结缔组织移植（CTG）增厚牙龈并辅助封闭拔牙创口。

种植修复治疗（图5-2-10～图5-2-17）

从即刻修复开始，认真考量**修复阶段的3个三角**，进行相应操作：

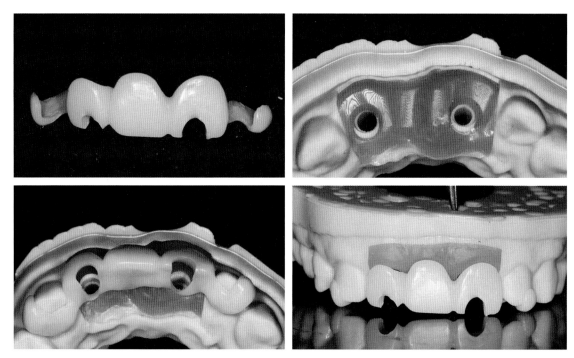

图5-2-10　CAD/CAM打印临时修复体及模型

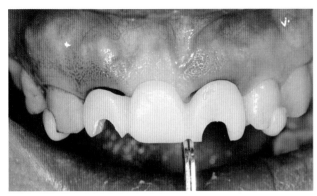
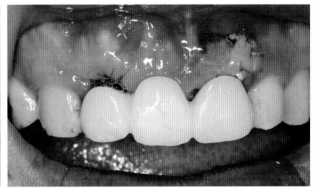

图5-2-11　术中Pick-up树脂牙壳

临时修复体三角

术前打印带翼树脂临时牙壳，牙合面开孔预留出足够空间以在术中连接临时基台。术中放置临时基台至种植体后，于口内就位牙壳，注入速凝Pick-up后取下临时基台，并于口外调磨（注意颈部缩窄，为龈乳头生长预留空间），完成临时修复体的制作。将调整后的临时修复体戴入口内，上扭矩15N，调整临时修复体咬合，使咬合无接触。嘱患者定期复诊，观察种植体情况及临时修复体对牙龈的诱导。

穿龈轮廓三角

通过12与22比对，利用临时修复体调整患者12穿龈轮廓，使12和22尽量对称。通过参考13、22、23的龈缘高度，采用"中切牙龈缘高度平齐尖牙龈缘、位于侧切牙龈缘根方的0.5~1mm"的美学原则，利用临时修复体调整11、21穿龈轮廓，使得11和21尽量对称，形成一致、和谐的扇贝状外形。

12、21种植体周围软组织基本趋于稳定后拟行永久修复，根尖片示种植体骨结合良好。取下

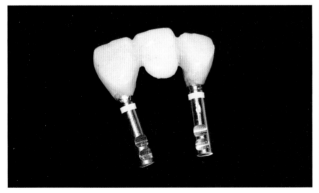
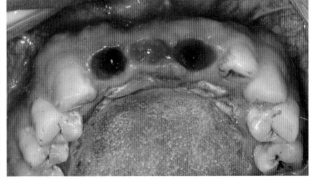

图5-2-12　通过调整临时修复体形态管理穿龈轮廓

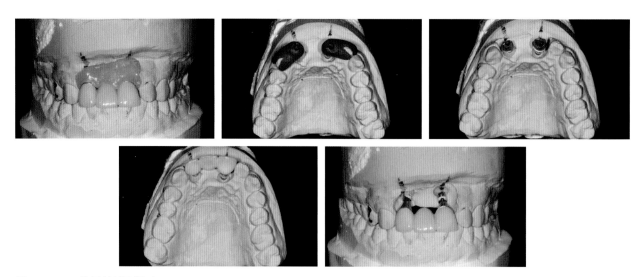

图5-2-13　戴牙前模型检查

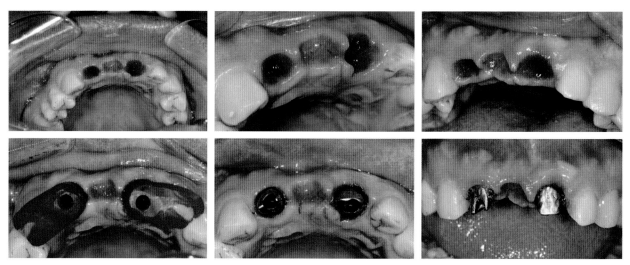

图5-2-14　利用树脂定位器就位基台

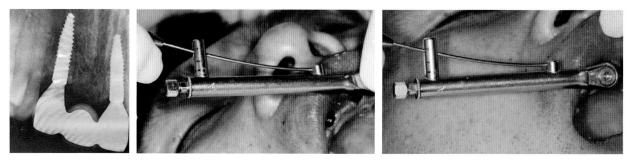

图5-2-15　根尖片检查基台与种植体、基台与牙冠的情况；上扭矩

12-21临时修复体，安装转移杆，通过个性化穿龈轮廓的转移，制取聚醚硅橡胶印模。制取对颌藻酸盐印模，比色，拍摄比色照。

最终修复体三角

为获得更好的美学效果，选择研磨基台及全瓷冠行最终修复。为尽量避免粘接剂的残留，12、21最终修复基台边缘应位于龈下0.5～1mm以内，可在基台就位导板辅助下试戴修复基台以探查基台边缘，并在正式粘接前于口外制作粘接代型以去除多余粘接剂。

将12、21基台以35N的力固位，试戴12-21全瓷联冠，调整邻接及咬合，患者满意最终美学效果。抛光，消毒，去除多余粘接剂，粘接固位全瓷冠，保证修复体稳定预后。

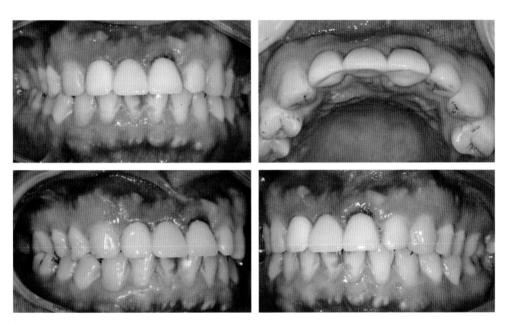

图5-2-16 戴牙后

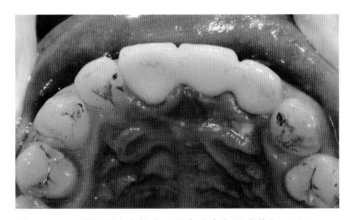

图5-2-17 戴牙后咬合检查：正中咬合印记（蓝色：100μm；红色：40μm），调至重咬轻接触、轻咬不接触

5.3 唇侧骨板完整–软组织移植–延期

病例1 美学区多颗前牙即拔即种、即刻修复，延期软组织增量病例一例

（本病例由赵伟医生提供）

前言

本病例为上颌美学区两颗前牙种植修复病例。患者1天前上前牙因咬食坚果造成原来的烤瓷联冠修复体脱落，严重影响其美观及工作，特来我院求诊。经临床检查和评估，患者上颌双侧中切牙残根无法保留，唇侧骨壁完整。因工作关系，患者无法接受缺牙期的存在，要求采取即拔即种、即刻修复的治疗方案。患者美学期望值高。

初诊情况

患者基本信息

性别：女

年龄：31岁

职业：银行职员

主诉

上前牙烤瓷冠因咬食坚果后脱落影响美观及发音1天。

现病史

患者1天前上前牙烤瓷冠因咬食坚果造成原来的烤瓷联冠修复体脱落，双侧中切牙仅剩残根，严重影响其美观及工作，特来我院求诊。

既往史

系统病史

体健，否认系统病史。

牙科病史

见表5-3-1。

表5-3-1 牙科病史调查表

牙周病史	□是 √否	正畸治疗史	□是 √否
修复治疗史	√是 □否	口腔外科治疗史	□是 √否
牙体牙髓治疗史	√是 □否	颞下颌关节治疗史	□是 √否
磨牙症	□是 √否	口腔黏膜治疗史	□是 √否
其他	无特殊		

个人社会史

患者不吸烟、不嗜酒。

家族史

无特殊。

全身情况

因上前牙修复体脱落影响美观和发音，现精神略焦虑。无其他症状。

口腔检查

口外检查

颌面部检查

面部比例协调，直面型，面部肤色正常。

颞下颌关节区检查

双侧关节活动度较对称，无疼痛及偏斜，开口型无偏斜，肌肉无压痛，开口度约4.1cm。

口内检查（图5-3-1）

牙列检查

11、21残根，断面基本平龈，残根断面大量腐质，探质软，去龋后残根颊侧断面部分位于龈下约2mm，叩（±）。12近中邻面可见充填物，充填物边缘可探及继发龋，叩（-），松动（-）。22已经于口内行根管治疗，叩（-），松动（-）。

牙体形态为尖圆形。

软组织检查

患者为薄龈生物型，残根周围牙龈颜色质地正常，11、21牙龈曲线对称，无软组织缺损，11、21龈缘高度较12、22的龈缘高度更偏冠方。舌、口底、前庭沟、软硬腭、腺体等软组织及系带附着未见异常。

咬合检查

前牙覆𬌗覆盖基本正常。

双侧咬合基本对称。

口内一般情况检查

菌斑（√）；牙石（√）；口臭（×）；溃疡/红肿/脓肿（×）。

影像学检查（图5-3-2）

CBCT

11、21、22可见根管治疗影像。

11、21髓腔宽大，唇侧骨板连续、完整。

11、21牙根与牙槽骨方向相比略偏唇侧。

11、21唇侧牙槽骨上部略微凹陷，唇舌向厚度约7.8mm，近远中向宽度约7.2mm。

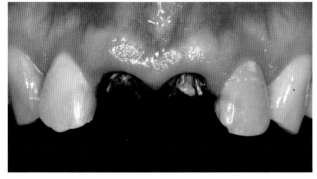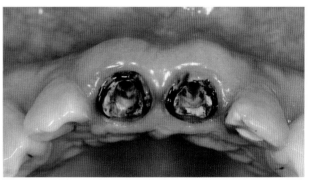

图5-3-1　初诊时口内情况

11、12、21、22牙体缺损。

治疗计划分析

根据以上信息，可得出如下**诊断阶段的3个三角**：

牙槽窝三角

该患者属于SRP分类中的Ⅰ型，牙根紧贴颊侧皮质骨壁。剩余骨量主要集中于牙槽窝的根尖和腭侧。

颊侧骨板三角

该患者颊侧骨板完整，无缺损，约1mm厚。

颊侧软组织三角

该患者颊侧软组织无缺损，11、21龈缘对称，薄龈生物型。

患者因工作需求，11、21缺失影响其美观及发音，患者强烈要求希望尽快恢复美观，故选择即刻种植、即刻修复。

对患者行术前种植美学风险评估（表5-3-2）。告知患者术中及术后注意事项和可能的并发症，患者知情同意，签署知情同意书。

具体治疗步骤

牙周治疗

口腔健康指导

口腔卫生宣教及指导。

牙周基础治疗

全口牙周洁治，控制菌斑。

牙体治疗

12去除旧的树脂充填物和继发龋，重新光固化树脂充填。22行纤维桩预备，并初步牙体预备。

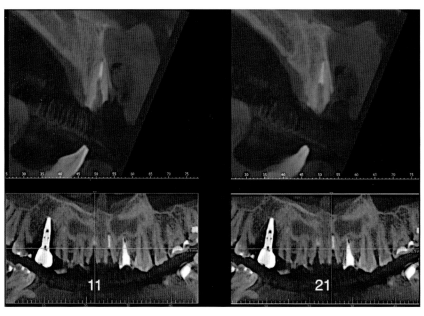

图5-3-2 初诊时CBCT

表5-3-2 种植美学风险评估

风险因素	低	中	高
健康状况	健康，免疫功能正常		免疫功能低下
吸烟习惯	不吸烟	少量吸烟（＜10支/天）	大量吸烟（＞10支/天）
患者美学期望值	低	中	高
笑线	低位	中位	高位
牙龈生物型	低弧线，厚龈生物型	中弧线，中厚龈生物型	高弧线，薄龈生物型
牙冠形态	方圆形	卵圆形	尖圆形
位点感染情况	无	慢性	急性
邻牙牙槽嵴高度	到接触点＜5mm	到接触点5.5~6.5mm	到接触点＞7mm
缺牙间隙的宽度	单颗牙＞7mm	单颗牙＜7mm	2颗牙或2颗牙以上
软组织解剖	软组织完整		软组织缺损
牙槽嵴解剖	无骨缺损	水平向骨缺损	垂直向骨缺损

种植外科治疗（图5-3-3～图5-3-8）

口内外消毒。手术过程中认真考量**外科植入阶段的3个三角**，进行操作：

牙槽窝根尖区域三角

局麻下小心微创拔除11、21，探查颊侧骨壁及整个牙槽窝完整，彻底搔刮牙槽窝。在以修复为导向的数字化导板的引导下进行种植窝洞的逐级扩孔预备，种植体根尖部进入牙槽窝腭侧根尖区域约5mm，种植体颊侧颈部距离颊侧骨板内侧面的跳跃间隙约2.2mm，种植体颈部平台较颊侧骨板低0.5mm。

种植体三角

为获得更好的初期稳定性，选择Bego RSX Ø3.75mm×13mm锥形种植体2颗，通过种植体自攻性旋入备孔中，获得大于35Ncm的初期稳定性。

种植体颊侧间隙三角

安装种植体覆盖螺丝后，可见种植体与颊侧骨板之间有＞2mm以上的跳跃间隙。在种植体与颊侧骨壁之间的拔牙窝间隙内用"双区植骨"技术，植入小颗粒低替代率的Bio-Oss骨粉，轻度压实，将薄壁型颊侧骨板转为厚壁型颊侧骨板。考虑到患者为薄龈生物型，建议患者同期行结缔组织移植，但患者担心影响工作和生活，拒绝种植手术的同期软组织增量。

术后6个月复查，发现患者出现龈乳头退缩、邻面"黑三角"的情况。故建议行结缔组织移

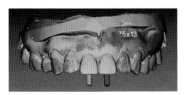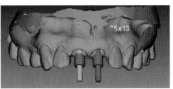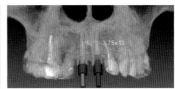

图5-3-3 以修复为导向设计种植体植入的三维位置

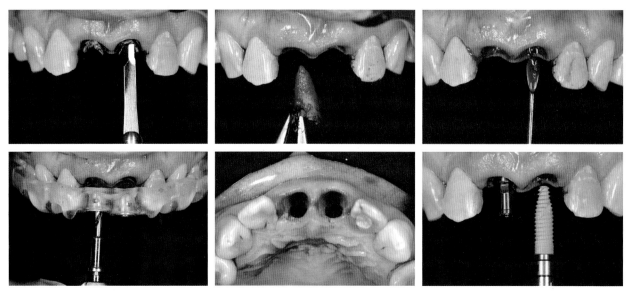

图5-3-4　种植一期手术：微创拔除患牙&数字化导板引导备洞，植入Bego RSX Ø3.75mm×13mm锥形种植体2颗

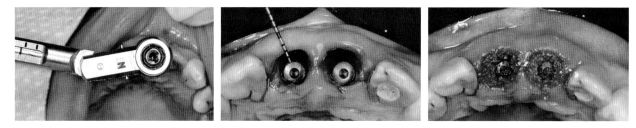

图5-3-5　植入扭矩＞35Ncm，跳跃间隙＞2mm，拔牙窝内植入Bio-Oss骨粉

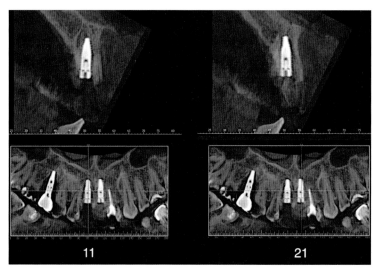

图5-3-6　种植体植入后即刻拍摄的CBCT

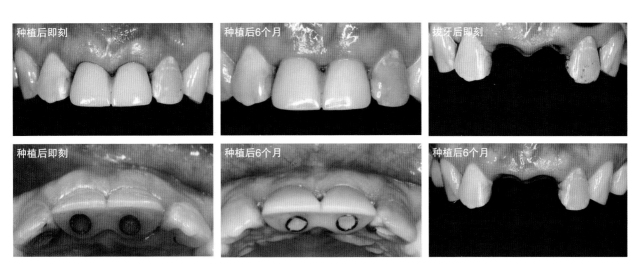

图5-3-7 种植术后即刻以及种植后6个月复查的修复效果可见，种植术区唇侧轮廓塌陷，龈乳头萎缩

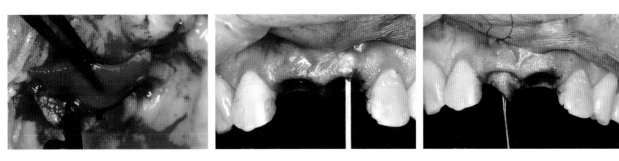

图5-3-8 11、21行游离的上皮下结缔组织移植

植手术。在阿替卡因局麻下，采用显微隧道刀在11、21颊侧以及龈乳头下方预备半厚隧道瓣，同时在24、25、26腭侧行一横行切口获取游离的上皮下结缔组织瓣，通过6-0缝线引入预备好的隧道瓣内，缝线固定。调整临时修复体穿龈形态以容纳更多的软组织生长的空间。

种植修复治疗（图5-3-9～图5-3-18）

从即刻修复开始，认真考量**修复阶段的3个三角**，进行相应操作：

临时修复体三角

在种植手术前，根据以面部引导的美学分析来设计未来修复体的外形以及以修复为导向设计种植体植入的三维位置。同时，因患者要求术后即刻修复缺失的牙齿，我们术前提前切削加工好PMMA材质的临时修复体的树脂壳以及临时基台以备即刻修复的使用。

种植体植入后，因为种植体植入扭矩＞35Ncm，故旋入临时基台，按照临时修复体就位器的引导在口内就位临时修复体树脂壳，口内重衬树脂固定好之后，口外添加树脂并修整临时修复体的穿龈袖口形态，进行拔牙窝的穿龈形态的维持。

嘱患者定期复诊，观察种植体情况，对临时

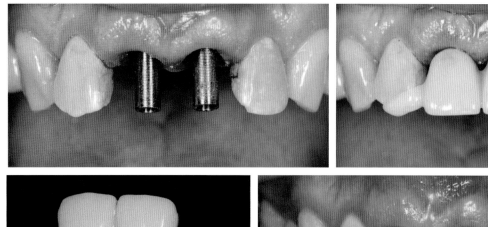

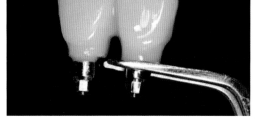

图5-3-9　临时修复体制作

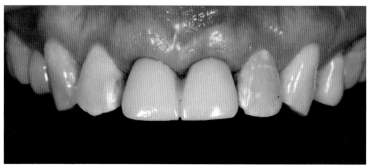

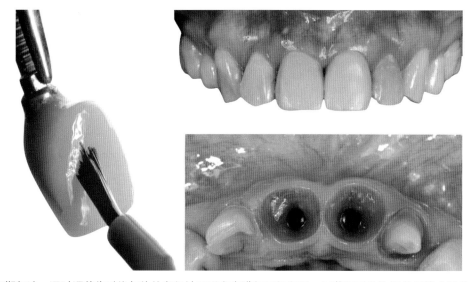

图5-3-10　定期复诊，通过调整临时修复体的穿龈袖口形态来进行牙龈塑形，以获得对称协调的龈缘曲线及唇侧轮廓形态

修复体进行动态调整以对牙龈进行诱导。

穿龈轮廓三角

结缔组织移植愈合后1个月，通过在种植体支持式临时修复体的穿龈部分添加树脂的方式来进行种植体周围软组织的动态牙龈塑形。我们建议患者每个月复查一次，根据美学标准来调整龈缘位置，以期达到对称协调的前牙扇贝状的龈缘曲线。

术后9个月，11、21种植体周围软组织基本趋于稳定后拟行永久修复。此时CBCT检查示种植体骨结合良好。取下11、21临时修复体，通过复制11、21临时修复体穿龈袖口形态来制作个性化的开窗印模杆。通过个性化穿龈轮廓的转移，制取硅橡胶印模。患者希望对树脂充填已经变色的12以及根管治疗后的22同期行美学修复，所以同期对12行诊断饰面引导下的瓷贴面牙体预备以及对22行全瓷冠牙体预备。制取对颌藻酸盐印模，比色，拍摄比色照。

最终修复体三角

为了获得稳定、健康、持久的美学治疗效果。我们从术前设计的时候，就设计以修复为导向，尽量让未来的螺丝穿出点在未来修复体的

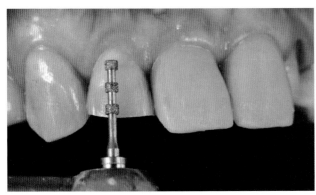
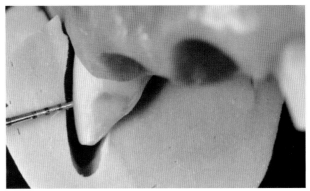

图5-3-11　对12、22分别行瓷贴面牙体预备以及全冠牙体预备，并通过硅橡胶牙体预备导板进行牙体预备量的检查

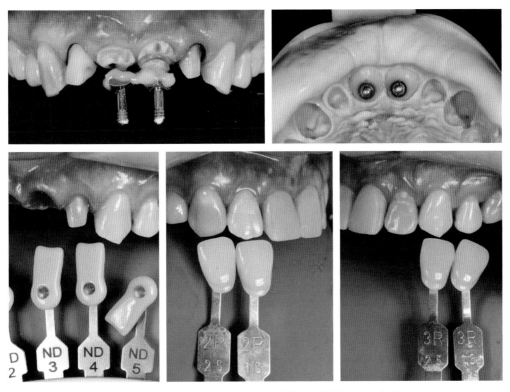

图5-3-12　制作个性化印模杆，12、22牙体预备，硅橡胶印模制取，比色拍照

舌隆突附近，这就使最终修复体可以做到螺丝固位，避免粘接固位可能造成的粘接剂残留，从而避免后期种植体周围炎发生的概率，也为美学治疗效果的长期稳定奠定基础。

我们将11和21的氧化锆全瓷冠与全瓷基台在体外粘接好之后，按照厂家的要求以30Ncm的扭矩上紧螺丝固位，试戴12铸瓷瓷贴面以及22氧化锆全瓷冠，调整邻接及咬合，患者满意最终美学效果。抛光，消毒，粘接固位12瓷贴面以及22全瓷冠，去除多余粘接剂。

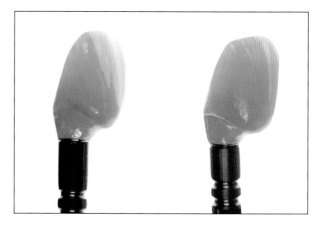

图5-3-13 氧化锆个性化基台+全瓷冠

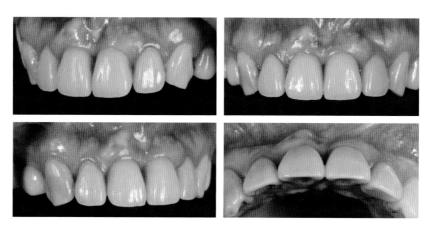

图5-3-14 戴牙后2周复查

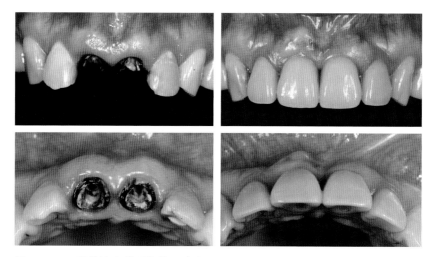

图5-3-15 种植治疗前后的效果对比

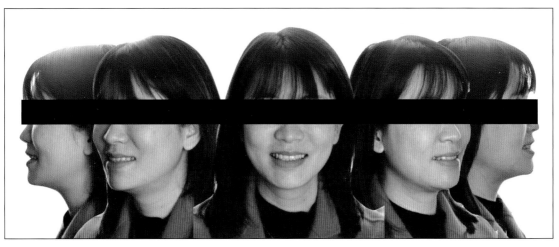

图5-3-16　患者得到满意的美学治疗效果

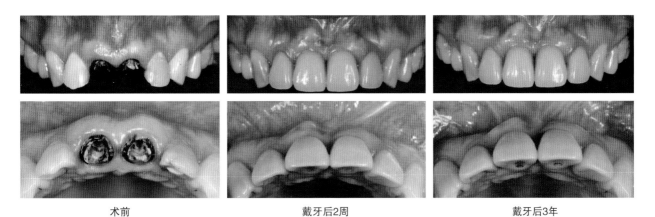

术前　　　　　　　　　　　　戴牙后2周　　　　　　　　　　　戴牙后3年

图5-3-17　种植治疗前、戴牙后2周以及戴牙后3年的治疗效果对比：牙龈位置稳定，种植治疗达到了粉白美学俱佳的治疗效果

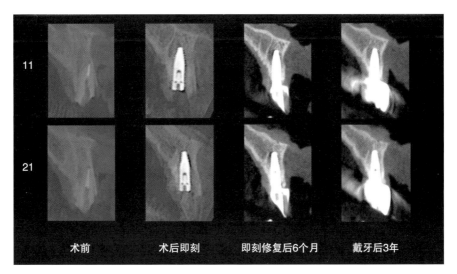

术前　　　　术后即刻　　　即刻修复后6个月　　戴牙后3年

图5-3-18　种植治疗前后11、21的CBCT检查对比

5.4 唇侧骨板不完整

病例1 美学区连续前牙即拔即种、即刻修复一例

（本病例由撒悦医生提供）

前言

本病例为上颌美学区前牙连续种植修复病例。患者上颌前牙修复体脱落1个月，前来我科就诊。经临床检查和评估，患牙无法保留，左上中切牙唇侧骨壁完全缺失。患者无法接受缺牙期，要求进行即刻修复。

初诊情况

患者基本信息

性别：男

年龄：22岁

职业：学生

主诉

上前牙修复体脱落1个月。

现病史

患者1个月前进食硬物时上前牙修复体脱落，严重影响其美观，特来我科求诊。患牙曾于5年前因外伤折断，后行根管治疗及冠修复。

既往史

系统病史

否认系统病史。

牙科病史

见表5-4-1。

表5-4-1 牙科病史调查表

牙周病史	□ 是 √ 否	正畸治疗史	□ 是 √ 否
修复治疗史	√ 是 □ 否	口腔外科治疗史	□ 是 √ 否
牙体牙髓治疗史	√ 是 □ 否	颞下颌关节治疗史	□ 是 √ 否
磨牙症	□ 是 √ 否	口腔黏膜治疗史	□ 是 √ 否
其他	无特殊		

个人社会史

患者不吸烟、不嗜酒。

家族史

无特殊。

全身情况

无其他症状。

口腔检查

口外检查（**图5-4-1**）

颌面部检查

面部比例协调，直面型，面部肤色正常。

颞下颌关节区检查

双侧关节活动度较对称，无疼痛及偏斜，开口型无偏斜，肌肉无压痛，开口度约4.7cm。

口内检查（**图5-4-2和图5-4-3**）

牙列检查

11、21联冠修复体脱落。11颊侧牙体断端至

龈下4～5mm，牙体组织桩道预备状，叩（-）。21呈备牙状，口内牙体组织探诊呈软化牙本质及皮革样牙本质，叩（-）。

牙体形态为卵圆形，中厚龈生物型。11牙龈顶点略比21牙龈顶点偏根方。

17、27、37、47船面龋损。

全口牙列多处探诊出血，无附着丧失。

下前牙牙列拥挤。

软组织检查

舌、口底、前庭沟、软硬腭、腺体等软组织及系带附着未见异常。

咬合检查

前牙覆船覆盖基本正常。

牙尖交错位时咬合较稳定，双侧咬合基本对称。

口内一般情况检查

菌斑（√）；牙石（√）；口臭（×）；溃疡/红肿/脓肿（×）。

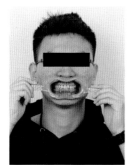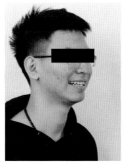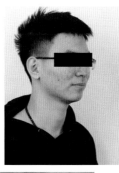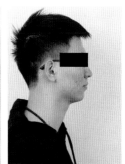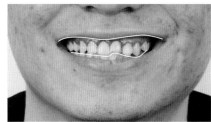

图5-4-1　初诊面像照和面下1/3照

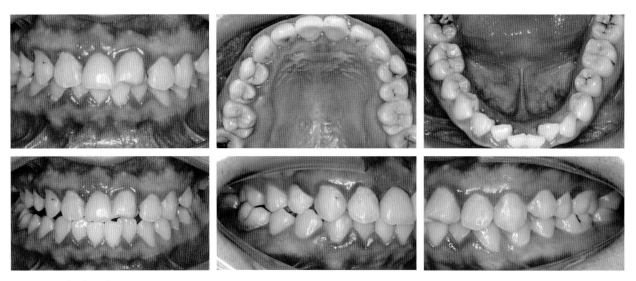

图5-4-2 初诊口内照

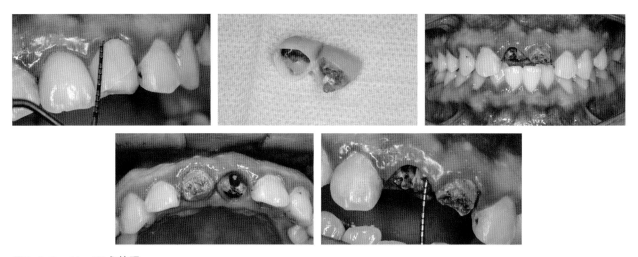

图5-4-3 11、21术前照

影像学检查（图5-4-4）

CBCT

11、21曾行根管治疗，21根管治疗不完善，根尖周牙周膜增宽。

11唇侧骨板缺失，21唇侧骨板菲薄。

诊断

11、21牙体缺损。

治疗计划分析

根据以上信息，可得出如下**诊断阶段的3个**

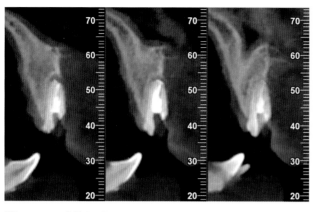

图5-4-4　术前CBCT

三角：

牙槽窝三角

该患者属于SRP分类中的Ⅰ型，牙根紧贴颊侧皮质骨壁。剩余骨量主要集中于牙槽窝的根尖和腭侧。

颊侧骨板三角

该患者11颊侧骨板完全缺失，21颊侧骨板完整、菲薄。

颊侧软组织三角

该患者颊侧软组织无缺损，中厚龈生物型。11牙龈顶点略比21牙龈顶点偏根方。

患者11、21修复体脱落严重影响美观及发音，且患者不接受缺牙期，希望尽快恢复，故选择即刻种植、即刻修复。

对患者行术前种植美学风险评估（表5-4-2）。告知患者术中及术后注意事项和可能的并发症，患者知情同意，签署知情同意书。

■ 具体治疗步骤

牙周牙体治疗

口腔健康指导

口腔卫生宣教及指导。

牙周基础治疗

全口牙周洁治，控制菌斑。

牙体充填修复

龋损牙位行树脂充填修复。

种植外科治疗（**图5-4-5～图5-4-9**）

口内外消毒。手术过程中认真考量**外科植入阶段的3个三角**，进行操作：

牙槽窝根尖区域三角

局麻下小心微创拔除11、21，探查颊侧骨壁及牙槽窝，光动力疗法辅助清创，彻底搔刮牙槽窝。静态导板引导2mm钻针定位，进入牙槽窝腭侧根尖区域4～5mm，指示杆指示植入方向及深度无误后，逐级备洞。

种植体三角

为获得更好的初期稳定性，11、21均选择NobelActive Ø3.5mm×15mm锥形种植体，通过种植体自攻性旋入备孔中，植入时发现11、21种植体初期稳定性不佳，重新调整方向后植入种植体，11、21种植体均获得大于35N的初期稳定性。

种植体颊侧间隙三角

安装种植体覆盖螺丝后，可见种植体与颊侧

表5-4-2 种植美学风险评估

风险因素	低	中	高
健康状况	健康，免疫功能正常		免疫功能低下
吸烟习惯	不吸烟	少量吸烟（＜10支/天）	大量吸烟（＞10支/天）
患者美学期望值	低	中	高
笑线	低位	中位	高位
牙龈生物型	低弧线，厚龈生物型	中弧线，中厚龈生物型	高弧线，薄龈生物型
牙冠形态	方圆形	卵圆形	尖圆形
位点感染情况	无	慢性	急性
邻牙牙槽嵴高度	到接触点＜5mm	到接触点5.5~6.5mm	到接触点＞7mm
缺牙间隙的宽度	单颗牙＞7mm	单颗牙＜7mm	2颗牙或2颗牙以上
软组织解剖	软组织完整		软组织缺损
牙槽嵴解剖	无骨缺损	水平向骨缺损	垂直向骨缺损

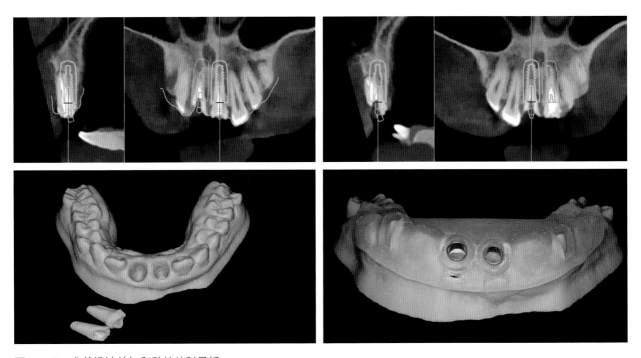

图5-4-5 术前设计并打印种植外科导板

骨板之间有2mm以上的跳跃间隙。在21种植体与颊侧骨壁之间的拔牙窝间隙内用"双区植骨"技术，植入小颗粒低替代率的Bio-Oss骨粉，轻度压实，变相将薄壁型颊侧骨板转为厚壁型颊侧骨板。在11种植体唇侧，使用"蛋筒冰淇淋"技术，将Bio-Gide胶原膜覆盖在11种植体唇侧螺纹表面，将Bio-Oss骨粉填入胶原膜与11种植体之间。

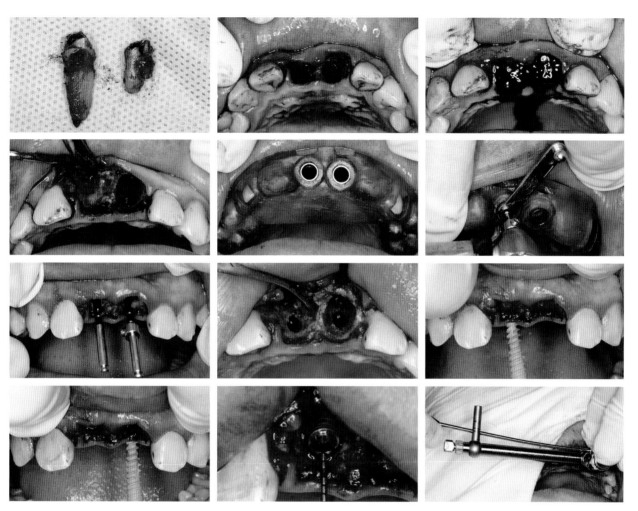

图5-4-6　种植一期手术：拔除患牙，清创，半程导板辅助定位，分别于11、21位点植入NobelActive Ø3.5mm×15mm种植体各1颗

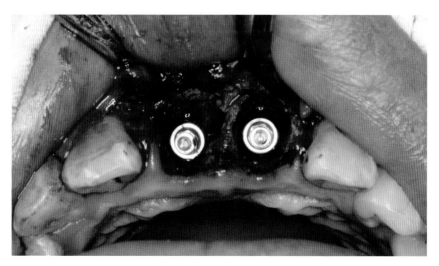

图5-4-7　植骨前殆面观

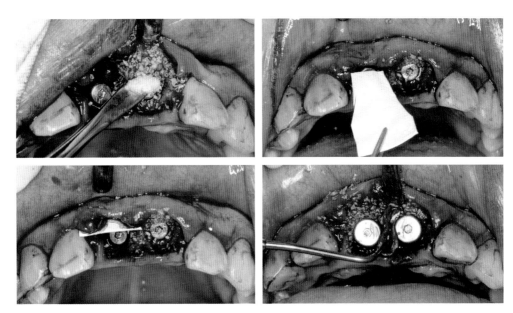

图5-4-8　21跳跃间隙内填充Bio-Oss骨粉，11唇侧使用"蛋筒冰淇淋"技术行GBR

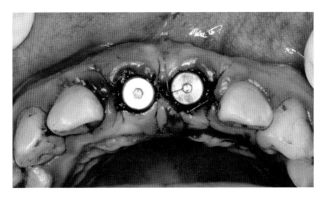

图5-4-9　严密缝合术区

种植修复治疗（图5-4-10～图5-4-16）

从即刻修复开始，认真考量**修复阶段的3个三角**，进行相应操作：

临时修复体三角

在设计种植外科导板时打印出理想修复体外壳，11、21取模口外间接法制作种植临时修复体。用15N的力螺丝固位11、21种植临时修复体，调整临时修复体，使咬合无接触，螺丝通道填充聚四氟乙烯，树脂封口，光照固化后抛光。嘱患者定期复诊，观察种植体情况及临时修复体

对牙龈的诱导。

穿龈轮廓三角

11、21种植体周围软组织基本趋于稳定后拟行最终修复，根尖片示种植体周围无明显异常。取下11、21临时修复体，安装扫描杆，制取数字化印模。比色，拍摄比色照。

最终修复体三角

为获得更好的美学效果，选择钛基台及全瓷冠行最终修复。为尽量避免粘接剂的残留，最终修复基台边缘应位于龈下1mm以内，可在基台就位导板辅助下试戴修复基台以探查基台边缘，并

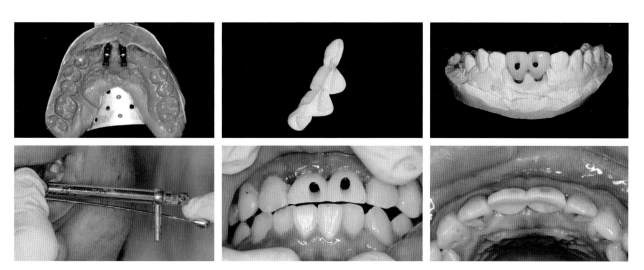

图5-4-10　临时修复体制作

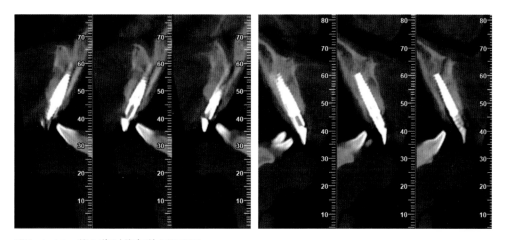

图5-4-11　戴入临时修复体后CBCT

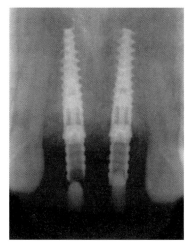

图5-4-12　术后4个月，根尖片示11、21种植体周围无明显异常

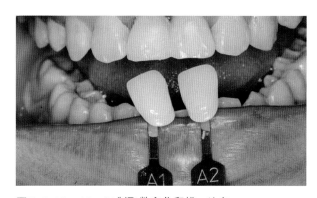

图5-4-13　11、21制取数字化印模，比色

在正式粘接前于口外制作粘接代型以去除多余粘接剂。

将11、21基台以35N的力固位，试戴11、21全冠，调整邻接及咬合，患者满意最终美学效果。抛光，消毒，去除多余粘接剂，粘接固位全瓷冠，保证修复体稳定预后。

随访及维护

告知患者戴牙后注意事项，再次进行口腔卫生宣教，嘱定期复诊。

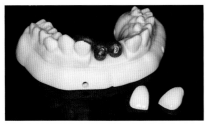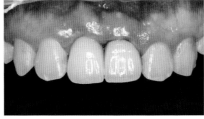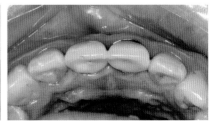

图5-4-14　戴牙

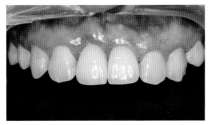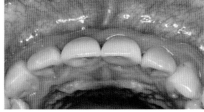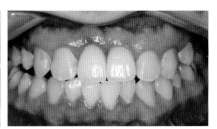

图5-4-15　戴牙1年后口内照

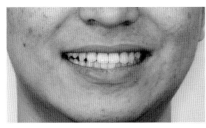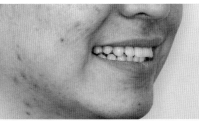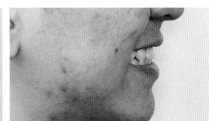

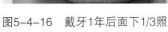

图5-4-16　戴牙1年后面下1/3照

5.5 导航

病例1 美学区单颗前牙导航引导下即拔即种、即刻修复一例

（本病例由伍颖颖医生提供）

前言

本病例为上颌美学区单颗前牙种植修复病例。患者3天前因外伤导致上前牙折断，严重影响其美观，特来我院求诊。经临床检查和评估，患牙无法保留，唇侧骨壁基本完整。因美观原因，患者无法接受缺牙期的存在，要求采取即拔即种、即刻修复的治疗方案。患者美学期望值高。

初诊情况

患者基本信息

性别：男

年龄：30岁

职业：学生

主诉

上前牙因外伤折断影响美观及发音3天。

现病史

3天前，患者因外伤导致上前牙折断，严重影响其美观，特来我院求诊。

既往史

系统病史

否认系统病史。

牙科病史

见表5-5-1。

11曾行根管治疗，21曾行树脂修复。

表5-5-1 牙科病史调查表

牙周病史	□是 √否	正畸治疗史	□是 √否
修复治疗史	√是 □否	口腔外科治疗史	□是 √否
牙体牙髓治疗史	□是 √否	颞下颌关节治疗史	□是 √否
磨牙症	□是 √否	口腔黏膜治疗史	□是 √否
其他	无特殊		

个人社会史

患者不吸烟、不嗜酒。

家族史

无特殊。

全身情况

无特殊。

口腔检查

口外检查

颌面部检查

面部比例协调，直面型，面部肤色正常。

颞下颌关节区检查

双侧关节活动度较对称，无疼痛及偏斜，开口型无偏斜，肌肉无压痛，开口度约三横指。

口内检查（**图5-5-1～图5-5-3**）

牙列检查

11折裂至根尖1/3，髓腔暴露，髓腔内可见充填物。21牙体缺损，唇侧可见树脂充填物。牙体形态为卵圆形，薄龈生物型。11、21牙龈曲线对称，无软组织缺损。未见牙列拥挤。

软组织检查

上唇轻度擦伤及红肿，舌、口底、前庭沟、软硬腭、腺体等软组织及系带附着未见异常。

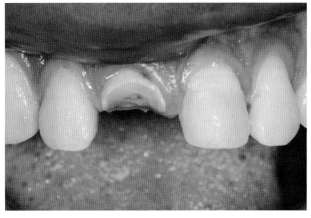
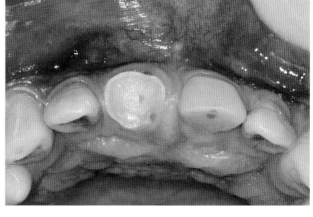

图5-5-1 初诊口内照

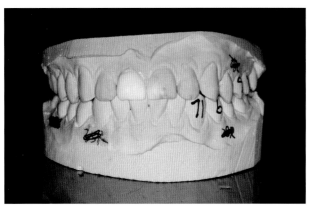
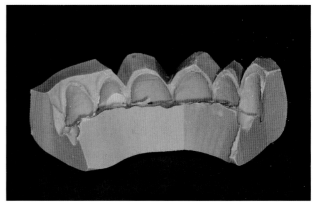

图5-5-2 工作模型上排美蜡

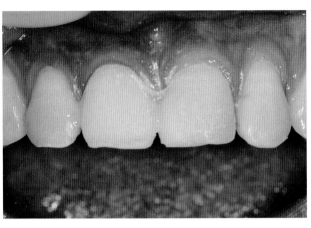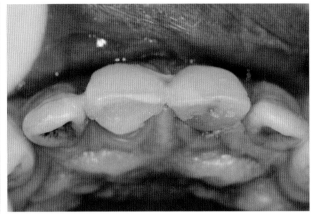

图5-5-3 诊断饰面戴入口内

咈合检查

前牙覆𬌗覆盖基本正常。

牙尖交错位时咬合较稳定，双侧咬合基本对称。

口内一般情况检查

菌斑（√）；牙石（√）；口臭（×）；溃疡/红肿/脓肿（×）。

影像学检查（图5-5-4）

CBCT

11、21已根充，根尖无暗影。

11根折，唇侧折裂至根尖1/3，髓腔内充填物暴露。

11、21唇侧骨板连续、完整。

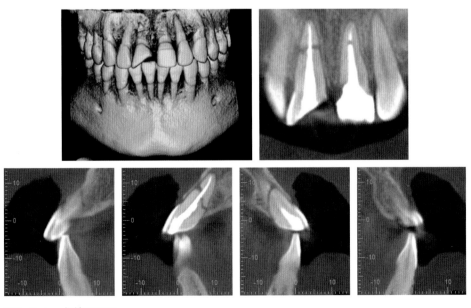

图5-5-4 术前CBCT

11、21牙根与牙槽骨方向基本一致，牙槽骨丰满度尚可。

诊断

11、21牙体缺损。

治疗计划分析

根据以上信息，可得出如下**诊断阶段的3个三角**：

牙槽窝三角

该患者属于SRP分类中的Ⅰ型，牙根紧贴颊侧皮质骨壁。剩余骨量主要集中于牙槽窝的根尖和腭侧。

颊侧骨板三角

该患者颊侧骨板完整，无缺损，约1mm厚。

颊侧软组织三角

该患者颊侧软组织无缺损，11、21龈缘对称，薄龈生物型。

患者11牙根折无法保留，且患者不接受缺牙期，希望尽快恢复，故选择即刻种植、即刻修复。上前牙美学区对于种植体三维位置要求较高，需满足3A-2B-1P原则，拟采用动态导航完成种植体的精准植入。

对患者行术前种植美学风险评估（表5-5-2）。告知患者术中及术后注意事项和可能的并发症，患者知情同意，签署知情同意书。

具体治疗步骤

术前准备（图5-5-5）

在带有放射标记点的U形管中注入硅橡胶，将其固定于患者缺牙区，并拍摄CBCT。将CBCT数据导入导航软件后，构建三维影像，放置并调整虚拟修复体形态，以修复为导向设计种植体位置。

表5-5-2 种植美学风险评估

风险因素	低	中	高
健康状况	健康，免疫功能正常		免疫功能低下
吸烟习惯	不吸烟	少量吸烟（＜10支/天）	大量吸烟（＞10支/天）
患者美学期望值	低	中	高
笑线	低位	中位	高位
牙龈生物型	低弧线，厚龈生物型	中弧线，中厚龈生物型	高弧线，薄龈生物型
牙冠形态	方圆形	卵圆形	尖圆形
位点感染情况	无	慢性	急性
邻牙牙槽嵴高度	到接触点＜5mm	到接触点5.5~6.5mm	到接触点＞7mm
缺牙间隙的宽度	单颗牙＞7mm	单颗牙＜7mm	2颗牙或2颗牙以上
软组织解剖	软组织完整		软组织缺损
牙槽嵴解剖	无骨缺损	水平向骨缺损	垂直向骨缺损

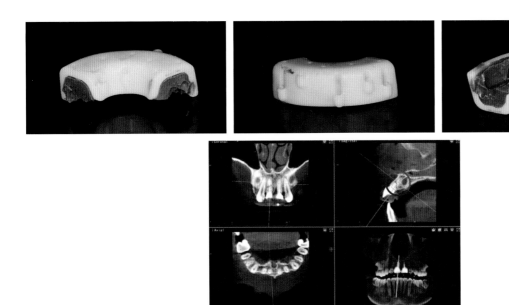

图5-5-5 佩戴U形管拍摄CBCT，完善导航手术计划

牙周治疗

口腔健康指导

口腔卫生宣教及指导。

牙周基础治疗

全口牙周洁治，控制菌斑。

牙体修复治疗

21于11种植后愈合期内完成桩核冠修复。12、22依照美学设计行瓷贴面修复。

种植外科治疗（图5-5-6～图5-5-9）

口内外消毒。手术过程中认真考量**外科植入阶段的3个三角**，进行操作：

牙槽窝根尖区域三角

局麻下微创拔除21，探查颊侧骨壁及整个牙槽窝完整，彻底搔刮牙槽窝。术前以修复为导向虚拟摆放种植体见种植体进入切牙管，种植前翻瓣处理切牙管内鼻腭神经。在导航引导下逐级备孔，精准控制备孔深度及轴向，平行杆检查种植体轴向。

种植体三角

为获得更好的初期稳定性，选择Straumann BLT Ø3.3mm×12mm锥形种植体1颗，通过种植体自攻性旋入备孔中，获得大于35N的初期稳定性。

种植体颊侧间隙三角

安装种植体覆盖螺丝后，可见种植体与颊侧骨板之间有2mm左右的跳跃间隙。在种植体与颊侧骨壁之间的拔牙窝间隙内用"双区植骨"技术，植入小颗粒低替代率的Bio-Oss骨粉，轻度压实，变相将薄壁型颊侧骨板转为厚壁型颊侧骨板。考虑到患者为薄龈生物型，为避免以后可能出现的牙龈退缩，术中在24、25腭侧行一横行切口获取中厚瓣，行上皮下结缔组织移植（CTG）增厚牙龈并辅助封闭拔牙创口。

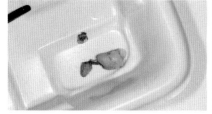
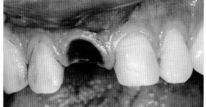
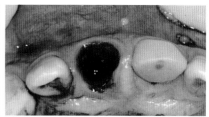

图5-5-6　微创拔除患牙

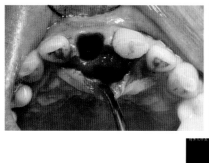
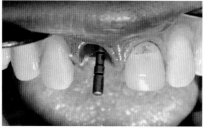
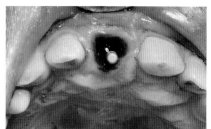

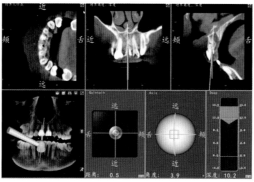

图5-5-7　处理切牙管内鼻腭神经，导航引导下逐级备孔

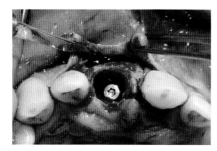
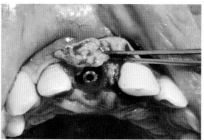
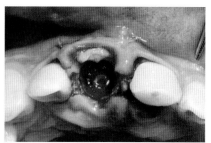

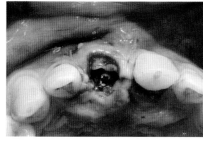
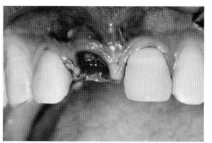

图5-5-8　游离结缔组织移植增厚唇侧软组织

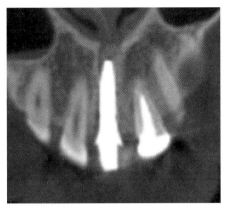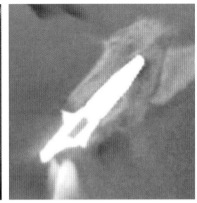

图5-5-9　术后即刻CBCT

种植修复治疗（图5-5-10～图5-5-16）

从即刻修复开始，认真考量**修复阶段的3个三角**，进行相应操作：

临时修复体三角

术前打印带翼树脂临时牙壳，𬌗面开孔预留出足够空间以在术中连接临时基台。术中放置临时基台至种植体后，于口内就位牙壳，注入速凝Pick-up后取下临时基台，并于口外调磨（注意颈部缩窄，为龈乳头生长预留空间），完成临时修复体的制作。将调整后的临时修复体戴入口内，上扭矩15Ncm，调整临时修复体咬合，使咬合无接触。嘱患者定期复诊，观察种植体情况及临时修复体对牙龈的诱导。

穿龈轮廓三角

通过11与21比对，利用临时修复体调整患者11穿龈轮廓，使11、21尽量对称，形成一致、和谐的扇贝状外形。

11种植体周围软组织基本趋于稳定后拟行永久修复。取下11临时修复体，安装转移杆，通过

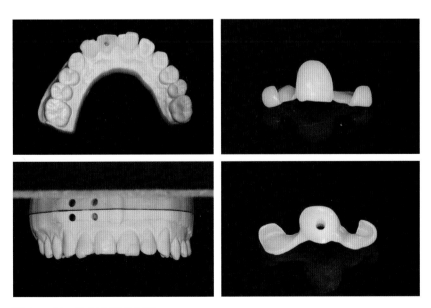

图5-5-10　临时修复体制作

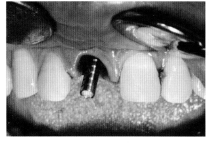
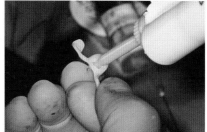
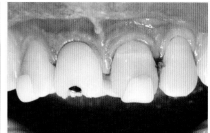

图5-5-11　术中Pick-up树脂牙壳

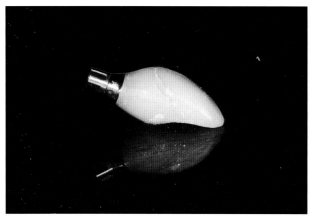
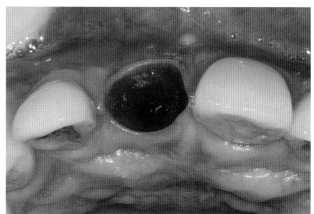

图5-5-12　通过调整临时修复体形态管理穿龈轮廓

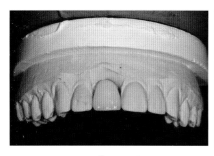
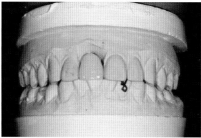
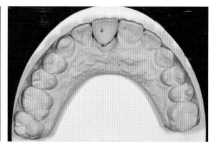

图5-5-13　戴牙前模型检查

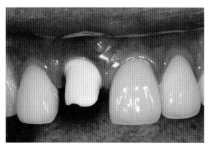
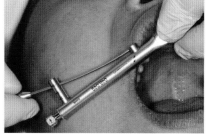
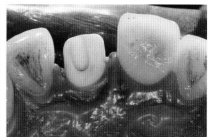

图5-5-14　就位氧化锆个性化基台，上扭矩

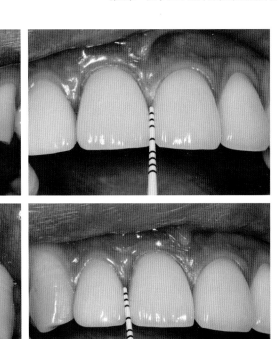

图5-5-15 戴牙后

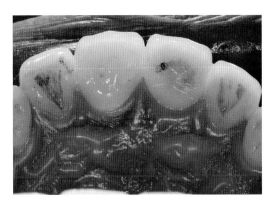

图5-5-16 戴牙后咬合检查：正中咬合印记（蓝色：100μm；红色：40μm），调至重咬轻接触，轻咬不接触

个性化穿龈轮廓的转移，制取聚醚硅橡胶印模。制取对颌藻酸盐印模，比色，拍摄比色照。

最终修复体三角

为获得更好的美学效果，选择钛基底氧化锆基台及全瓷冠行最终修复。为尽量避免粘接剂的残留，11最终修复基台边缘应位于龈下0.5~1mm以内，可在基台就位导板辅助下试戴修复基台以探查基台边缘，并在正式粘接前于口外制作粘接代型以去除多余粘接剂。

将11基台以35N的力固位，试戴11全冠，调整邻接及咬合，患者满意最终美学效果。抛光，消毒，去除多余粘接剂，粘接固位全瓷冠，保证修复体稳定预后。

讨论

导航的应用

数字化导航与数字化导板均可有效辅助种植体的精准植入，二者究竟孰优孰劣是一个受到广泛关注的问题。文献显示，数字化导航相较于自由手种植可以减小约0.72mm的颈部线性误差、0.69mm的根尖线性误差及5.33°的轴向误差[1]，这一精度的提升在邻近重要解剖结构情况下种植时就显得尤为重要。而根据目前文献的报道，在单牙位缺失的情况下，动态导航和静态导板在种植精度上并无显著差异[2]。那么，在什么情况下数字化导航的应用更有优势？

相较于静态导板，导航系统具有术中可视化、实时反馈、不受开口度限制、术中常规冷却等优点，在修复间隙窄、剩余骨严重不足或颧骨种植体等复杂病例中具有显著优势。

数字化导航技术可通过光学系统实时追踪患者口腔和手术器械的空间位置，并通过计算机配准技术将真实世界和虚拟影像（植入计划）匹配到一起，以实现种植体的精准植入。

实现这一过程有两个关键步骤，称为"标定"和"配准"：

- 标定：通过红外光学定位系统实时追踪参考装置（通过固定装置固定于术区同颌）以及种植体手机（连接定位器）的信号，以定位缺牙区颌骨和手机的实时位置
- 配准：通过将患者术区标记点与三维影像的标记点（术前佩戴U形管拍摄CBCT获得）分别匹配，实现虚拟手术计划与患者口内实际情况的匹配

本病例中，患者单颗上前牙无法保留，拟行拔除同期即刻种植。即刻种植常常面临需要在拔牙窝腭侧骨壁上备洞，骨面倾斜度较大导致钻针易打滑的情况。在数字化导板引导下即刻种植，由于钻针及导环间存在宽容度，同样会存在钻针打滑的问题。而利用导航引导进行种植体植入，可通过导航仪显示屏实时监控钻针、种植体植入的深度及轴向，由于在直视下操作，更有利于观察钻针方向，同时保留了自由手植入时的手感，从而更易于精准复制术前设计。但相较于自由手种植，导航引导下的种植体植入需要在术区同颌安装由固定装置固定的参考装置，且导航仪专用的种植机手柄体积相对较大，二者均有可能影响术者的操作。考虑到上颌前牙区手术时术者常常坐在患者的9点位~12点位，因此笔者推荐对于导航引导下的上颌前牙种植手术，将固定及参考装置安装于2区后牙，从而尽可能减少参考装置对于术者操作的影响，充分展现导航仪实时反馈、精准定位的优势。

参考文献

[1] Aydemir CA, Arsan V. Accuracy of dental implant placement via dynamic navigation or the freehand method: A split-mouth randomized controlled clinical trial[J]. Clin Oral Implants Res, 2020, 31(3):255-263.

[2] Kaewsiri D, Panmekiate S, Subbalekha K, et al. The accuracy of static vs. dynamic computer-assisted implant surgery in single tooth space: A randomized controlled trial[J]. Clin Oral Implants Res, 2019, 30(6):505-514.